症例でわかる精神病理学

Takuya Matsumoto
松本卓也 著

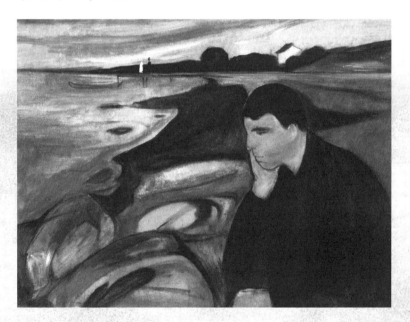

誠信書房

まえがき

　みなさんは，どんな理由から本書に興味をもったのでしょうか。

　統合失調症や**うつ病**，**躁うつ病**（**双極性障害**），あるいは**自閉症**といった精神障害の名前を聞いたことがあり，それについてもっと知りたいと思ったからでしょうか。なかには，家族や友人，あるいは自分自身が精神科や心療内科で治療を受けているという人もいるかもしれません。

　それとも，将来，精神障害をもつ人々を治療したり，支援・援助したりする仕事（精神科医，心療内科医，公認心理師，臨床心理士，看護師，精神保健福祉士など）にたずさわりたいと思っている，あるいは現在たずさわっており，より詳しい知識を得たいと思っているからでしょうか。

　ほかにも，精神障害についての人文知的な（哲学・思想的な）理解について知りたいと思っている人もいるかもしれません。

　本書は，上記のような人々すべてを対象に書かれたものです。

　ところで，精神障害 mental disorder とはいったい何でしょうか？

　ある人は，それは身体（特に脳）の異常や機能不全であると考えるかもしれません。もちろん，精神障害は脳という物質的な存在に生じた何らかの異常や機能不全という要素をもっています。**向精神薬** psychotropics（＝中枢神経系に影響を与える薬剤の総称）という物質が精神障害に対して効果があるということは，その間接的な証拠のひとつです。

　別の人は，精神障害は対人関係や仕事での**ストレス**によって引き起こされたものと考えるかもしれません。この考えも間違いではありません。実際，対人トラブルや過労によって調子を崩してしまった患者さんは数多くいますし，それらの原因が解決すると精神障害も改善することがあります。まさに「原因がなくなれば結果もなくなる」のです。

　しかし，もし精神障害が単に身体の異常や機能不全であったとすれば，精神医学という学問自体が不必要になってしまうのではないでしょうか。高血圧症や骨

折は身体の異常ですが，もし精神障害がそれらの病や怪我と同じものだったとすれば，精神医学はむしろ「脳内科」と呼ばれるべきでしょう。また，もし精神障害が単に対人関係や仕事での**ストレス**，つまり日常的な意味での「こころ」によって引き起こされるものであったとすれば，精神医学の仕事は「悩み相談」に近くなるでしょう。

　精神医学の対象を，前者の立場は「身体（脳）」に，後者の立場は「こころ」に還元していると言えます。そして，精神医学はたしかに「脳内科」や「悩み相談」のような要素を一部にはもっています。ですが，精神医学をこの2つの立場に還元するのは，両方ともひどく極端なことです。そのような還元は，精神医学が精神医学であるアイデンティティを失わせてしまうでしょう。

　というのも，精神医学は，それらの立場には収まりきらない要素をもっているからです。それはいったい何でしょうか。当たり前のように聞こえますが，それは，精神医学がほかならぬ「精神」を扱うという点です。

　本書で扱う精神病理学 Psychopathologie は，精神医学の中のひとつの（基礎的）分野ですが，精神医学が「精神」を扱うという点について非常に特化された学問です。少なくとも，私はそのように考えています。

　もっとも，「精神」とは何かという問題は，哲学における心身二元論——空間に広がっており場所を占めてはいるが思考を行うことはできない「延長実体」すなわち物質と，空間の中に場所を占めていないけれども思考を行うことができる「思惟実体」すなわち精神とを別のものと考える議論——に代表されるように，さまざまなものがありますが，本書では，そのような哲学的な議論を網羅できないことをお断りしておきます。

　本書の目標は，みなさんがさまざまな精神障害の症例を学び，症例を精神病理学の観点から理解できるようになることです。そのとき，「精神」が物質的な身体（脳）や心理（こころ）と関係をもちながらも，「精神」と呼ぶよりほかない人間独自の領域を形づくっていることも理解できるようになるはずです。

　すでに哲学の言葉が少しだけ登場しましたが，たしかに，精神病理学という学問には何らかの哲学や思想を参照しながら精神障害を捉えようとする理論が多く，哲学的な立場から考察された「異常」を介して人間の「真理」に迫ろうとする理論もしばしばみられます。そのせいで，精神病理学はこれまで「難解である」「衒学的である」「ドイツ語やフランス語の哲学の本が読めなければいけないのか」「小難しい言葉を使っているが臨床の役には立たない」などの批判にさらされ

たこともありました。

　しかし，精神障害をもつ患者さんの言葉を聞いたり，細やかに書かれた症例報告を読んだりしたときに感じるのは，むしろ，患者さんや症例が私たちに伝えてくる言葉こそが，（私たちが）哲学的になることを要請しているのだ，ということです。実際，ヴォルフガング・ブランケンブルク（1928-2002）というドイツの有名な精神病理学者は次のように言っています。

　以下の考察の資料となったアンネの面接記録に言い表されている事柄は，キスカー（1960）のことばを借りれば，精神医学がそれ自身哲学的にならざるを得ない領域へとわれわれを導き入れる。面接から明らかになった内容を形而上学的に解釈しようというわけではない。そのようなことをしなくても，われわれがこの患者から聞かされたことばそれ自体が，そのままわれわれの世界内存在を可能ならしめるいくつかの条件を指し示している。われわれの仕事は，ただこの諸条件をはっきりさせることだけなのである。　　　　（Blankenburg, 1971/1978, p. 103）

　つまり，精神病理学とは，患者さんの言葉を丁寧に聞き取り，そこにあらわれてくる現象の特異性を，（時にはほんの少しだけ哲学や思想の言葉を借りながら）取り出そうとする営みのことなのです。

　反対に，患者さんや症例が発している言葉を，すぐさま「身体（脳）」の異常に還元してわかろうとしたり，その反対にすぐさま「こころ」に還元してわかろうとしたりする態度は，彼らの言葉に虚心坦懐に向きあっているとは言えません。それは，「身体（脳）」や「こころ」といった，すでに自分が知っている枠組みに彼らの言葉を押し込めて「わかろうとしている」にすぎません。そのような還元主義的な面接は，患者さんに大きな苦痛を与えてしまうことがあります（本人でもうまく言い表すことのできない主観的な苦しみが，「脳の異常」や「こころの問題」といった説明によってあっさりと切り捨てられる場面を想像してみて下さい）。

　精神病理学が目指すのは，患者さんの主観的な体験に寄り添い，それに言葉を与えていくための手助けをすることにほかなりません。

　では，さっそく精神病理学の勉強を始めましょう。

目 次

まえがき *iii*

凡　例 *xiii*

第**1**章　精神病理学とはなにか ……………………………… *1*

◆**1.1**◆　精神病理学における「わかる」ことと「わからない」こと…… *1*

◆**1.2**◆　精神病理学の3つの立場…… *3*

1.2.1 記述精神病理学　*3*　　1.2.2 現象学的精神病理学　*6*

1.2.3 力動精神医学（精神分析）　*8*

◆**1.3**◆　精神障害の分類…… *10*

1.3.1 伝統的な精神障害の分類(1)──心因性の精神障害　*10*

1.3.2 伝統的な精神障害の分類(2)──外因性の精神障害　*11*

1.3.3 伝統的な精神障害の分類(3)──内因性の精神障害　*11*

1.3.4 操作的診断による精神障害の分類　*12*

◆**1.4**◆　本書の構成…… *14*

第**2**章　統合失調症 ……………………………………………… *17*

◆**2.1**◆　概説…… *17*

2.1.1 下位分類　*18*　　2.1.2 歴史　*19*

◆**2.2**◆　統合失調症の記述精神病理学(1)──妄想の成り立ち…… *20*

2.2.1 妄想の経過　*20*　　2.2.2 妄想気分　*24*　　2.2.3 意味妄想　*25*

2.2.4 妄想知覚　*27*　　2.2.5 実体的意識性と要素現象　*29*

2.2.6 ゲシュタルト分析　*31*　　2.2.7 妄想反応　*32*　　2.2.8 妄想加工　*34*

◆**2.3**◆　統合失調症の記述精神病理学(2)──幻覚とその変遷…… *35*

2.3.1 幻聴の経過　*36*　　2.3.2 機能幻覚　*38*　　2.3.3 対話性幻聴　*39*

2.3.4 命令幻聴　*41*　　2.3.5 初期症状　*42*　　2.3.6「ふと」　*44*　　2.3.7 人格の病　*45*

vii

◆**2.4**◆ **統合失調症の現象学的精神病理学**……*49*

2.4.1 思い上がり *52*　2.4.2 出立 *59*　2.4.3 現実との生ける接触の喪失 *62*
2.4.4 病的合理主義と病的幾何学主義 *64*　2.4.5 自然な自明性の喪失 *65*
2.4.6 自己の個別化の原理の危機 *77*　2.4.7 アンテ・フェストゥム *77*

◆**2.5**◆ **統合失調症の力動精神医学**……*79*

2.5.1 ナルシシズムへの退行と投影 *80*　2.5.2 影響機械 *86*
2.5.3 妄想的転移の直接提示 *88*
2.5.4 妄想分裂ポジションと抑うつポジション *90*　2.5.5〈父の名〉の排除 *93*

第**3**章　統合失調症の周辺──心因反応とパラノイア（短期精神病性障害と妄想性障害）……………… *96*

◆**3.1**◆ **心因反応の概説**……*96*

3.1.1 下位分類 *97*　3.1.2 歴史 *97*

◆**3.2**◆ **心因反応の精神病理学**……*98*

3.2.1 的外し応答 *98*　3.2.2 祈祷精神病 *99*
3.2.3 海外旅行者や留学者の妄想反応 *100*

◆**3.3**◆ **パラノイアの概説**……*101*

3.3.1 歴史 *102*

◆**3.4**◆ **パラノイアの精神病理学**……*103*

3.4.1 嫉妬妄想 *103*　3.4.2 二人組精神病 *104*
3.4.3 接触欠損パラノイド *105*　3.4.4 パラノイア *106*
3.4.5 敏感関係妄想 *107*　3.4.6 好訴妄想 *109*

第**4**章　うつ病 …………………………………… *111*

◆**4.1**◆ **概説**……*111*

4.1.1 下位分類 *112*　4.1.2 歴史 *113*

◆**4.2**◆ **うつ病の記述精神病理学**……*115*

4.2.1 制止 *115*　4.2.2 生気的悲哀 *117*　4.2.3 コタール症候群 *118*

◆**4.3**◆ **うつ病の現象学的精神病理学**……*120*

4.3.1 時間の生成停止とポスト・フェストゥム *120*
4.3.2（躁）うつ病者の妄想的ディスクール *123*

4.3.3 インクルデンツとレマネンツ　*125*

◆**4.4**◆　**うつ病の力動精神医学**……*129*
4.4.1 対象との同一化　*129*

第**5**章　躁うつ病（双極性障害）…………………………………… *132*

◆**5.1**◆　**概説**……*132*
5.1.1 下位分類　*133*　　5.1.2 歴史　*134*

◆**5.2**◆　**躁うつ病の記述精神病理学**……*134*
5.2.1 生気感情の高揚　*134*　　5.2.2 観念奔逸　*137*

◆**5.3**◆　**躁うつ病の現象学的精神病理学**……*137*
5.3.1 病前性格と時間意識　*137*　　5.3.2 上昇と落下　*141*
5.3.3 役割同一性の危機　*143*

◆**5.4**◆　**躁うつ病の力動精神医学**……*144*
5.4.1 対象の重みがとれる　*144*

第**6**章　ヒステリーと解離（変換症と解離性同一症）
…………………………………………………………………… *147*

◆**6.1**◆　**概説**……*147*
6.1.1 下位分類　*149*　　6.1.2 歴史　*149*

◆**6.2**◆　**ヒステリーの記述精神病理学**……*150*
6.2.1 （身体的）外傷とヒステリー　*150*

◆**6.3**◆　**ヒステリーの力動精神医学**……*152*
6.3.1 （心的）外傷とヒステリー　*152*　　6.3.2 症状がもつ意味　*156*
6.3.3 ヒステリーと摂食障害　*158*

◆**6.4**◆　**解離の記述精神病理学**……*160*
6.4.1 離隔と区画化　*160*

第**7**章　強迫神経症（強迫症）…………………………………… *163*

◆**7.1**◆　**概説**……*163*
7.1.1 歴史　*164*

◆7.2◆ 強迫神経症の記述精神病理学……165

7.2.1 強迫症状の形式 *165*　7.2.2 自己完結型と巻き込み型 *167*

◆7.3◆ 強迫神経症の現象学的精神病理学……168

7.3.1「うち」と「そと」 *168*　7.3.2 パターン逆転の不在 *170*

◆7.4◆ 強迫神経症の力動精神医学……171

7.4.1 象徴的系譜 *171*

第8章　神経症の周辺——不安神経症とストレス反応
（不安症群と心的外傷およびストレス因関連障害群）

……………………………………………………………… *177*

◆8.1◆ 不安神経症の概説…… *177*

8.1.1 歴史 *179*

◆8.2◆ 不安神経症の精神病理学…… *181*

8.2.1 パニック発作 *181*　8.2.2 対人恐怖 *182*

◆8.3◆ ストレス反応の概説…… *183*

8.3.1 下位分類 *185*　8.3.2 歴史 *186*

◆8.4◆ ストレス反応の精神病理学…… *187*

8.4.1 心的外傷と回復 *187*

8.4.2 フラッシュバックとしての（非統合失調症性）幻聴 *189*

第9章　認知症（神経認知障害群）…………………………… *191*

◆9.1◆ 概説…… *191*

9.1.1 下位分類 *192*　9.1.2 歴史 *193*

◆9.2◆ 認知症の記述精神病理学…… *194*

9.2.1 記銘力障害 *194*

◆9.3◆ 認知症の現象学的精神病理学…… *197*

9.3.1 時間の遅滞 *197*　9.3.2 見当識のフラッシュバック *198*

第10章　その他の外因性精神障害 （他の医学的疾患による精神障害）……… 202

◆**10.1◆　概説**…… 202
　10.1.1 下位分類　202　　10.1.2 歴史　204
◆**10.2◆　その他の外因性精神障害の記述精神病理学**…… 205
　10.2.1 意識障害を診わける　205
◆**10.3◆　その他の外因性精神障害の力動精神医学**…… 209
　10.3.1 夢作業が幻覚をつくる　209
　10.3.2 非定型精神病における呈示可能性への顧慮　210

第11章　自閉症スペクトラム（自閉スペクトラム症）
……………………………………………… 214

◆**11.1◆　概説**…… 214
　11.1.1 下位分類　215　　11.1.2 歴史　216
◆**11.2◆　自閉症スペクトラムの記述精神病理学**…… 218
　11.2.1 常同性　218　　11.2.2 自閉的知能　225
　11.2.3 「この性」の不在　229　　11.2.4 タイムスリップ現象　234
◆**11.3◆　自閉症スペクトラムの現象学的精神病理学**…… 241
　11.3.1 当事者研究　241　　11.3.2 視線触発の不在　244
◆**11.4◆　自閉症スペクトラムの力動精神医学**…… 247
　11.4.1 ブラックホール体験　247　　11.4.2 ひとつきりのシニフィアン　249
　11.4.3 閉じることによって，開かれる　251

文　　献　255
あとがき　259
人名索引　263
事項索引　267
重要欧語一覧　277

凡　例

◆　本文中の**太字**は，索引項目を示します。

◆　専門用語の中で複数の用語や訳語があるものは／の記号を用いて併記しました。原則的に，より一般的な用語や訳語を先頭に配しています。

◆　引用文に対する補足は〔　〕内に記載しています。

◆　自験例については，個人情報保護の観点から記述を必要な箇所のみに限定し，さらに細部を適宜変更し匿名化を行っています。

xiii

第1章 精神病理学とはなにか

◆1.1◆ 精神病理学における「わかる」ことと「わからない」こと

　精神病理学とは，いったい何でしょうか。

　松本雅彦 (1937-2015) という日本の代表的な精神病理学者が，『精神病理学とは何だろうか』(1987) という名著の中で，精神病理学とは「コトバを通して病める心のありようを《わかろうとする》学問」である，という暫定的な定義を提案しています。これは，簡単なようでいて，非常に含蓄のある定義です。私なりにもう少し言葉を補うとすると次のようになります——精神病理学とは，精神障害をもつ患者さんの心の状態や動きを，(1)すぐさま「わかって」しまうことを避けるために一定の方法論を設定し，(2)何をどんなふうに「わかる」ことができるのかを厳しく限定し，(3)「わかりえない」ものがあることを尊重しながらも「わかろうとする」営みから生まれた学問である，と。

　「コトバを通して病める心のありようを《わかろうとする》学問」という簡にして要を得た定義と比べると，いくぶんまどろっこしい定義になってしまいました。順に解説してみましょう。

(1)　精神病理学では，精神障害を，「脳のこの部位が損傷を受けているからこのような症状が出ているのだ」とか「こころの問題がこの精神障害を生み出したのだ」といった風に，「身体（脳）」や「こころ」に完全に還元することによって「わかって」しまうことが避けられます。むしろ，患者さんの心の状態や動きが「わかる」とはどういうことなのかについて，原理的な検討がなされたうえで，初めて「わかる」ということが可能になるという立場がとられます。

(2)　それゆえ，精神病理学で用いられる「わかる」という言葉は日常的な意味ではなく，それぞれの方法論によって異なった意味をもっています。そして，それぞれの方法論による「わかり方」に基づいて，臨床的な実践が行

われるのです。すぐ後で，精神病理学における3つの立場の違いについて
おおまかに説明しますが，それぞれの立場の違いは第一にこの「わかり
方」の違いに基づいていると言えるでしょう。

(3) そして，次がもっとも重要な点なのですが，精神病理学は，独特の「わか
り方」によって，患者さんの心の状態や動きを完全に「わかりつくして」
しまうようなものではありません。むしろ，ある程度までは「わかる」け
れども，どうしても「わかる」ことができないようなものがある。「わかろ
うとする」作業は必ずどこかで，暗礁に乗り上げるかのように，古代の遺
跡にひっそりと刻まれた暗号のような謎めいた点に行き当たるのです。し
かし，そのような「わかること」の不可能性を学問の敗北とは考えずに，
その不可能性そのものを思考し，そこからさらに思考を深めていくような
契機が精神病理学には存在します。「語り得ぬものについては沈黙せねば
ならない」とは哲学者のルートヴィヒ・ウィトゲンシュタイン（1889-
1951）の言葉ですが，むしろ精神病理学では，「語り得ぬもの」について語
り得ないことを認めながらも，その「語り得ぬもの」について，コトバを
用いてできるかぎり正確に語ろうとすることが試みられます。

　この3つの補足的な定義は，それぞれ精神病理学の(1)原理，(2)実践，(3)倫理に
関わるものです。精神病理学は，精神障害をもつ患者さんの心の状態や動きを
「わかる」という目的のために，まずは「わかる」ということが何であるのかを定
義します。そして，そのうえで「わかる」ための臨床実践が行われるのです。こ
のような厳しい限定のもとで行われる実践は，臨床家の側に患者さんについての
綿密な洞察を可能にするだけでなく，患者さんの側にとっても，自分に生じた不
可解な体験を言葉にし，それを乗り越えるための大きな助けとなります。この点
ひとつとっても，精神病理学が臨床の役に立たないはずはありません（多くの精
神病理学者は，本音では「精神病理学なしでどうやって臨床をやるのだろう……」と
思っているに違いありません）。

　そして，精神病理学者は，自分が用いる方法論によって，あたかも全知全能の
者のような態度で，患者さんの体験を「上から」説明しつくしてしまうのでもあ
りません。「まえがき」で紹介したブランケンブルクの引用にあったように，精神
病理学者はむしろ患者さんの言葉によって「導かれる」，つまり患者さんから「教
えてもらう」のです。それも，どうしても「わからない」ものを大事にしながら。

2

これは，精神病理学者という人間，あるいは精神病理学という方法に基づいてものを考えようとする人間の倫理的なあり方の表明にほかなりません。

◆1.2◆ 精神病理学の3つの立場

精神病理学には3つの立場があると述べました。本書は，**統合失調症，うつ病，躁うつ病**といった精神障害ごとに章が分かれていますが，各章はさらにその3つの立場によって区分けされています。つまり，統合失調症を扱う第2章を例にとれば，まず**記述精神病理学**descriptive psychopathologyという立場から，次に**現象学的精神病理学**phenomenological psychopathologyという立場から，最後に**力動精神医学**dynamic psychiatry（ないし**精神分析**Psychoanalyse）という立場から，統合失調症の症例が扱われるのです（ただし，1つないし2つの方法論でしか扱えていない精神障害もあります）。

3つの立場の詳しい説明については，統合失調症を扱う第2章を通読すれば明らかになりますので，ここではイントロダクションとして簡単に紹介しておくにとどめましょう。

1.2.1 記述精神病理学

精神医学は，他の医学の分野（内科学や外科学など）と比べるとだいぶ後になって生まれた学問です。というのは，かつては，精神の病は悪魔が憑依したものであるとされたり，悪魔と盟約を結んだ魔女のせいにされたりしていた時代が長くつづいていたからです。また，近代以前においては，精神障害者は犯罪者や貧困にあえぐ人々などと一緒くたにされて「施設」に監禁されていたことが知られています。

精神医学は，フランス革命の後にパリのビセートル病院の院長に就任した**フィリップ・ピネル**（1745-1826）に始まると言われます。彼は，当時の啓蒙思想に依拠し，「精神病者の鎖からの解放」を行ったとされています。ピネル以前の時代には，精神障害者は施設の中で鎖につながれた状態で収容されているだけであり，彼らがどんなことを考え，話しているのかについては十分に調べられることがありませんでした。しかし，ピネルが彼らを鎖から解放し，病棟の中で医師や看護師たちとの会話や観察が行われるようになると，次第に，患者たちが何を考え，話しているのかが聞き取られるようになります。すると，それまでは単なるうわ

ごとにすぎないと考えられていた精神障害者の言葉が，ある特定の輪郭をもったものとして捉えられるようになっていきます。つまり，精神症状と精神障害に関して，よく似たものどうしをまとめ，他のものと区別するということが行われはじめるのです。

ピネルは，王立植物園において動植物分類の研究に従事した経験をもつ異色の医師でした。彼は，医学者にして植物学者であった**カール・フォン・リンネ**（1707-1778）の方法（「Homo sapiens」のように属名と種小名の2語を用いる分類法）に基づいて，動植物を分類するように，精神症状と精神障害を分類していきました。つまり，「植物」という大きな枠組みの中で花を咲かす植物と咲かさない植物が区別され，さらには花びらの数などの細かな特徴によってそれぞれの植物が系統的に分類されるように，精神障害と，その精神障害が呈する症状が分類されていったのです。このようにして誕生したのが**疾患分類学** nosologie と**精神症候学** sémiologie psychiatrique であり，これが後に精神病理学と総称されるようになるものの原型を形づくります。現代の英米圏の精神医学では「psychopathology」という言葉が症候学とほぼ同義のものとして使われている場合がほとんどですが，それにはこのような経緯も関係しています。

さて，こうして始まった精神病理学は，分類を行うために，精神障害者が語る言葉や，彼らの行動や表情にみられる**表出** Ausdruck を「記述」するという方法をとりました。ある症状が他の症状とは異なることを示すためには，その違いを言葉で「記述」する必要があったからです。20世紀に入ると，後に哲学者となる**カール・ヤスパース**（1883-1969）が，「精神病理学における現象学的研究方向」（1912）という論文と『精神病理学総論』（1913）という著書の中で，精神病理学を方法論的に基礎づけることになります。彼は，現象学者である**エトムント・フッサール**（1859-1938）の初期の立場である記述心理学や，**ヴィルヘルム・ディルタイ**（1833-1911）の**了解** Verstehen 概念を用いて，精神症状の的確な記述，分類，命名，類型化などを主として行う**記述精神病理学**を初めて体系化しました。

記述精神病理学という立場における「わかること」は，この**了解**という方法によって可能になります。では，「了解」とはどんなことを指すのでしょうか？

精神科の診察室の中には，医師と患者さんという2人の人物がいますが，自分に生じた心の状態や動き（以後，これを**心的体験** seelisches Erlebnis と呼びます）を話すのは患者さんのほうであり，医師はほとんどの場合，聞き役です。しかし，医師は何もしないわけではありません。医師は，患者さんが自分の心的体験について

話すのを聞いて，彼の心的体験を自分の中に写し取ってみる，つまり自分の頭の中に思い浮かべるという行為を行うのです。そして，その写し取った心的体験を，類似の体験と同じものなのか違うものなのかを意識しながら，名前をつけて区別してカルテなどに記します。これが「記述」と言われる行為です。

患者さんが体験している事柄を自分の中に写し取ることができると，その**心的体験**について**感情移入** Einfühlung ができるようになることがあります。たとえば，頭痛をもつ患者さんが「頭の後ろのほうがズキズキと痛み，吐き気までしてくる」と訴えたとしましょう。それを聞いた私たちもまた，頭痛と吐き気という同じ経験をしたことがあれば，彼の体験にすんなりと感情移入し，「わかる」ことができるでしょう。これが，**了解**が可能であるということです。

あるいは，**躁状態** manischer Zustand の興奮した患者さんが，テレビ番組を見て，病院中に響き渡るような大声で笑っていたとしましょう。本人に聞くと，「（番組が）おかしくてたまらない」と言います。このような**心的体験**は，「おかしいものを見ると，笑いがこらえられない」という私たちが日常において経験している心的体験が（量的に）過剰になったものであり，それゆえにある程度までは**感情移入**し，「わかる」ことができるでしょう。これも**了解**の一種です。

では，統合失調症の患者さんが「自分の思考が誰かによって操られている」と訴えた場合はどうでしょうか。この**心的体験**は，ふつう私たちのこれまでの経験にはないものですし，私たちが日常において経験している心的体験が（量的に）過剰になったものでもありません。つまり，このような心的体験は，どう吟味しても私たちの日常的な経験では「わかる」ことのできないような「衝撃」をもって記述されるべきものなのです。このような心的体験を，**記述精神病理学**では**了解不能** unverständlich であると評します。

このような**了解**，すなわち患者さんの語る**心的体験**を自分の中に写し取ってみるという了解は，**静態的了解** statisches Verstehen と呼ばれます。そして，了解にはもうひとつの種類があり，それは**発生的了解** genetisches Verstehen と呼ばれるものです。

静態的了解では，**心的体験**という精神的なものが単独で了解されます。他方，**発生的了解**では，ある心的体験から別の心的体験が発生してくること，つまりある精神的なものから別の精神的なものが生じるという発生が了解されます。たとえば，過去に「攻撃を受けた」という体験をした者に生じた「立腹」という現在の感情や，過去に「恋人に浮気された」という体験をした者に生じた現在にまで

第1章　精神病理学とはなにか　　5

持続する「嫉妬深い」という性格特徴などは，発生的に了解することができます。つまり，その体験は，その人のこれまでの心的体験から連続的に発生していることが了解できると考えられるのです。

　発生的了解が不可能な場合もあります。それは，特に**統合失調症**の場合です。統合失調症においては，**感情移入**によってはもはや（静態的に）**了解**できず，患者さんのこれまでの**心的体験**や**人格** Persönlichkeit のありようからみても（発生的に）了解することができない独特な心的体験が新たに生じているのです。言ってみれば，統合失調症では，患者さんの人生のある時点において，それまでの人生にとって異質な，人生の連続性を切断するような不可逆な変化が新たに発生する，ということになります。統合失調症にみられるこのような経過の特徴を，**ヤスパースは病的過程／過程** Prozess と呼んでいます。それゆえ，ヤスパースにとっての統合失調症の診断は，（静態的）了解という方法によって析出する「わからなさ」を手がかりに，もはや発生的了解が不可能な一次性の体験をみつけ，そこに「過程」の特徴をみいだすことによってなされることになります。

　まとめましょう。**ヤスパース**に始まる**記述精神病理学**は，記述心理学に基づき，患者さんに生じている**心的体験**を的確に記述し，命名し，分類するものであり，その際には**了解**という方法が用いられます。もちろん，「了解」についての考え方は後にさまざまに更新されていくのですが，ヤスパースの考えは今でも基本でありつづけています。

　なお，**ヤスパース**以降の**記述精神病理学**は，主として**ハイデルベルク学派** Heidelberg school of psychiatry と呼ばれる流れの中で発展しました。代表的な人名をあげておくと，**ハンス・ヴァルター・グルーレ**（1880-1958）や**ヴィルヘルム・マイヤー＝グロス**（1889-1961），さらに第二次大戦後には**クルト・シュナイダー**（1887-1967），**ゲルト・フーバー**（1921-2012），**ギーゼラ・グロス**（1936-），**ヴェルナー・ヤンツァーリク**（1920-）らが学派を代表する研究を行いました。

1.2.2　現象学的精神病理学

　記述精神病理学は，現象学者であるフッサールの記述心理学を応用して成立した立場であり，その意味では記述精神病理学も「現象学的」であったと言えます。しかし，そもそも記述心理学というのはフッサールがごく初期に採用していたものにすぎず，真の意味で「現象学」的であるとは言えません。そこで，精神病理学の中にもフッサールの**現象学** Phänomenologie や，その弟子筋にあたる**マルティ**

ン・ハイデガー（1889-1976）の哲学を参照する研究者たちが登場してきます。彼らの理論が，後に現象学的精神病理学と呼ばれるようになるのです。

　では，記述精神病理学はどのような点で現象学としては不十分なのでしょうか。記述精神病理学の大きな問題は，あらかじめ主体と客体をはっきりと分離して考えていることにあります。ヤスパースの了解という方法では，患者さんが話し，医師がそれを聞き取って頭の中に思い描くとされていました。これでは，患者さんは客体（対象）であって，医師はその客体を観察する主体であるということになり，この関係は固定されたものであると考えられます。しかし，ある種の精神障害者と面接しているときに体験されるのは，主体と客体がまだはっきりとは分かれていないような場所，いわば主体と客体のあいだ Zwischen のような場所における異常の感覚なのです。

　このあいだという言葉は，日本の代表的な精神病理学者である木村敏（1931-）が用いたものですが，ここでは彼の議論を借りつつ，現象学的精神病理学の特徴を紹介していきましょう。オランダのヘンリクス・コルネリウス・リュムケ（1893-1967）という精神科医は，統合失調症の患者さんと相対したときの感覚をプレコックス感 Praecox-Gefühl と呼んでいます（「プレコックス」とは，第2章で説明する「早発性痴呆 dementia praecox」の「早発」を指す言葉です）。この言葉は，「統合失調症くささ」とも言い換えられますが，ごく簡単に言えば，患者さんが診察室に入ってきたときの空気であるとか，こちらが患者さんに目をあわせて何かを語りかけたときの感覚であるとか，あるいは面接を進めていくうちに2人の中で起こる相互反応において気づかれる，独特な感触のことを指します。このプレコックス感は，患者さんが直接自分の言葉で訴えるものではありませんから，記述精神病理学では記述することができません。そして，単に客体である患者さんの側から発信されて，主体である医師の側が受信したようなものでもありません。むしろ，この感覚は，医師の側が患者さんの心的体験に「了解」的な仕方で入り込もうとしたときに感じられる「壁」のようなもの，跳ね返されるような感覚であり，それは患者さんと医師のあいだで生じたものだと考えることができます。

　このように考えた場合，記述精神病理学のように，あらかじめ主体と客体をはっきり分離することは，精神障害において生じている根本的な現象を見逃してしまう危険性があることになります。たとえば，医師とのあいだにプレコックス感を生じさせる患者さんは，診察室以外の場所でも，同様のあいだの障害を経験しているのではないでしょうか。私たちは，世界に「ふつう」に棲んで（住んで）

いますが，ある種の精神障害者にとっては，世界とのあいだに「ふつう」に棲まうことこそが障害されるということがありうるわけです。そのようなあいだ（間主観性）の領域における異常，つまり，それぞれの患者さんの世界への棲まい方を検討することが，**現象学的精神病理学**の主要な課題となります。

　この立場に属する精神病理学者には，**ウジェーヌ・ミンコフスキー**（1885-1972），**リュムケ**，**ルートウィヒ・ビンスワンガー**（1881-1966），**フーベルトゥス・テレンバッハ**（1914-1994），**ブランケンブルク**，**木村敏**，**宮本忠雄**（1930-1999）などがあげられます。これらの論者は，特に**ハイデガー**らの哲学に依拠しつつ，症状の内容やその変遷がもつ人間学的意味に焦点をあてるという特徴をもっているので，その点に注目する場合は**人間学的精神病理学** anthropological psychopathology とも呼ばれています。

1.2.3　力動精神医学（精神分析）

　精神病理学の3つ目の立場は，**力動精神医学**です。これは，**ヤスパース**以来の精神病理学の伝統とは違うところから生まれた立場であり，細部を切り捨てて述べるなら，ウィーンの医師であった**ジークムント・フロイト**（1856-1939）によって体系化された**精神分析**を精神医学に応用した立場であると言えます。精神医学と精神分析は異なる学問であり，異なる治療法でもあるのですが，精神分析の考え方が**アドルフ・マイヤー**（1866-1950）をはじめとするアメリカの精神科医によって精神医学に応用され，独自の進化を遂げたものが「力動精神医学」と呼ばれているものだと考えておいてください。

　フロイトの**精神分析**は，症状の背後にある無意識的な機制（＝メカニズム）を重視しました。彼が**無意識** das Unbewusste と呼ぶ心の領域においては，ある観念や**欲動** Trieb が，他の観念や欲動とぶつかりあっていると考えられており，一方の力が他方の力を抑え込もうとしたときにさまざまな病理的な現象が出てくると考えられます。力と力の間の関係に注目するこのような立場のもとでは，その力の大小によって，その関係が刻一刻と変化することになります。すると，診察室の中の患者さんの状態も刻一刻と変化すると考えられます。**力動精神医学**では，このような診察室（ないし病棟）の中での変化に特に注目するのです。

　「変化」に注目するこのような考え方は，**記述精神病理学**や**現象学的精神病理学**にはあまりなかったものです。記述精神病理学において，患者さんの心的体験が「記述」できるのは，記述の対象である患者さんが，診察の前後でほとんど変

化しないと考えられるからです。患者さんの世界への棲まい方を問題とする現象学的精神病理学においても，その棲まい方は診察の前後でほとんど変化しません。これら2つの立場は，ある意味では「静止しているもの」としての精神を対象としているのです。それに対して，**力動精神医学**が扱うのは，ダイナミックに動き，刻一刻とその状態と姿を変える対象です。一回の面接の中で何度も状態が変わることさえあります。このような立場は，当然のことながら，臨機応変な対応が求められる**精神療法／心理療法** psychotherapy にとって必要不可欠なものです。

また，本書では，（筆者の専門と，日本の精神病理学における重要度を考慮して）いわゆるアメリカ流の**力動精神医学**よりも，**フロイト**の精神分析を独自に継承した**ジャック・ラカン**（1901-1981）の精神分析理論を積極的に紹介しています。ラカンの理論を力動精神医学に分類することは難しいですが，精神病理学にとって彼の理論は古典的な**記述精神病理学**や**現象学的精神病理学**を背景としながら，フランスの構造主義やポスト構造主義の理論を力動精神医学に導入したものと考えることもできます。実際，これまで日本におけるラカン理論の受容は，**小出浩之**（1943-），**加藤敏**（1949-），**新宮一成**（1950-），**鈴木國文**（1952-）といった精神病

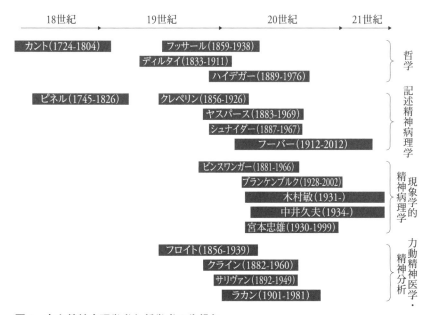

図1　主な精神病理学者と哲学者の生没年

理学者によって集中的に行われてきた経緯があります（もちろん，ラカンの真骨頂は，精神病理学とは独立した精神分析の領域にあることは申し添えておきます）。

次章以降では，実際にひとつの精神障害を3つの立場からみていきますが，同じ精神障害の症例でも，それぞれの立場によってまったく違った景色がみえてきます。

ここは異論がありうると思いますが，私は，臨床においては——それぞれの臨床家において得意不得意はあるはずですが——この3つの立場の見方をゆるやかに視点移動しながら患者さんに相対することが望ましいと考えています。欲を言うなら，そこにさらにもう2つ，つまり身体医学（薬理学や神経科学もここに含まれます）の視点と，広義の社会との関係（精神障害に対するスティグマや，精神障害を引き起こしたり悪化させたりする貧困や差別，あるいは家族という集団の中でのあり方など）に注目する視点を加えることが重要です。この計5つの視点を組み合わせながら患者さんの人生をトータルでみていき，適切な援助を行うことが精神科臨床の本質ではないでしょうか。

◆1.3◆ 精神障害の分類

次に，本書の全体の構成について説明しておきます。

本書は，精神病理学で伝統的に用いられてきた「心因」「外因」「内因」という3つのカテゴリーに従って構成されています。この3つのカテゴリー分けはだんだんと使用されなくなってきてはいますが，今日でも有用なものであり，ほとんどの教科書に載っている基本的なものです。

この3つのカテゴリーは，精神障害を「原因別」に分類するものです。

1.3.1 伝統的な精神障害の分類(1)——心因性の精神障害

まず，心因性psychogenicと呼ばれている精神障害について考えてみましょう。たとえば，ペットの世話だけを生きがいにしていた孤独な老人が，そのペットが亡くなった後に憂うつになったとします。この場合，元来からの「孤独」という要因や「ペットの死」というショッキングな出来事があれば，気分が落ち込み，抑うつ状態depressiver Zustandになるのも無理はない，とみなさんは思うのではないでしょうか。このように，周囲の環境や何らかの出来事によって心理的な影響をこうむった結果として精神障害（この場合は抑うつ状態）が生じたと考えられる

10

ようなものを，心因性の精神障害（この場合は「心因性の抑うつ状態」）と呼びます。

　古典的には，ヒステリーHysterie と強迫神経症Zwangsneuroseの２つが代表的な心因性の精神障害と考えられてきました。そして，これらの精神障害は，何らかの心的なトラウマを体験した結果として生じたと考えられてきました。現代では，前者のヒステリーは変換症／転換性障害conversion disorder等と呼ばれ，後者の強迫神経症は強迫症／強迫性障害obsessive-compulsive disorderと呼ばれています。

1.3.2　伝統的な精神障害の分類(2)──外因性の精神障害

　次に，外因性exogenicないし体因性somatogenicと呼ばれている精神障害について考えてみましょう。心因性の精神障害が，何らかの心理的な影響によって引き起こされたものだとすれば，外因性ないし体因性の精神障害は，身体に与えられた何らかの影響によって引き起こされたものだということになります。言い換えれば，精神の「外側」に原因があるような精神障害をひろく外因性のものと呼んでいるのです。

　外因性の精神障害には，もう少し細分化された呼び名もあります。たとえば，感染症や腎不全などの身体疾患によって精神障害が引き起こされる場合は症状精神病／症候性精神病symptomatic psychosisと呼ばれ，覚せい剤stimulant drugsの濫用で幻覚Halluzinationが生じたり，治療用の薬剤の内服に伴って何らかの精神症状が引き起こされたりした場合は中毒性精神病toxic psychosisと呼ばれます。認知症の一種であるアルツハイマー病Alzheimer's diseaseや，脳に鉄パイプが刺さった後で意識障害Bewusstseinsstörungが出現した場合のように，脳そのものが直接的に障害されたものは，器質性精神病organisches Psychoseと呼ばれています。また，シュナイダーはこれらを総称して身体的基盤が明らかな精神病körperlich bergründbare Psychoseと呼んでいます。これとほぼ同じ範囲を指すものとして，ICD-10では器質性精神障害（症候性を含む）organic, including symptomatic, mental disordersという概念が用いられています。

1.3.3　伝統的な精神障害の分類(3)──内因性の精神障害

　最後が，内因性endogenicの精神障害です。当たり前ですが，内因性に分類されるのは，心因性でも外因性でもないような精神障害です。つまり，何らかの心理的な影響によって引き起こされたのでもなければ，身体や脳にはっきりとした異常があるわけでもないのに生じた精神障害を，内因性の精神障害と呼ぶのです。

内因性の精神障害と考えられているのは，主として**統合失調症**と**躁うつ病**（双極性障害），および**内因性うつ病**（今のところは，中等度から重症のうつ病のことだと考えておいてください）の3つです。詳しい説明は省きますが，これらの3つの精神障害は，**心因性**に生じるのでもなければ，**外因性**の精神障害のようにはっきりとした身体的な原因がみつかるわけでもありません。もちろん，現在ではこれらの精神障害に関しても，心理的なメカニズムの関与があることが知られていますし，脳の中に何らかの変化が存在することも明らかになっています。しかし，その場合の心理や脳の関与は，一般的に心因性や外因性と呼ばれている精神障害よりは，ずっと少ないのです。

　シュナイダーは，この**内因性**の精神障害を**身体的基盤が不明の精神病** körperlich nicht begründbare Psychose と呼びました。これは，「内因性」と言われている精神障害は，それを引き起こす身体的基盤が まだ不明であるけれども，いつの日か研究が進めば，その身体的基盤（脳の変化）が明らかになるはずだ，という予測ないし目標設定を含む呼び名です。もし，シュナイダーの予想があたっていたとすれば，私たちは「内因性」という言葉をもう使っていないことになりますが，しかしいまだに**統合失調症**や**躁うつ病**の「原因」と呼べるような粗大な異常は——少なくとも日常臨床で調べることが可能な範囲では——みつかっていません。

　このような**内因性**の精神障害は，どこか「謎」のような印象を与えないでしょうか。実際，特に**統合失調症**は，心理的な次元で起こる病であるというよりも，むしろ私たちの「こころ」を可能にする「精神」というより深い次元が根底的な変化をこうむったような印象を学者たちに与えてきました。それゆえ，精神病理学では統合失調症を筆頭に，内因性の精神障害が特に精力的に研究されてきたのです（本書では，**心因性**や**外因性**の精神障害についての精神病理学もとりあげていきます）。また，**テレンバッハ**は，内因性という考えにこのようなネガティヴな規定（心因性でも外因性でもない）を与えるのではなく，むしろメタ身体学的かつメタ心理学的なものであり，世界との関係の中で人間が生成していく領域である**エンドン** Endon という概念を用いてポジティヴな規定を与えようとしています。

1.3.4 操作的診断による精神障害の分類

　しかし，このような伝統的な精神障害の分類は，何らかの精神病理学の理論に基づいたものであり，言葉を変えれば，その学者の理論次第で分類の体系や，診断が異なることになってしまいます。特に，**内因性**という言葉は学者ごとの定義

の違いが曖昧さを生み出してしまい，結果として精神科医の間の，あるいは，看護師や心理職をはじめとするスタッフ間のコミュニケーションを難しくしてしまう側面がありました。また，学者ごとに精神障害の分類や定義が異なっていると，多数例を対象とした統計的な研究も難しくなってしまいます。

　実際，1970年代には，精神病理学（特に**力動精神医学**）的な診断の信頼性の低さ（すなわち，評価者間で診断が一致しない，言い換えれば，別の精神科医が面接すれば異なった診断がついてしまうこと）が問題とされました。その問題の解決のために，アメリカ精神医学会が主導して策定された診断基準が，『精神障害の診断・統計マニュアル *Diagnostic & Statistical Manual of Mental Disorders*』の第3版，通称，DSM-III です。この診断基準は，**無理論的** atheoretical であることを自ら標榜し，病因論を徹底的に排除したものです。つまり，「心因」「外因」「内因」という3つの因果性のカテゴリーに基づいて精神障害を診断するのではなく，特定の症状の個数や持続期間などの計量的な基準によって診断しようとするものなのです（このような診断の手法は**操作的診断** operational diagnosis と呼ばれています）。さらにはこの診断を標準化された**構造化面接** structured interview によって行うためのマニュアル（『精神科診断面接マニュアル』など）もあります。そのマニュアルに従って質問をしていけば，誰でも「正しい診断」にたどり着けるようになっています。

　このような診断基準は，たしかに統計的な研究にとっては都合のよいものですし，精神病理学のトレーニングをつんだ精神科医以外にも診断を行うことを可能にし，関係者の意思疎通を容易にしたというメリットがありました。しかし，他方では，**操作的診断**が事実上の主流となった結果，若い医師が精神病理学の豊かな症状把握の理論を学ぶ機会が奪われてしまったのではないかという批判もなされています。第3版以降のDSMの作成に深く関わってきたアメリカの代表的な精神科医である**ナンシー・アンドリアセン**（1938-）自身が2007年にそのような批判を行っているのですから，DSMがもたらしたものには悪い側面もあったことを認めなければならないでしょう。いずれにせよ，精神病理学を学ぶことは臨床に非常に役立つのだ，ということは本書を通じて主張したいことのひとつです。

　さて，DSMは，2013年に最新の改定がなされ，第5版（通称，DSM-5）として精神医療の中で広く用いられています。また，国際的な**操作的診断基準** operational diagnostic criteria としては，世界保健機関（WHO）がつくる『**国際疾病分類** *International Classification of Diseases*』の第10版（通称，ICD-10。2018年に第11版が公表される予定です）も使用されています。なお，これらと対比する場合，精神病理

学的な立場の診断は**伝統的診断** traditional diagnosis と呼ばれる傾向にあります。

ここでは，DSM-5とICD-10の診断体系と本書のおおまかな対応関係を示しておきます（表1）。

◆1.4◆　本書の構成

本書の第2章から第5章では，主として**内因性**の精神障害が扱われます。

第2章……**統合失調症**
第3章……**統合失調症の周辺**（特に**心因反応**と**妄想性障害**が中心に扱われます。これらは，統合失調症と似た部分をもつけれどもその内実が異なるものであり，心因性や反応性の精神障害を含んでいます）
第4章……**うつ病**
第5章……**躁うつ病**（双極性障害）

第6章から第8章では，**心因性**とされてきた精神障害が扱われます。

第6章……**ヒステリー**（変換症／転換性障害，解離性同一症／解離性同一性障害）
第7章……**強迫神経症**（強迫症／強迫性障害）
第8章……その他の**神経症**（不安症群／不安障害群，心的外傷およびストレス因関連障害群）

第9章から第10章では，**外因性**の精神障害ないし**身体的基盤**が明らかな精神病が扱われます。

第9章……**認知症**（神経認知障害群）
第10章……その他の**外因性精神障害**（他の医学的疾患による精神障害）

最後の第11章では，**自閉症スペクトラム**（自閉症，アスペルガー症候群など）が扱われます。自閉症は，かつては早期に発症した**統合失調症**と考えられていたこともありますが，今日では統合失調症とは異なる精神障害として理解されています。そして，現代的な理解では，自閉症スペクトラムと呼ばれる障害について，

表1　DSM-5，ICD-10の診断体系と本書の対応関係

DSM-5	ICD-10	本書の対応箇所
Ⅰ　神経発達症群／ 　　神経発達障害群	F84　広汎性発達障害 F90　多動性障害	11章
Ⅱ　統合失調症スペクトラム障害 　　および他の精神病性障害群	F20-F29　統合失調症，統合失調症 　　　　　型障害及び妄想性障害	2章，3章
Ⅲ　双極性障害および関連障害群	F30　躁病エピソード F31　双極性感情障害〈躁うつ病〉	5章
Ⅳ　抑うつ障害群	F32　うつ病エピソード F33　反復性うつ病性障害	4章
Ⅴ　不安症群／不安障害群	F40　恐怖症性不安障害 F41　その他の不安障害	8章の前半
Ⅵ　強迫症および関連症群／ 　　強迫性障害および関連障害群	F42　強迫性障害〈強迫神経症〉	7章
Ⅶ　心的外傷および 　　ストレス因関連障害群	F43　重度ストレスへの反応及び 　　　適応障害	8章の後半
Ⅷ　解離症群／解離性障害群	F44　解離性［転換性］障害	6章の後半
Ⅸ　身体症状症および関連症群	F44　解離性［転換性］障害 F45　身体表現性障害	6章の前半
Ⅹ　食行動障害および摂食障害群	F50　摂食障害	6章の一部
ⅩⅦ　神経認知障害群	F00　アルツハイマー病の認知症 F02　他に分類されるその他の疾 　　　患の認知症	9章
ⅩⅧ　パーソナリティ障害群	F60-F69　成人の人格及び行動の 　　　　　障害	2章と6章の一部
	F06　脳の損傷及び機能不全並び 　　　に身体疾患によるその他の 　　　精神障害	10章

第1章　精神病理学とはなにか　*15*

心因性／外因性／内因性の区別が議論されることはほぼありません。というのも、自閉症スペクトラムなどは今日では**神経発達障害**として理解されており、脳を含む中枢神経系の成長や発達における障害であるとされているからです。もし、「脳を含む中枢神経系」の障害であれば、それは外因性の精神障害や**身体的基盤が明らかな精神病**であると言えるかもしれませんが、むしろ「発達」という概念を必要不可欠なものとして捉えるというところが、大きな相違点です。さらに言えば、自閉症スペクトラムは、精神病理学にとっての新しいフロンティアにもなっています。

　では、次章からは、簡単な概説の後に、さっそく症例を読んでいきましょう。先ほど述べたように、精神病理学は「難解」だとしばしば言われますし、その難解さゆえに毛嫌いされることも多くありました。しかし、症例に即して理解していけば、精神病理学は患者の**心的体験**を「わかる」ためには——そして、どこまでを「わかってよいのか」をわかるようになるためには——なくてはならないものだ、ということが理解できるようになるはずです。

　では、始めましょう。

第2章 統合失調症

◆2.1◆ 概　説

　統合失調症 Schizophrenic/schizophrenia は，日本では2002年まで「精神分裂病」，
略して「分裂病」と呼ばれていた精神障害です。主な症状は，幻覚（とくに幻聴
auditory hallucination/Gehörhalluzination）と妄想 delusion/Wahn であり，それらの症状が
持続的にあらわれてくることが特徴です。生涯有病率は0.7 ～ 0.8%，およそ100
人に1人が一生のうちにこの精神障害に罹患すると言われている，決して稀では
ない精神障害です。

　DSM-5における統合失調症の診断基準の概略を確認しておきましょう。

統合失調症　F295.90（F20.9）

A．以下のうち2つ（またはそれ以上），おのおのが1カ月間（または治療が成功
　　した際はより短い期間）ほとんどいつも存在する。これらのうち少なくとも
　　1つは(1)か(2)か(3)である。

　(1)　妄想

　(2)　幻覚

　(3)　まとまりのない発語（例：頻繁な脱線または滅裂）

　(4)　ひどくまとまりのない，または緊張病性の行動

　(5)　陰性症状（すなわち感情の平板化，意欲欠如）

　統合失調症においては，妄想や幻覚のように，「正常な状態」にはみられない
（つまり統合失調症によって付加された）陽性症状 positive symptom があらわれます。
さらに，発語（思考）や行動にまとまりがなくなったり，「無為自閉」と表現され
るような感情・意欲の変化が生じたりします（これらを陰性症状 negative symptom と
呼びます）。これらの症状のほかに，患者さん本人の社会的・職業的生活における

機能のレベルが低下していること，そして，この症状がある程度の期間（6カ月以上）持続しており，他の障害ではうまく説明できない場合，統合失調症と診断されます。

　もちろん，これだけでは十分なイメージがわかないと思いますが，それに関しては後ほど症例のところで確認していきます。

2.1.1　下位分類

　エミール・クレペリン（1856-1926）による**早発性痴呆**dementia praecoxという疾患単位の提唱以来，DSM-Ⅳまでは，下位分類として，**妄想型**paranoid type，**解体型**disorganized type（精神病理学では**破瓜型**hebephrenic typeとも呼ばれます），**緊張型**catatonic typeなどが区別されていました（近年では，緊張型は**緊張病／カトトニア**catatoniaとして統合失調症とは切り離し，さまざまな精神障害に合併しうるとする考え方が主流になりました）。これらの分類はDSM-5では撤廃されてしまいましたが，今でもしばしば使われますので，覚えておく価値があります。

(1)　**妄想型**：20代後半から30歳以降にかけて発病し，妄想が主体。妄想は進行的に発展。**陰性症状**や**人格水準の低下**は他の型と比べてやや軽度である。

(2)　**解体型（破瓜型）**：10代後半から20代前半にかけて発症。**連合弛緩**Assoziationslockerung（＝観念どうしの意味のある結びつきが緩むこと）等の思考障害や，不適切な情緒反応が目立つ。妄想や幻聴は体系的ではない。**陰性症状**が進行して無為・自閉の状態になることが多い。

(3)　**緊張型**：20歳前後に急激に発症し，**カタレプシー**catalepsy（＝四肢を他動的に動かすとその位置を保持すること）や**昏迷**Stupor（＝自分の意志を行動に移せず，刺激に対する反応がまったくなくなってしまうこと），**拒絶症**Negativismus（＝周囲から働きかけてもそれを拒絶すること），同じ動きや言葉を単調に繰り返す**常同運動**Bewegungsstereotypieや**常同言語**Sprachstereotypieなどの緊張病症候群（**カトトニア**）を呈する。行動と発語の異常を中心とし，興奮と無動無言という両極端な2つの状態を何度も行き来する。

　また，統合失調症に抑うつ状態や躁状態があわさったものの一部は，DSM-5では**統合失調感情障害**schizoaffective disorderと診断されます。

2.1.2 歴 史

　幻覚や妄想を呈する病が存在することは，古代ギリシアの時代からすでに知られていました。しかし，**統合失調症**の典型例がはっきりと観察された記録が残っているのは，19世紀の初め頃であると言われています。というのも，統合失調症は，単に幻覚や妄想を呈するだけでなく，多くの場合，青年期に急激に発症し，病の進行とともに**人格の荒廃／鈍化**Verblödungが目立ってくるような疾患として**概念化**されたものだからです（なお，ここでいう人格の「荒廃」という概念は，精神病理学では伝統的に使われてきたものですが，患者さんをひとつの確固とした人格として認めないという点で差別的なものであるという点をおさえておいてください。また，「荒廃」と呼ばれているものは，精神病院への長期入院という環境の中でつくられた「人工産物」である可能性が十分にあり，どこまでが統合失調症という疾患の**過程**そのものによる「荒廃」なのかについてはさまざまな議論があります）。

　1860年，フランスの**ベネディクト＝オギュスタン・モレル**（1809-1873）という医師が，若年者にみられる精神機能の急速な荒廃に注目し，その一群を**早発性痴呆**démence précoceと名づけました。ついで，ドイツでは1863年に**カール・ルートヴィヒ・カールバウム**（1828-1898）が進行性に荒廃へと至る同様の病態を**定型ヴェザニア**Vesania typicaとして記載します。さらに，カールバウムと，彼の弟子である**エヴァルト・ヘッカー**（1843-1909）はそれぞれ，1874年に**緊張病**Katatonieを，1871年に**破瓜病**Hebephrenieを記載します（これらが後に緊張型，破瓜型という統合失調症の下位分類になるわけです）。そして，1893年から1899年にかけて，**ク**レペリンはこれらの疾患と**妄想性痴呆**dementia paranoidesとに共通してみられる「知性と感情と意志の機能が急速に衰退する」（すなわち，さまざまな幻覚・妄想のほかに，**感情鈍麻**Affektabstumpfungや**させられ体験**gemachtes Erlebnisがみられ，急速に**人格が荒廃**した状態に陥る）という経過上の特徴に着目し，それらを**早発性痴呆**dementia praecoxというグループとしてまとめあげました。これが，現代の統合失調症の原型です。

　オイゲン・ブロイラー（1857-1939）は，1911年に早発性痴呆を**統合失調症（群）**Gruppe der Schizophrenienと呼ぶことを提唱しました。彼は，思考，感情，意志の統一性の欠如，すなわち**分裂**Spaltungこそがこの疾患群に特異的な**基本症状**Grundsymptomであり，幻覚や妄想といった症状は非特異的な**副次症状**akzessorische Symptomeであると考えました。なお，彼のいう基本症状には，**自閉**Autismus，両

価性Ambivalenz，情動障害Affektstörung（≒感情鈍麻），連合障害Assoziationsstörung（特に連合弛緩）が含まれ，これをそれぞれの頭文字をとって，俗にブロイラーの4A die 4 großen A'sと呼ぶことがあります。彼は，なかでも連合弛緩を一次症状primäres Symptomとみなし，統合失調症の他の症状（二次症状sekundäre Symptome）は一次症状から分化して生じてくると考えました。

　クレペリンやブロイラーにとって，統合失調症とは急速に荒廃の状態に陥ったり，さまざまな精神機能が分裂したりすることであり，幻覚や妄想はむしろ副次的なものとして考えられていました。反対に，統合失調症の幻覚や妄想が精神病理学的に研究されるようになった背景には，ヤスパースやシュナイダーの貢献があります。特にヤスパースは統合失調症の根源的な症状を突き止めようとし，シュナイダーは統合失調症に特異的な妄想や幻覚をまとめた一級症状Symptome ersten Ranges/first-rank symptomsという概念を提唱しました。

　クレペリンからヤスパース，シュナイダーに至る精神病理学は，第1章で紹介した記述精神病理学に属するものであり，このような議論を基盤に，現象学的な立場と力動精神医学的な立場からの精神病理学的な検討がなされてきました。なお，近年，統合失調症という概念には，さまざまな種類の疾患が実は紛れ込んでいるのではないかという議論が，生物学的研究の側からも提起されています。たとえば，統合失調症の一部にはカルボニルストレスcarbonyl stressといわれる代謝の障害が関わっていることが指摘されており，慎重な検討が進められています。

◆2.2◆ 統合失調症の記述精神病理学(1)——妄想の成り立ち

　では，統合失調症の実際の症例を，最初に記述精神病理学の立場からみていきましょう。まずは妄想に注目することにします。

■ 2.2.1 妄想の経過

　最初にみるのは，統合失調症のなかでも妄想型と呼ばれるものの典型的な症例です。

【症例1(1)】　病前は成績上位で，友人も多く活発な子どもだった男性患者。学生時代はサッカー部に所属し熱心に活動していた。大学に進学し，友人から馬鹿にされて言い返すことができなかった体験の後に強い〔奇妙

な〕不安感が出現し，大学に行くことが困難となる。当初は，「何が起きているのかはよくわからないが，何かが不安」であると何度も訴えていた。その後，徐々に「周囲から悪く噂されているような感じ」が出現した。次第に「電車のなかでみんなが自分のことを話している」「家の周りで自分の悪口を言っている」と主張するようになった。／数カ月後，家族に伴われ，精神科病院を初診した。知らない人の声で「バカ」と言われる，「みんなに就職ができないようにされている」と語った。診察中にはしばしば独り言を言っていた。統合失調症（妄想型）の診断のもと抗精神病薬の内服を開始し，幻聴と妄想は消退。しかし，独特の緊張感を漂わせ，家庭では大学時代に友人に馬鹿にされたという発病時の体験をくりかえし想起しては，「どうして自分だけがそんなことを言われるのか」「プライドを傷つけられた」「大学へ行かなければよかった」と母親に不満・悔恨を訴える状況が持続していた。それでも英語の勉強をしたり，趣味の雑誌を読んだりするなど，知的機能はある程度保たれていた。　　　　　　　　　　（松本・加藤，2012，p. 892）

　この男性は，高校生まではほとんどトラブルなく過ごしてきたようです。**統合失調症**がかつては**早発性痴呆**と呼ばれていたことは先に述べたとおりですが，早期に**人格が荒廃**に至るということは，発病する以前に基本的な人格ができあがっている（少なくともそのようにみえる）ということです。実際，統合失調症では，発病前まではほとんど異常が気づかれずにいる方も多く，両親に聞いてみると，幼少期は「手がかからない子ども」だったという話がしばしば聞かれます。この症例の男性も，幼少期は勉強もできて運動部でも特に問題なく過ごせています。その意味で，**病前適応** premorbid adjustment（＝病気になる前の段階における社会適応）は良好であったと言ってよいでしょう。

　さて，この症例では，**統合失調症の発病の前に，「友人から馬鹿にされて言い返すことができなかった」というエピソード**があります。すると，彼の病は**心因性**のものだったということになるのでしょうか？　そうではありません。たしかに，彼の発病は彼の心理的な体験とも何らかの関連をもっていそうです。しかし，その出来事と発病が釣り合っていないのです。

　彼には，漠然としてはいるけれどもとても強い**不安** Angst があります。もしこれが，「大学に行って友人に会うのが怖くなった」ということだったら，体験と釣り合っている（**発生的了解**ができる）と言えるでしょう。ところが，彼にはそれ以上の，というか，それとはまったく別の次元のことが起こっているようなので

す。すると，彼の「友人から馬鹿にされて言い返すことができなかった」という
エピソードは，単に発病のプロセスを開始するきっかけになっただけである，と
考えることができます。

　発病後，彼には他人のあらゆる言動が，自分に対する「あてこすり」に思えて
きます。些細なことを，「自分に関係している」と思ってしまうのです。これを関
係念慮 idea of reference/Beziehungsidee や自己関係づけ Eigenbeziehung などと呼びま
す。最初のうちは，本人も半信半疑です。しかし，この場合の「半信半疑」は，
信じてよいのかどうか曖昧だ，ということではなく，むしろ「強く信じている」
けれども，他方で「そのことを打ち消したい」という2つの力が混ぜあわさった
ものであり，「信じざるをえない」と言ったほうが正確な状態です。そして次第
に，後者の「打ち消したい」という側面が消え，前者の「強く信じている」とい
う側面だけが際立ってきます。こうなると，もはや「念慮」ではなく「妄想」と
呼ばねばなりません。

　こうして彼は精神科を受診することになり，抗精神病薬 antipsychotics（＝統合失
調症の治療薬）による薬物療法を受けていったんは改善します。しかし，完全にも
との状態に戻ったというわけではなく，発病前後のことを悔やんだりもしていま
す。そして彼は，少々の期間をおいて再発します。

【症例1(2)】 10数年後，ある特定のアイドルと「結婚させられる」と確信し，
　　　　　そのことを被害的に訴えるようになった。そして，「アイドルの
事務所に電話しろ」と命令する幻聴に従って，実際に芸能事務所へ電話をかける
ことを繰り返すようになる。聞こえてくる声に耳をそばだてるような仕草をして
おり，「声に反応せざるをえない」「声に抵抗できない」と語っていた。非定型抗
精神病薬に主剤を変更したところ，妄想に左右された行動は消失した。

(松本・加藤, 2012, p. 892)

　この再発の際には，妄想は恋愛妄想／被愛妄想 érotomanie に変化しています
（なお，恋愛妄想は，「自分が他者を愛する」という能動態ではなく，「他者から自分が愛
される」という受動態で始まります。ゆえに，被害妄想の一種として捉えて「被愛妄想」
と呼んだほうが正確なのです）。

　この再発の際に投与されている薬剤は，非定型抗精神病薬 atypical antipsychotics
です。これは抗精神病薬の一種ですが，より新しく，錐体外路症状 extrapyramidal

symptoms（下肢のムズムズや灼熱感などが収まらず座っていることができない**アカシジ
ア**Akathisie，筋収縮による身体のねじれや硬直である**ジストニア**dystonia，無目的の動作
が不随意的に反復される**遅発性ジスキネジア**tardive dyskinesia，振戦や筋強剛などを示す
パーキンソニズムparkinsonism）などの副作用が少ないことが特徴であると言われて
います。日本では1996年4月に初めての非定型抗精神病薬であるリスペリドンが
承認され，以後は**統合失調症**に対する薬物療法の主流となっています。

【症例1(3)】 　7年後，「アイドルの××と婚約している」という確信が再燃。こ
の頃には，前回とは異なり，結婚が決まっていることを喜んでい
る様子であった。そのアイドルの声で「いま近所に来ている」と聞こえるために，
実際に家の外に確認に行ってしまうという行動がつづいた。加えて，「（嫌な思い
出のある）昔の友人と仲良くしろ！」という声が聞こえたり，周囲の人の話し声
を自分に関係づけて捉えたりすることも目立った。／さらに2年後，「自分は社
長，監督になる」「紅白歌合戦に出演する。作曲をやってくれと言われている」
「今日も自分の曲が何曲もラジオから流れている」「近所の人が子どもに，○○
（本人）のような人になりなさいと言っている」等と，妄想をともなう思考が誇大
的なものになるにつれて，幻聴の内容にも誇大性が目立つようになった。その後
は，英語の勉強がうまくできない，TVや雑誌に集中できなくなると訴えるよう
になり，徐々に身なりにも気をつかわないようになっていった。

(松本・加藤，2012，p. 892)

　彼の以前の**妄想**は，少々被害的なニュアンスのある「結婚させられる」という
被愛妄想でしたが，このときにはむしろそのことを喜ぶようになっています。加
えて，「（嫌な思い出のある）昔の友人と仲良くしろ！」という声が聞こえたり，周
囲の人の話し声を自分に関係づけて捉えたりすることも目立ってきました。その
ような経過の中で，だんだんと知的な能力や集中力が減退していき，**人格水準の
低下** Niveausenkung der Persönlichkeit（荒廃よりは程度が軽いものの，知性と感情と意
志の機能にそれなりの低下がみられる状態を慣例的にこのように呼びます）と言える
状態に至っています。
　統合失調症という精神障害はかつて「**早発性痴呆**」と呼ばれていましたが，な
かでも**解体型**（破瓜型）と**緊張型**の場合は，発病して比較的すぐに人格の**荒廃**が
生じます。わずか数週間で荒廃状態に至ってしまう例もあります。しかし，**妄想**

型の場合は，この症例のように，比較的長期の経過をとった後で，**人格水準の低下**に至ります。もちろん，現代の統合失調症は病それ自体が軽症化していますし，よい治療法もありますから，ほとんど低下のない状態で社会復帰できる患者さんも数多く存在します。

　まとめましょう。この症例の男性は最初，「何が起きているのかはよくわからないが，何かが絶対に起きていて，どこか不安である」という状態（**妄想気分** Wahnstimmung）が目立つ前駆期を経て，次に幻聴が出てきて，「就職ができないようにされている」「アイドルと結婚させられる」という**迫害妄想** Verfolgungswahn が目立つようになり，次第に**シューブ** Schub（＝病勢増悪，病が急に悪化すること）を繰り返しながら，「自分は社長，監督になる」といった**誇大妄想** Größenwahn が目立つ時期へと移行しました。そして，約20年の長期経過の中で徐々に**人格水準の低下**が目立つようになる。このような4期の経過をとりました。

　診断は，DSM-5における**統合失調症**の診断基準を満たします（DSM-IVでは，妄想型の統合失調症ということになります）。伝統的診断でも妄想型の統合失調症という診断になりますが，潜伏期→迫害妄想期→誇大妄想期→人格水準の低下という4期の経過をとるような慢性の精神病であるという点に注目すれば，かつてフランスで言われていた**系統的経過をとる慢性精神病** délire chronique à évolution systématique に相当するとも考えられます。

■ 2.2.2 妄想気分

　次は，先ほどの症例1にもみられた，「何が起きているのかはよくわからないが，どこか不安だ」という体験について，もっと詳しくみてみることにします。

【症例2】　「何か起こっています，ぜひ教えて下さい，一体何が起こっているのでしょう」と一人の女の患者は夫に訴えた。一体何が起こりなどするのかと尋ねられて患者はこう言った。「私にはわかりなんかしません。けれどもやっぱり何か起こっています」。患者は気味悪く感じる。おぼろげに感じられている何事かが起こっている。あらゆるものは新たな意味深長さをもつ。周囲は前とちがっているが，これは感覚的にそれとわかるような大雑把なものではなく——知覚は感覚の側からは変化はない——そうではなくて微妙な，あらゆるものを貫徹した，いぶかしく気味悪く照らしだされた変化があるのである。以前には何でもなかった，あるいは親しみのあった居住空間は今は何ともいえない気分

に支配されている。何かの気配がするが，患者はそれについて何も釈明できず，疑惑的な，不快な，気味悪い緊張が満ちている。 (Jaspers, 1913/1953, p. 149)

　統合失調症の患者さんが漠然とした不安を訴えている場合には，このような体験が生じている場合があります。特に発病初期にはこのような体験がしばしば生じます。これを妄想気分と呼びます。目で見ている世界が具体的に何か変わったわけではないのに，どこか異様な感じがする。どこか奇妙で，不穏で，よそよそしく，何かが起こりそうな気配がする。あらゆるところに異様な「気」が満ちていて，不気味である。このような体験は，気配体験Anmutungserlebnisと呼ばれることもあります。

　このような体験の記述は，ある種の文学作品にもみいだすことができます。たとえば，ジャン＝ポール・サルトル（1905-1980）の『嘔吐』（1938）の冒頭は，「何かが私の内に起こったQuelque chose m'est arrivé」という一文で始まります。その変化は，「何か」としか言いようのない漠然としたものなのですが，しかし確実に「何か」が自分の中で変わっており，自分の世界に対する見方が根本的な変容をこうむってしまったという告白がつづきます。このような緊迫した不安の描写は，20世紀文学には数多くみられます。ちなみに，この症例2はヤスパースの『精神病理学総論』（1913）という本から採ったものですが，サルトルはポール・ニザン（1905-1940）と一緒にその本のフランス語訳の校正作業を行っていますから，その影響もあったのかもしれません。

　このような，内容が定まっていない不安，すなわち妄想気分は，不気味な不快感を患者さんに与えます。ゆえに，そこに何か定まった内容が与えられたほうがむしろ心が軽くなる，とヤスパースは指摘しています。だからこそ，妄想気分から，具体的な内容をもった確信（妄想）へと移行するのだと言うのです。

■ 2.2.3　意味妄想

　同様の記述をもう1例みてみましょう。

【症例3(1)】　ある患者は，喫茶店で給仕人が変に目につく。その給仕人は非常にいそいで気味悪く患者の側を跳ねていった。ある知人のところでは奇妙な動作が目につき，物騒に思えた。街の上では何もかもが非常に違っていた。何かが起こったにちがいなかった。そばを過ぎた一人の男は大変鋭い眼を

していた。多分探偵だった。それから一匹の犬が来たが，催眠術をかけられたようで，ゴムの犬みたいで，機械仕掛けみたいだった。ゆく途中にはたいへん人だかりがしていた。彼に対して何かが企まれているのだ。誰もが傘をばたばたさせたが，まるで何か仕掛けがその中にあるようだった。他の場合には，患者は聖化した顔や，並々ならぬ美しい風景や，異様な金髪や，太陽の圧倒的な美しさが目につく。何かが起こっているにちがいない。世界が変わっている。新しい時代が始まっている。

(Jaspers, 1913/1953, pp. 151-152)

　先ほどの症例2では，世界の見え方の変化が，何か不吉な気配を伴ってあらわれていました。それは，「今にも世界の終わりが来そうだ」という否定的な不安でした。反対に，この症例では，むしろ世界が肯定的なきらめきを伴った不穏さをもってあらわれています。言い換えれば，「次の瞬間に，世界がまったく新しい高い水準に移行するかもしれない」という，どこか昂揚した不安感です。つづきをみてみます。

【症例3(2)】 燈火は魔法にかかったようで燃えようとしない。何か自然ならぬものが背後に潜んでいる。子どもは猿のようになっている。人々は「取り違って」おり，「傀儡」で，皆不自然に見える。ほうぼうの家の看板はまがっており，街は怪しげである。「何もかも大変せかせかと」動いている。犬は戸を奇妙にひっかく。「私には奇妙に目につくが」というのがこうした患者の決まり文句で，なぜそれが彼らに一体奇妙に目立つのか，その背後に何を推測するのか彼は説明できない。患者はこれが明らかになることを自身が望んでいる。

(Jaspers, 1913/1953, p. 152)

　これも**妄想気分**の一種と言えます。ただし，町中を歩いていて，ふつうなら見逃してしまうような細部が，何かしらの「意味」をもったものとして突出してきているという点が独特です。そして，その「意味」がどんなものなのかはわからないにもかかわらず，その「意味」が「自分に向けられている」ことだけは確信しています（だからこそ患者は，「私には奇妙に目につくが」と繰り返しているのです）。このような意味の萌芽のざわめきが突出する体験を，**ヤスパース**は特に意味妄想 Bedeutungswahn と呼んでいます。

　妄想気分においては，知覚は変化しないとされています。つまり，目に見えて

いる世界は何も変わっていないにもかかわらず，「何か」が変わっている，という体験が妄想気分だということです。ところが，**パウル・マトゥセック**（1919-2003）という精神病理学者・精神分析家によれば，このときすでに知覚に目立たぬ異常があるといいます。たとえば，ボールペンは，よく観察すれば芯の部分と本体とキャップなどの複数のパーツに分かれていますが，普段はそんなことをいちいち考えずに「これはボールペンだ」というふうなまとまりをもって知覚しているはずです。しかし統合失調症の初期には，それをひとつの「まとまり」として見ることができなくなります（これを**知覚連関の弛緩**Lockerung des Wahrnehmungs-zusammenhangesと呼びます）。そして，知覚が「まとまり」をもてなくなると，対象物の細部（ボールペンに貼ってあるシールの赤い部分など）が「自分に何かを警告しているもの」として見えてくるのです（**本質属性の突出**Hervortreten von Wesenseigen-schaften）。つまり，普段見ている知覚の世界のまとまりがゆるみ，その中から，意味の萌芽のようなものが突出してきて，自己主張を始めるのです。

■ 2.2.4 妄想知覚

　妄想気分や意味妄想のような体験は非常に不安なものですが，このような不安を背景としながら，やがてそこからはっきりとした意味をもった**妄想**があらわれてきます。次の症例では，妄想気分の次に生じることの多い**妄想知覚**Wahn-wahrnehmungという症状が描写されています。

> 【症例4】　カトリック修道院の階段のうえで，一匹の犬が直立した**姿勢**で私を待ち伏せしていました。私が近づくと，犬はまじめな顔で私を見て，一方の前足を高く上げました。たまたま別の通行人が数メートル先を歩いていたので，私は急いでその人に追いつき，犬は彼の前でも礼をしたのか，急いで尋ねました。その人は驚いて否定の返事をしました。それを聞いた私は，自分が明らかな啓示と関わっていると確信しました。　　　（Schneider, 2007/2007, p. 92）

　散歩をしていたら犬を見かけ，その犬が「お手」をした，というだけのことです。しかしこの患者さんは，その知覚は，自分が神の啓示と関わっていることを知らせるものだと確信しています。これは，正常な知覚（犬が前足を上げた）と，それに対する誤った意味づけ（自分が神の啓示と関わっている），という二段構成の症状であると言えます。**シュナイダー**は，このような二段構成を**二節性**

第2章　統合失調症　*27*

Zweigliedrigkeitと呼び，二節性がみられるもののみを**妄想知覚**と呼んでいます。

さて，この症例をもう少し詳しくみてみましょう。まず，**二節性**の片方を構成する「正常な知覚」について考えてみます。この患者の知覚には異常はない，と**シュナイダー**は言っていますが，最初の「カトリック修道院の階段のうえで，一匹の犬が直立した姿勢で私を待ち伏せしていました」という記述はすでに異様な体験ではないでしょうか。もちろん，知覚としては間違ってないのですが，体験としてはすでに異様なのです。というのは，犬が人を待ち伏せすることは基本的にないからです。町の中に犬がいるのはふつうのことですから，通常ならそこから何かが気になるということはないはずですが，この患者さんにとっては「犬がいる」ということ自体が突出し，見過ごすことができないものとしてあらわれてきているわけです。

次に，二節性のもう片方を構成する「異常な意味づけ」について考えてみましょう。これは，単に何らかの知覚に異常な意味が与えられるというだけのことではありません。むしろ，**自己関係づけ**，すなわちその知覚が「自分に関係している」，さらに言えば「自分だけに関係している」という体験が生じていることが重要です。この患者さんは，犬が前足を上げているのを見て驚き，先を歩いていた人にわざわざ確認しています。それは，神の啓示が自分だけに来たのだ，ということを，他の人を使って確認しようとしているのです。

ヤスパースや**シュナイダー**の記述精神病理学を受けついだ**フーバーとグロス**は，**妄想気分**から**妄想知覚**に至る一連の経過を，図2のように図式化しています。

さて，この**妄想知覚**という症状は統合失調症の診断にとってきわめて重要なも

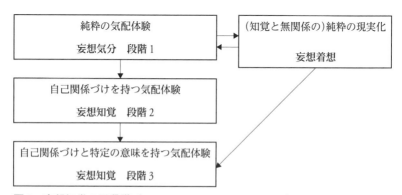

図2　妄想知覚の三段階（Huber & Gross, 1977/1983, p. 38）

のです。実際，シュナイダーは妄想知覚をはじめとするいくつかの症状を**一級症状**と呼び，統合失調症に特異的な症状として扱っています。言い換えれば，（**外因性精神障害**を除外したという条件のもとでは）一級症状がみられた場合，必ず統合失調症であると診断できる，ということです（この点に関しては，症例80も参照しておいてください）。

　なお，**一級症状**には，妄想知覚のほかに，**考想化声** Gedankenlautwerden（＝自分の頭の中の考えが声になって聞こえること），**話しかけと応答の形の幻聴** Hören von Stimmen in der Form von Rede und Gegenrede，自己の行為に随伴して口出しをする形の幻聴，身体への**被影響体験** Beeinflussungserlebnis，思考奪取やその他の思考領域での影響体験，**考想伝播** Gedankenausbreitung，感情や衝動や意志の領域にあらわれるその他の**させられ体験・被影響体験**が含まれており，シュナイダーはこれらの症状は「自我 - 環界 - 境界の透過性」，すなわち**自我障害** Ichstörung（＝自分と他者を区別するバリアが壊れてしまうこと）を共通の構造としてもっていると考えています。自我障害に関しては，後に幻覚のところでより詳しく説明します。

　統合失調症には，先にあげた**一級症状**には含まれていないその他の幻覚，妄想**着想** Wahneinfall（＝突然頭に浮かんだ「自分は王の子である」などの誤った観念を確信すること），**困惑** Ratlosigkeit，抑うつ気分変調と愉快気分変調，感情貧困化などもみられますが，これらは統合失調症に特異的ではない（つまり統合失調症以外にも出現しうる）症状であるとされており，シュナイダーはこれらを**二級症状** Symptome zweiten Ranges と呼んでいます。

■ 2.2.5 実体的意識性と要素現象

　統合失調症の多くは，症例2〜4でみてきたような，妄想気分→妄想知覚という経過をとって発病します。しかし，妄想ではないけれども，妄想と同じような構造をもっている体験があり，そのような体験が特に病初期にみられる場合もあります。次の症例には，ヤスパースが記述し，宮本忠雄が有名にした**実体的意識性** leibhaftige Bewusstheit という症状がみられます。

【症例5】　会社の同僚がいろいろいやがらせをしたり，自分のことをあてこすったりすると思うようになった。その後，この感じは次第に強まり，街を歩くとみんながこちらを見ていたり，どこへ行ってもあとをつけてくる人がいたり，会社の係長が人を雇って自分の動静をさぐっている，などと考える

ようになり，係長に対する告訴状まで書いた。発病当初の模様を詳しく聞き出していくと，次のように語った。「だれかが私のうしろにいるのがわかります。私が歩くと，それもいっしょに歩き，とまると，それもとまります。椅子にすわると，それは私のすぐうしろに立ちます。姿を見ようと振り向くと，その人間は私の背中のほうにかくれるので，見ることができません。手をのばしても，触れることができません。確かにいるはずなのですが。」「私はこの人間を一度もみたことはありませんし，その声を聞いたこともないのですが，しかしそのだれかが存在することはあまりにありありとしていて，疑いようのないほどなのです。」

(宮本，1982，pp. 14-15)

この患者さんは，受診した際には**迫害妄想**を訴えていますが，最初のころはもっと別の症状をもっていたようです。彼は，他者の存在をなんら具象的な地盤なしに，無媒介的に，直感的に感知しており，その他者の存在について，現実の人間以上の実在性を確信しています。このような体験を**実体的意識性**と呼びます。

妄想を思考の異常と考えるなら，これは意識性（いわゆる「第六感」のようなものと考えてください）の異常なので，妄想ではありません。しかし，知覚・思考・意識性といったモダリティはたしかに違いますが，突然このような「何か」が生じてきて，漠然とした**不安**を感じさせる，という体験の構造は，**妄想気分**や**妄想知覚**と実体的意識性に共通しています。宮本忠雄は，この実体的意識性という体験は，ヤスパースのいう**一次性妄想体験** primäres Wahnerlebnis（妄想気分や**意味妄想**などがそこに含まれます）の等価物であると言っています。

このように考えると，**統合失調症**の発病時にあらわれる体験は，総じて次のような特徴をもつと考えることができます。まず，「先立つ**心的体験**から導出されない」こと。これは，患者さんがそれまでの自分の経験から，新たに生じた体験を自然に導きだすことができないということでもありますし，診察者の側から**発生的了解**ができないということでもあります。次に，その体験は「意味のわからない体験としてあらわれ」，さらに「患者にとって直接的無媒介に体験される」という特徴をもっています。そして，「圧倒的な力を帯びた異質な体験としてあらわれる」，つまりは患者さん自身がどうすることもできないような強い力をもってあらわれるのです。さらに，**妄想気分**や**実体的意識性**の例のように，これらの体験は「後の症状進展に対する基礎」となっています。言い換えれば，これらの一次性（原発性）体験から進展するようにして，後の妄想などの症状が生まれて

表2　要素現象（＝一次性妄想体験）の5つの特徴

- 先立つ心的体験から導出されない（原発性）
- 意味のわからない体験としてあらわれる（無意味性）
- 患者にとって直接無媒介に体験される（無媒介性）
- 圧倒的な力を帯びた異質な体験としてあらわれる（圧倒性）
- 後の症状進展に対する基礎となる（基礎性）

くるのです。**ヤスパース**は，統合失調症にみられるこのような一次性体験を『ストリンドベリとファン・ゴッホ』（1922）の中で**要素現象** elementares Phänomen と総称しています（表2）。

2.2.6　ゲシュタルト分析

　統合失調症の妄想は，そのほとんどが多かれ少なかれ**関係妄想** Beziehungswahn としての性質をもっています。言い換えれば，「何かが自分だけに関係している」という確信こそが，統合失調症の妄想の基本的な形（構図）を規定しているのです。そのことを，**クラウス・コンラート**（1905-1961）の精密な記述から確認してみましょう。

【症例6】　V市で何か買い物をしようとした時，街路上でさえ，彼が行こうとする先々の人がみな指示をうけているのに気がついた。フランスの民間人でさえもれなくそうであった。群衆の挙動全体が不審であった。酒場での兵士たちも，路を通りすぎるフランス人たちも，指示を受け，各々どう振る舞うべきかを正確に知っているようだった。働いている人がみな偉くみえた。翌日，某所に出張を命ぜられ，そこへ行って待機している時，通りがかりの人すべてが，彼のそばを通り過ぎる際に一種の不安に陥ることに気づいた。彼らの表情からわかったのである。眉をひそめ，緊張し，表情が不自然になった。また，彼らの動作も不自然になった。犬までが突然向きを変え，尻尾を巻いて逃げていった。「犬たちも脱出できて嬉しかったのでしょう」。彼から驚くべき力が出ていて，皆一種の呪縛をこうむっているに違いなかった。ちょうど魔法の輪の中に入ったときのように。

(Conrad, 1958/1994, p. 107)

第2章　統合失調症　*31*

この患者さんの体験は，すべてが自分を中心に回りはじめ，世界の全体が自分を試す場に変質している，というものです。**コンラート**は体験様式の形態的特徴に注目する**ゲシュタルト分析**Gestaltanalyseの立場から，このように世界のすべてが「私」を名指し，「私」に向かって仕組まれ，「私」を試そうとしていると感じられる体験を，**アポフェニー**Apophänieと呼びました。

　この**自己関係づけ**の体験は，ネガティヴなトーンのものだけではありません。

【症例7】　患者は，第一回目の妄想期にあった頃，自分が不思議な形でドイツ国防軍のすべての行動に同期して作用を与えているという感じを持っていると述べた。とにかく何か関係があるというのだった。夜，外に出て小用を足していた時，今イギリスへ爆弾が落とされているのは，私が排尿することでやっていることだと感じた。その瞬間，彼がはっきりと意識したのは，排尿と爆弾投下が直接つながっているということだった。また，夜ベッドに腹ばいになっていると，飛行機でイギリス上空を飛んでいるという感じになったが，戦争の経過に影響を与えるためにしていたことであった。もう少し詳しく聞いてみると，彼はこの体験についてさらに次のように述べた。飛行機がイギリスに飛んで行って爆弾投下する瞬間，自分は飛行士の守護者であり，彼らと結びついていると意識した。彼は自ら望まずして「神のごとき」力を持っていた。…また天候が自分の念じたとおりになるのをしばしば体験した。　　　（Conrad, 1958/1994, p. 152）

　アポフェニーとは反対に，「私」の言動が世界のすべてを動かしているように，つまりはポジティヴに感じられる体験です。これを**コンラート**は**アナストロフェ**Anastrophéと呼んでいます。

■ 2.2.7　妄想反応

　統合失調症における妄想は，一次性（原発性）に出現するという特徴をもっています。つまり，患者さんの以前の**心的体験**とは無関係に出現するのであり，それゆえ診察者の側からもその妄想を発生的に**了解**することができません。このような妄想を**一次妄想**primärer Wahnと呼びます。

　反対に，**統合失調症以外**にみられる妄想は，患者さんの以前の**心的体験**との関係から生じてくるものがほとんどです。次の症例をみてみましょう。

【症例 8(1)】 24歳の男性。ニーダーバイエルンのごく小さな村の出身であり，遅しく，品行方正であった。それまで大都市に行ったことがなかったが，婚約女性と会うためにケルンにやって来た。到着後間もなく，人から見られていると思った。夕刻，ホームレス保護施設内では，同室者から脅されているとも思った。著しい不安を感じ，走って街を抜け出し，いると思った追跡者から逃げるため，ある邸宅の庭園に逃げ込んだ。発見され，侵入者として特別出動隊に逮捕された。間もなく交番でも留置場でも，吏員は保護施設の人が変装しているのだと思い，激しい取っ組み合いとなって計7人の吏員に重症を負わせた。独房内でも，お前の両親は殺された，お前もきっと死ぬだろう，と話すのが聞こえた。 (Schneider, 2007/2007, p. 53)

　この患者さんには，関係妄想と幻聴がみられています。しかし，どうも統合失調症とは少々ニュアンスが違うようです。

【症例 8(2)】 2日後に彼は落ち着き，間もなく完全な病識が生じ，すべて彼の不安から生じたものとして説明された。その2日間の想起にはまったく欠損がないわけではなかった。2年後に調査された病後歴によると，その間の彼に目立った点は何もなかった。 (Schneider, 2007/2007, p. 53)

　この患者さんと，**統合失調症の症例との違い**は，第一にこの患者さんはすぐに治癒しているという点にあります。また，統合失調症に特異的な形式の妄想（妄想知覚など）も出現していません。
　この患者さんの**妄想**は，統合失調症のそれとは違って，**発生的に了解する**ことができます。婚約者と会うという一大イベントの際には，人は誰しも**不安**になるものです。そういうときに，自分が変な格好をしていないだろうか，などと思うのはごく自然なことです。この患者さんの妄想は，そのような不安に対する反応 Reaktion としてあらわれてきたと考えられます。精神病理学では，このような妄想を統合失調症における妄想と区別して**妄想反応／類パラノイア反応** paranoide Reaktion と呼んでいます。妄想反応は，誰にでも発生しうるものです。ほとんどの妄想反応はすぐに消退し，後に後遺症を残すということもありません。

第2章　統合失調症　　*33*

■ 2.2.8 妄想加工

　症例8でみたように，統合失調症でなければ，統合失調症に特異的な妄想（つまり発生的了解が不可能な一次妄想）は生じず，もし妄想がみられたとしても発生的了解のできる妄想反応である場合が多いのですが，統合失調症にも，統合失調症に特異的な妄想のほかに，発生的了解が可能な妄想が生じることがあります。次の統合失調症の症例をみてみましょう。

【症例9】　ハンス・Eにとっては，就職口をさがしているのかという知人からの質問は，皆が彼が職（州最高裁判事）をやめるのを期待していることの証拠であった。ずっと前から自分の地位から追い出す目的で，特定の人たちから観察され迫害されていると感じていた。　(Huber & Gross, 1977/1983, p. 174)

　この患者さんは，ずっと以前から迫害妄想をもっていますが，そのことを前提とした場合，知人からの「就職口をさがしているのか」という質問を彼が妄想的に解釈することは，了解すること（わかること）ができます。このように，了解不能な一次性妄想体験の後に生じている妄想には，了解可能な部分が混在している場合があります。ヤスパースは，次のように言っています。

　一次性妄想体験を基として，現実の知覚と自分の知識とに矛盾しない関連をつけ，思考によっていわば妄想加工Wahnarbeitを行う。知的な人物の全力がこれに注がれることがある。こうして妄想体系Wahnsystemが生じ，これは意義関連において全く了解しうるものである。　(Jaspers, 1913/1953, p. 161)

　図で示せば次のようになります（図3）。

　まず，統合失調症では一次性＝原発性に「何か」が生じます。それは，その患者さんがこれまで生きてきた人生の意味の連続性を切断するような新しい「何か」が人生に突然つけ加えられるということです。その新しい異質な「何か」が加わるということは，患者さん本人にとっても不可解なことですし，診察者の側にとっては発生的了解ができないことです。以後，その患者さんはいわば「妄想的人生」を生きていくことになります。このような経過を，ヤスパースは病的過程／過程と呼び，過程が始まることによってその人の人生が折れ曲がり，妄想的

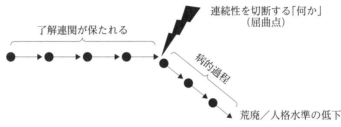

図3 病的過程

人生へと転回した点を生活史上の屈曲点 Knick in der Lebensgeschichte と呼んでいます（しばしば単に屈曲点 Knick とも呼ばれます）。しかし，その妄想的人生の内部では，意味の連続性はつながっているのです。ゆえに，統合失調症の妄想のすべてが一次性＝原発性に生じているわけではありません。この症例9のように，一次性＝原発性妄想体験の後に生じている妄想は，了解可能な場合があるのです。

◆2.3◆ 統合失調症の記述精神病理学(2)――幻覚とその変遷

次は，統合失調症にみられる幻覚について，ひきつづき記述精神病理学の立場から検討していきます。さて，幻覚を論じるといっても，実際にはほぼ幻聴の話をすることになります。なぜかというと，統合失調症における幻覚とは，そのほとんどが幻聴のことだからです（なお，統合失調症以外の精神障害でも幻聴がみられる場合がありますが，その性質は大きく異なると言われています）。統合失調症を疑っている症例に幻視がみられる場合には，統合失調症以外のもの（外因性精神障害や解離症／解離性障害 dissociative disorder など）を疑ったほうがよいでしょう。

さて，ではなぜ統合失調症では幻視がみられることが少なく，幻聴がみられることが多いのでしょうか。幻覚は，古典的には「対象なき知覚 perception sans objet」として定義されてきました。つまり，実際には対象が存在しないのに何かを知覚してしまったものが幻覚であるということです。すると，幻覚には，それぞれの感覚（視覚，聴覚，味覚，触覚，嗅覚など）に応じて，「幻視」「幻聴」「幻味」「幻触」（あるいは体感幻覚 Körperhalluzination）「幻嗅」といったものが区別されることになります。しかし，そのような感覚のモダリティの違いに基づく分類は，恣意的なものにすぎません。

統合失調症における幻聴は，単に「対象なき聴覚」と考えるべきではなく，む

しろ聴覚における受動的体験として考えたほうがよいものです。**了解人間学** verstehende Anthropologie を標榜する**ユルク・ツット**（1893-1980）が述べたとおり，幻聴は聴覚領域において「他者から声や音を聞かされる」という体験なのです。このように考えた場合，視覚領域において統合失調症の幻聴と同じ位置にあるのは幻視ではなく，「他者から見られる」という体験，つまり**被注察感** Beobachtungs-gefühl や**注察妄想** Beobachtungswahn であるということになります。統合失調症ではほとんど幻視がみられないのはそのためです（なお，統合失調症にはしばしば**体感幻覚**がみられることが知られています）。

2.3.1 幻聴の経過

　まず，統合失調症の幻聴を経過に注目しながらみてみましょう。以下は，多彩な幻聴，あるいは**言語幻覚** verbal hallucination ないし**幻声** Stimmenhören を呈した症例です。

【**症例10(1)**】　中学1年ころから自信がなく，自分が他人の迷惑になっていると思い，自然にふるまうことができず，嫌われないように過剰に気をつかうようになった。数字にこだわったり，これをすると不幸になるという考えが侵入してスイッチを押し直す。18歳ころから，自分と他人の境界がなくなり，外から他人の考えや意志が入り込んでくるように感じはじめた。周囲と透明な管のようなものでつながっていて，自分が動くと振動が相手に伝わって嫌な思いをさせてしまうので自由な行動がとれない。土足で踏み込まれるように圧倒されて抵抗できないまま，他人がこうして欲しいと思う壺にはまって生活する。

(濱田，2017，pp. 143-144)

　統合失調症の幻聴は，最初から音や声としてあらわれるのではありません。むしろ，頭の中にたくさんの雑念（思考や意志）がわきはじめる，という体験としてあらわれてきます。これを**自生思考** autochthones Denken と呼びます。そして，次第にそのような雑念が自分のものなのか，他人のものなのかが区別できなくなっていきます。

　このように，本来は自分のものであるはずの思考や意志が，他者のものになってしまうことを，精神病理学では**自我障害**と呼びます。また，「思考や意志が自分のものである」という意識のことを特に**ヤスパース**は**自我意識** Ichbewusstsein と

呼んでいますから，自我障害は「自我意識の異常」とも言い換えることができます。代表的な自我障害には，**考想伝播**（＝自分が頭の中で考えている思考が，声に出してもいないのに他者に伝わっている。いわゆる「サトラレ」）や**考想吹入** Gedanken-eingebung（＝他者から自分の頭の中に思考を吹き込まれる），つまり思考や行動が「自分がしている」のではなく「他者によってさせられている」ものとしてあらわれるようになる**させられ体験**などがあげられます。

> 【**症例10(2)**】 同じころから他人を意識する内容が自分の声で聞こえてくる。「迷惑かけてすみません」「今出かけるところです」など，自信のないことの他人への言い訳だが，自分に言い聞かせているところもある。心配なことを頭のなかで「大丈夫かしら」「大丈夫だ」と，堂々巡りにとりとめもなく自問自答するうちに声に直しているようだと言う。考えのようでも声のようでもあり，そのままだと流れてしまうので，もう1度念入りに考えメモをとって確認するように自分から声に変換する。／過去の会話や電話でのやりとりが，頭の中にひとりでによみがえる。声と考えの中間のような感じがする。仮想の相手に知人の癖や声色を再現し，いかにもありそうな内容の想定問答をすることもある。CMソングなど知っている曲がひとりでによみがえって頭の中に聞こえる。ついそれに耽ってしまうので，洋服の一部を引っ張られているような束縛感がある。／自分の意志で何かしようとすると，本来の自分と，他人の目を意識（人当たりがいい，嫌われないなど）して行動する自分の2つに分裂して混乱するようになった。もうひとりの自分が幽体離脱して行動を監視し，演出家のように「右に曲がるぞ」と逐一声で確認してくる。自分の声だが，話し方は他人のようでもある。自分で決められないので，まるで「杖にすがるように」声につかまっているほうが行動しやすい。
> (濱田，2017，p. 144)

　頭の中にたくさんの雑念が乱舞している段階から一歩進んで，自分の声が聞こえはじめています。幻聴がゆっくり発生していく症例では，幻聴の発生の現場がこのような形で明らかになることがあります。幻聴を**幻覚**の一種として考えた場合，幻聴は聴覚という「感覚の異常」ですが，実際には**統合失調症**における幻聴は，もともと自分の頭の中にわいてきた雑念が，外から聞こえてくるようになったものなのですから，「感覚の異常」ではなく，むしろ「思考体験の異常」に分類すべきものなのです。

この患者さんの幻聴は，たくさんの雑念がわく，という段階から始まり，だんだんと自分の声が音として聞こえるようになり，次第に音楽幻聴や他者から聞かされる（浴びせられる）声が生じ，**行為言表性幻聴** commentary hallucination（＝自分の行動を「実況中継」してくる，統合失調症に特異的な幻聴。「自分の行為に随伴して口出しする形の幻聴」とほぼ同じ）も出現しています。これらの幻聴は，一方では患者さん本人を圧倒するものですが，他方では患者さんを助ける「杖」となっている点も興味深いところです。

　では，統合失調症の幻聴はどのように治っていくのでしょうか。

> 【症例10(3)】　薬物の服用で，声に含まれた他人の要素が消え，行動が少しずつ自分の意志に一致するようになった。…26カ月後，考えが外からではなく頭の中に浮かぶようになった。他人と自分の区別がはっきりして，他人に振り回されなくなった。
>
> （濱田，2017，pp. 144-145）

　幻聴が発生する際には，たくさんの雑念がわく（自生思考）→自分の声が聞こえる→他者の声を聞かされる，という経過をとりますが，幻聴が消退する際にはまったくその反対に，他者の声を聞かされる→自分の声が聞こえる→雑念がわく（自生思考）という経過をとります。それと同時に，**自我障害**にも改善がみられていますが，これは幻聴が自我障害と強く関連していることをうかがわせます。

■ 2.3.2　機能幻覚

　次は，ダニエル・パウル・シュレーバー（1842-1911）の『ある神経病者の回想録』（1903）からの引用です。シュレーバーはドイツの裁判官だった人物ですが，40代で統合失調症を発症し，自分の妄想体験を非常に詳細に記述したこの回想録で，世間を驚かせた人物です。

> 【症例11】　私が耳にするあらゆる物音のなかでも，とりわけ列車が走るときの音や鎖蒸気船の進む音，あるいはひょっとするとコンサートの音楽など一定の持続性をもつ物音が，私の頭のなかへ声が語り込む言葉を話したり，あるいは私が自ら神経を振動させて私の考えを形作るときの言葉を話すように思えるということである。／これはもちろん，太陽や奇蹟の鳥が語る言葉とは違って，単に主観的にそんな気がするというにすぎない。すなわち話された言葉や私

の考えだした言葉の響きが，それと同時に私の受容した鉄道とか鎖蒸気船とか長靴の鳴る音などの聴覚印象にひとりでに伝わっていくのである。

(Schreber, 1903/2002, p. 308)

　このような幻覚は，機能幻覚functional hallucination/funktionelle Halluzination と呼ばれています。機能幻覚とは，とくに幻聴としてあらわれる場合，現実の物音と同時に，その物音をきっかけとして聞こえてくるような幻聴のことを指します。したがって，物音が聞こえない場合にはその幻聴もなくなるのです。シュレーバーが書いている「列車が走るときの音」は，幻聴ではなく，実際に聞こえている音です。彼は，その騒音の中に，何か幻聴がしてくると言っています。

　統合失調症の患者さんには，家の前を通る車の音の中に幻聴を聞き取り，そのことに怒って家の外に怒鳴りに行く，という行動がみられることがありますが，それは機能幻覚があるということにほかなりません。

▐ 2.3.3 対話性幻聴

　次は，一級症状のひとつである，対話性幻聴 dialogische Stimmen と呼ばれる症状を呈した症例です。

【症例12(1)】　患者が最初に「幻聴」を聞いたのは，大学に入った年〔＝昭和50年〕の5月上旬頃であった。電車に乗っているとき，「騒音が音源になって，知らない主婦が蚊の鳴くような声で僕の噂をしているのが，騒音に乗って聞こえてきた」という。その内容は，『どこの大学に行っているのだろうか』とか，『野口五郎か沢田研二に似ている』というようなものであった。それを聞いた時には，「アレと思う程度」で，「変だなと思ったが別に恐ろしくはなかった」という。声の主は数人で，「1人ずつばらばらに言っていることもあり，2～3人で話し合っていることもあった。」　このような体験は比較的短期間で消失し，その後も時々あったというが，日常生活はなんとか保たれていたらしい。昭和52年夏になって不眠が続き，言動に落ち着きが無いことが家人に気づかれるようになった。ある日，胃痛を覚え，母親と病院に行ったが，その時「近所の小母さんがつけてきたり，周りの人達が僕に注目しているので不思議な感覚だった」という。

(諏訪, 1983, p. 115)

第2章　統合失調症　　39

この患者さんの幻聴も，**機能幻覚**として始まっています。つまり，現実の騒音の中に，自分を褒めそやすような幻聴が聞こえてきているのです。さらには，複数の幻聴どうしが対話するように，すなわち「声同士が対話する形」での「対話」を行っているように聞こえています。

【症例12(2)】　幻覚体験について，患者は次のように述べる。「考えることが遠隔的に脳波をとられて向うに判ってしまう。」「考えていること，やっていることをひとつひとつ取りあげる。」「一方的に命令を出すこともあるが，脳波をとっている向うの人も薬を飲んで，薬の作用でお互に話し合いができるようになった──対話の連続になる。」たとえば，「『タバコを吸いなさい』というので，『いま吸ったばかりでしょう』と返答すると（口には出さない），『それもそうだね』といってくる。また『テレビを見るとヒントがありますよ』というので，『素直にテレビを見ます』と答えると，『まだ判っていないようですね』といってくる。」
(諏訪，1983，p. 115)

　先ほどの「対話」性幻聴が，「声同士が対話する形の幻聴」であったとすれば，ここでの「対話」は，自分に向けて声（幻聴）を聞かせてくる他者と自分との間に成立している「対話」です。すると，**対話性幻聴**には2つの種類のものがあることになります。

　かつて日本では，このどちらが真の**対話性幻聴**なのか，という論争がありました。これは些細な論争ではありません。というのも，対話性幻聴は**シュナイダー**が一級症状に組み入れた**統合失調症**に特異的な症状なのですから，対話性幻聴の定義は診断学的に非常に重要な問題なのです。

　シュナイダーは，対話性幻聴を「話しかけと応答の形の幻聴」と呼んでいますから，彼が意図していたのは「声同士が対話する形の幻聴」のことのようです。ところが，日本ではこれが「（患者に）話しかけ，（患者が）応答する形の幻聴」として一般に理解されていました。他方，欧米では「声同士が対話する形の幻聴」として理解されていました。ゆえに，どちらに診断学的な価値があるのかという議論がなされたわけですが，この症例をみてもわかるように，幻聴どうしの「対話」と「（患者に）話しかけ，（患者が）応答する形の幻聴」は，実は相互に移行するようなのです。

　折衷的な見解としては，**濱田秀伯**（1948-）の説があります。濱田は，言語性幻

聴の初期段階は**考想化声**であり，その声の「問いかけの部分に他者性が生じる
と，他人が話しかけ自分が答える問答の形をとるが，応答にも他者性が及ぶと他
人同士の会話になる」と言っています。つまり，自分の頭の中に問いと答えがあ
れば，それは単なる自問自答なのですが，その問いのほうだけが他者化される
と，他者から問われて自分が答える形の**対話性幻聴**になり，問いと答えの両方が
他者化されると，「声同士が対話する形の幻聴」になるというわけです。

■ 2.3.4 命令幻聴

次は，命令幻聴imperative Stimmenと呼ばれる幻聴を呈した症例です。

【症例13】　33歳のラルフには3人の男性の声が毎日聞こえていた。実際には誰
もいないのに聞こえていた。全部幻覚だったのだ。…最悪だったの
は，自分や他人に対してひどいことをするように命令する声だった。自分や他人
を傷つけろとか，殺せなどと言ってくるのだ。例えば，「死ね，おまえなんて死ん
で当たり前だ」「ハンマーをとってこい」「（若い頃おまえをいじめた）Xを殺せ」
「父親を殺せ」。当然のことながら，ラルフはひどくおびえていた。声は少なくと
も1日に1度，特に夜に聞こえがちで，何時間も続くことが多かった。その声に
耳を傾けるよりほかにどうしようもないとラルフは感じていた。抵抗するときに
は，声をなだめるようなこともしていた。あるいは，その声に向かって叫んだ
り，罵ったり，テレビやラジオを見たり，アルコールを飲んだりして対処するこ
ともあった。
(Byrne et al., 2006/2010, p. v)

「その声に耳を傾けるよりほかにどうしようもないとラルフは感じていた」と
いう点が重要です。**統合失調症の幻聴**は，単に「現実に存在しない声が聞こえて
いる」のではなく，むしろ「声が聞こえてくることによって自分の主体性が奪わ
れる」ようなものとして体験されます。統合失調症の幻聴が他者性と圧倒性を
もっているというのはそういう意味です。声が聞こえてきた瞬間に，その声に従
わないという可能性が奪われてしまい，その声が伝えてくる考えを自分で吟味す
るということがそもそも不可能になってしまうのです。自分の主体性を簒奪する
ような命令を患者さんに下す幻聴が**命令幻聴**であり，**フーバー**はこれを統合失調
症に特異的な**一級症状**に加えています。

命令幻聴は，多大な苦痛を患者さんに与えます。その苦痛から逃れるためにア

第2章　統合失調症　*41*

ルコールや違法薬物に頼るようになる事例もあります（もっとも，依存症の多く
は，虐待やその他のトラウマや，精神や身体障害がもたらす激しい苦痛から逃れるた
めに依存物質を常用するようになったがゆえに生じると言われています）。もちろん，順
序が逆の場合もあります。つまり，先に覚醒剤などの依存症があり，その後遺症
として**幻覚**を呈している場合もあるのです。ゆえに，その幻覚が**統合失調症**によ
るものなのか，薬物依存によるものなのかを鑑別することが重要になります。

■ 2.3.5 初期症状

次は，自験例（私自身が診察した症例）を提示します。

【症例14(1)】　中学校までは成績上位であったが，中学校3年の春から勉強がで
きなくなってしまった。同年夏くらいに，塾にも通っていたが急
に行きたくなくなり，高校では成績下位になった。高校1年のとき，突発的にお
腹が気持ち悪くなる，喉がしまって飲み込めない，といった状態になり1年で
10kg痩せた。喉が絞まって声が出ないことがあったが，決して人前で緊張する
わけではなかった。

この患者さんは，奇妙な身体症状が出はじめる前に，急激に成績が低下してい
ます。若い初発の**統合失調症**の患者さんを診察する場合，付き添いの両親に，本
人の通知表を持ってきてもらうようにお願いすることがあります。通知表を見る
と，ある時期から急激に成績が下がっていることがあり，その時期と，家族が
「あのときからうちの子どもは少し変だった」と後から振り返って思う時期が一
致していることがよくあります。そこが**屈曲点**になっていることもあります（成
績低下のほかにも，対人関係や家庭での行動が奇妙に変化した時期などが屈曲点である
場合があります）。

【症例14(2)】　勉強の様子を尋ねると，計算の方法はわかっているのに計算が途
中で止まってしまう，文字がいっぱいならんでいると模様に見え
て意味がわからなくなり，ちょっとひいてみるとまた見えるようになることもあ
ると語った。身の周りの物も，「ただ物が並んでいる」という感じでしっくりこな
くなった。今の状況と全然関係ないことが頭の中にぽんぽんと浮かんでくる。意
識したくなくても，自分で書いたハガキの内容が自分の声で浮かんでくる。クラ

スでいろんな方向から聞こえてくる話声が一塊になったような感じで聞こえ，一方向からだけの話に注意を向けることが難しいという。

　成績が悪くなる理由は，このように思考や計算，あるいは他者の声の認知といった機能が障害されてしまうからでしょう。このような症状ははっきりとした**幻聴**や**妄想**などに比べるとずっと目立たないものですので，本人や家族は違和感を抱くことはあっても，それを即座に精神障害と結びつけることができません。ですから，往々にして受診は遅れがちですし，受診しても**統合失調症の前駆期**（＝明確な発病に先立つ「前触れ」の時期）という診断がつかない場合もあります。

　また，この患者さんにみられるような奇妙な身体症状も，**統合失調症の前駆期**にはよくみられるものです。これら一連の微細な症状は，**フーバー**らによって**基底症状** Basissymptom と呼ばれています。基底症状には，思考や認知の軽微な異常，感情や心的エネルギーの低下（疲れやすいなど），各種の自律神経症状といったさまざまな症状が組み入れられています。ただしそれらは，どれも統合失調症に特異的なものではありません。つまり，基底症状と呼ばれているどの症状も，他の精神障害や，あるいは「正常」とされる人においてもあらわれうるものなのです。ただし，統合失調症の前駆期には，これらの基底症状が比較的多く，まとまってあらわれる点が特徴的です。なお，フーバーらは，これらの基底症状は，統合失調症の身体的な基盤（つまり脳の障害）にかなり近い位置にあるという意味で，基底症状は**基体近接的**substratnahe であると述べています（もともとフーバーらは，**シュナイダー**の述べた**身体的基盤が不明の精神病**であるところの統合失調症の身体的な基盤を明らかにしようとして研究を行っているのです）。

　さて，この患者さんのように，頭の中にさまざまな考えが脈絡なく自然発生的に浮かびつづける体験は，**自生思考**と呼ばれています。浮かんでくる内容は，まったく意味のわからないものであることもありますが，自分がかつて考えたり，書いたりした内容をはじめとする過去の記憶であることもあります。そして，この自生思考は，最初は単に「頭の中に言葉が浮かぶ」という体験なのですが，次第に感覚性（聴覚的性質）をもちはじめます。つまり，「自分の声が頭の中で聞こえてくる」という体験へと変化するのです。もちろん，このような体験は後に他者性をもつようになり，「他者の声が外から聞こえてくる」という明確な**幻聴**に至りますが，自生思考の段階では，思考の自己所属性（＝自分の頭の中に浮かぶ言葉や，聞こえてくる声が，自分のものであるという意識）がまだ保たれていま

す。このような段階にある自生思考は，しばしば**精神自動症**automatisme mentalとも呼ばれます。この言葉は，**ガエタン゠ガシアン・ドゥ・クレランボー**（1872-1934）という精神科医が，自生思考をはじめとするさまざまな自生体験を総称するものとして用いたものです。いずれにせよ，幻聴は一般にそう考えられているように感覚の異常なのではなく，思考の異常であり，思考が本来もつ自己所属性が失われ，他者化され，さらには音声としての性質をもつようになったものなのだ，ということを理解することが重要です。

　このような症例は，初期段階のうちに適切なサポートを入れたり，ごく少量の**抗精神病薬**を使ったりすることで改善する場合があります。**中安信夫**（1949-）は，特にこの時期の**統合失調症**を**初期統合失調症**early schizophreniaと呼び，(1)**自生体験**（＝**自生思考**だけでなく，さまざまな視覚イメージや記憶などが勝手に頭の中に浮かんでくる），(2)**気付き亢進**（＝視覚・聴覚領域において普段なら気にならないようなものを過剰に意識したり，自分の身体の動きなどについてやけに気になったりする），(3)漠とした**被注察感**（＝はっきりとしないが，どこかから見られているような感覚がある），(4)**緊迫困惑気分**（＝急に余裕がなくなり，緊迫したような感覚に陥るが，なぜそうなったのかわからずに**困惑**してしまう）という4つの症状が特異的にみられるとしました（後に彼らの研究グループは，現在までに計36種の初期統合失調症症状をみいだし，それを体系的な症状形成の理論にまとめあげてもいます）。

　初期統合失調症と類似する概念としては，国際的には**早期精神病**early psychosis，**アットリスク精神状態／発病危険状態**at risk mental state（ARMS）などの概念があります。いずれの概念も，将来に**統合失調症**を顕在発症するリスクの高い症例を早期に発見し，予防的アプローチを行うためのものですが，その反面，過剰診断や誤診，あるいは予防的に投与される**抗精神病薬**の副作用の問題などが指摘されてもいます。

■ 2.3.6 「ふと」

　症例10～13は，幻聴を呈した**統合失調症**の症例をみてきましたが，先ほどの症例14では，統合失調症の幻聴は，幻聴と関係のないように思える他の症状とも実は関連していることがわかってきました。実際，日本の「第二世代」と言われる精神病理学者のひとりである**西丸四方**（1910-2002）は，幻聴をはじめとする統合失調症の症状は，いずれも独特の体験様式においてあらわれると述べています。複数の症例を名人芸的に並べた記述を読んでみましょう。

【症例15】 患者はいつも何か幻聴しているのではなく，時おりふと聞こえてくるのである。…思考化声の患者でも，あらゆる思考が声になるのではなく，ふと浮かんだ考えが声となるのである。患者が何かを志して考えを進めて行く時に，その考えが声となることはない。患者にふと目に入った物の意味が声になる。今ここでペンを見ても何も聞こえないが，室の中に入って来て，机の上にペンがあると，ペンと聞こえる。ペンと聞こえるためにはじめてペンに気がつく位である，と患者は述べる。やはり意識の中心に来ない考えが声となるのである。…このような患者では，普通よりよけいに，ひとりでに浮ぶ考えが意識される。すなわち背景がよけい前景化する。「考えたくもないのに，よけいなことが次から次へと出て来，考えようともしないことが，頭の中にひらひらしている。昔一銭銅貨を拾ったなどという，どうでもいいことが思い出されてくる。」と患者は述べる。…妄想知覚では，患者がじっと見たものに特別の意味がみてとれるということはない。ふと目に入ったものに，特別の意味があるのである。というより，特別の意味がふと入ってくるので，みればそこにかくかくのものがあるというようになっている。「私はハリツケになるのだ，といきなりわかる。みればそこに木の棒が2本，十文字に重なっていた」というようになっている。

(西丸，1971，pp. 51-55)

　西丸によれば，人間の体験は自分自身が意識している「前景体験」と，自分自身では意識していない「背景体験」に分かれますが，**統合失調症**では「背景体験の前景化」が生じます。つまり，ふつうなら意識していないような事柄（ただし，背景体験としては生じているような事柄）が，「ふと」意識の前景にあらわれることが，さまざまな統合失調症の体験に共通しているというのです。ここで西丸が使っている「ふと」のように，精神病理学は難解な用語を必ずしも用いなくても議論を深めることができます。精神病理学は，このように日常的な，簡単でありながら非常に含蓄の深い言葉で語ることもできるのです。

2.3.7　人格の病

　最後に，**統合失調症**における**自我障害**を総体的に（幻聴以外の症状も含んだ形で）理解するために，3つの症例を対比してみましょう。先ほどの症例15を記載した**西丸四方**の弟，**島崎敏樹**（1912-1975）の症例です。まずは1例目です。

第2章　統合失調症　　45

【症例16】「自分の意志を外から動かしているものがあるような気がします。それは僕にとって嫌なことです。自分が嫌だと思うようなことをさせられます。それは自分の外の意志であり，うかうかしていると自我と混同してしまう。自分が外の意志に圧倒されて浮び上れなくなりはしないかと恐れます。外から来る意志は，何といったらよいか，第二の自我とでもいうか，これが動き出すと反抗出来ません。それは自我に近いものです。けれど外から来たもので，自分以外のものであり，本来の自分に関係がない。けれど本来の自我がこれに共鳴します。そしてこの第二の自我に同化してゆくような素地が出来てくるのです。自分の人格が大変稀薄になります。」 （島崎，1976，p. 6）

　この患者さんは，自分の意志が他者の意志になってしまっています。みなさんの頭の中にも，日々さまざまな意志が浮かんでいますね。たとえば，「食事をしよう」「勉強しよう」といった意志です。その意志は，通常では自分の意志であり，たとえるなら頭の中に生じた意志には「"私の"意志」というラベルが貼られているようなものです。それが当たり前なのですが，**自我障害**が生じると，その意志が他者のものになってしまい，「私」は自由を失ってしまうのです。その結果，自分の意志や思考をまとめる**人格**ないし「自我」そのものが二重化しているように当人には感じられています。

　次の症例はどうでしょうか。

【症例17】「ぼんやりしている時は，自分が何も考えもしない感じもしない状態です。そんな時には頭の中を形のない考えが渦巻になって起っている。前額部の中です。考えというよりただのリズムです。リズムが渦巻をなしている。ぼんやりとしている間，渦巻がいつもうっています。一番ひどい時はカオスにおちこんでしまいます。もうろう状態です。カオスの気分はスカスカというようなものです。この時は渦巻も自我も感じない。分裂に引きずられ，吸いとられるという感じです。がらくたにあらゆる養分を吸いとられる感じです。」 （島崎，1976，p. 12）

　最初の症例16は，主体性が他者に自分が乗っ取られている（自由を失っている）という体験を訴えていますが，この症例17は，むしろその主体性なるものそのものが崩れ去り，正体不明の**ブラックホール**の中に飛び込んでしまい，いったいど

こまでが自分でどこからが他人なのかがわからないという体験を訴えています。言い換えれば、この症例17では、「自己」と「他者」の輪郭がはっきりしなくなっているわけです。

最後の症例は、さらに独特の体験を訴えています。

【症例18】「自分の考えや感情は自分の中から生じる自主的なものですが、それがこの〔背後の〕存在によって裏づけられているのです。自分が何か考える、それは僕が考えたという限りでは完全に自主的です。僕が考えたのです。けれど考えが出てみると、それはそうなるように背後の存在によって予定されていたものなのです。何を考えても、考えが頭に出ればそれはそうなるようになっていたのです。考えはその存在によって作られるのではありません。自分の考えが外から作られるというのではありません。それによって「予定」されているということなのです。ライプニッツの予定調和のようなものです。／予定といっても何も時間的に前々から決められていたというのではない、起ってみればそれはそうなるようになっていたのだということなのです」

(島崎, 1976, pp. 13-14)

最初の症例16は、自分の主体性が他者に奪われており、その意味で自由を失っていたのでした。ところが、この患者さんは、自分の主体性（自由）は自分のものとしてはっきりあるのだけれども、同時にそれが他者のものでもある、という体験をしています。本人がきわめて明晰に語っているように、これこそが「予定調和」、すなわち自分の意志が神の意志と等しくなることであり、この状態においては「自由」であることと神のつくった自然法則に従うことが矛盾なく同居していると言えます。

島崎敏樹は、人間が人間たるゆえんを人格の自律性に求めました。そして、統合失調症では人格の形式そのものが変化すると考えました。上記の3つの症例の陳述を、島崎はそれぞれ(1)他律体験 Heteronom-Erlebnis、(2)無律体験 Anom-Erlebnis、(3)予定体験 Prädestiniert-Erlebnis（自律即他律）と名づけています。

このように、自我意識の異常（自我障害）は非常に多彩なあらわれ方をするものですが、近年の認知心理学では、このような自我意識の異常を運動主体感 sense of agency のエラーとして理解しています。運動主体感とは、何らかの事象に変化が生じた際に、その変化を生じさせた主体がほかならぬ自分であると感じるような

第2章 統合失調症　47

主観的な感覚のことです。通常では，自分の思考や意志に基づいて腕や足を動かすといった動作が生じたとき，私たちはその思考や意志，あるいは動作は自分が主体となって行ったものだと思うのがふつうですが，それが運動主体感です。しかし，**統合失調症**では，それらの思考や意志や動作が自分ではない他の誰かに帰属されることがあります。症例にあてはめるなら，(1)の他律体験では自分の運動主体感が他者に帰属され（症例16），(2)の**無律体験**では誰にも帰属されず（症例17），(3)の予定体験では自分に帰属されると同時に他者（特に超越的他者としての神）にも帰属されている（症例18），と理解することができます。

　運動主体感という観点からみた場合，自生思考から幻聴が発生してくる際の機序も理解できます。私たちは，普段から頭の中で言葉を使って物事を考えています。その頭の中の言葉は**内言語**innere Spracheと呼ばれるものですが，この内言語は自分に帰属しているものであり，（ほかならぬ自分がその内言語を使っているという意味で）自律的なものです。ところが，**統合失調症**では，あるときからその内言語の運動主体感が，誰にも帰属されなくなります。すると，能動感を欠いた，「自分の頭の中にさまざまな思考が次々と勝手にわいてくる」という体験が生じることになります。これが自生思考です。そして，その自生思考の運動主体感が自分の外部にいる他者に帰属されるようになると，「誰かが私の頭の中に考えを吹き込む」（考想吹入）や「誰かが私の頭の中の考えを知っている」（**考想伝播**）という体験が生じることになりますし，さらにそれが音声性を獲得すれば，「外部の他者が私に言葉を語りかけてくる」という幻聴になるのです。このように，**自我意識**ないし運動主体感の障害という観点からみるならば，一見まったく異なる症状であるようにみえる幻聴と**自我障害**を，ひとつの連続的なシークエンスの中に並べることができるようになるのです。

　実際，先に紹介した**中安信夫**は，西丸四方の「背景思考の聴覚化」論を引きつぐ形で，背景思考が**幻聴**にまで至るシークエンスを図式化しています。まず，図4をみてください。

　前景思考，背景思考，それと聴覚（私たちが日常的に聞いている声）は，①その思考（発声）を自分が行っている感覚があるかどうか（自己能動感の有無），②その思考の内容が自分のものかどうか（自己所属感の有無），③その思考（発声）が明瞭な言葉としてあらわれているかどうか，④音として聞こえているかどうか，⑤自分の頭の中から聞こえるのかそれとも外界から聞こえるのかによって，図4のように整理できます。

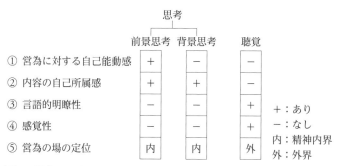

図4 思考と聴覚の記述現象学的差異（中安, 2002, p. 23)

　西丸の言うように，統合失調症では背景思考が前景化するのだとすれば，その前景化した背景思考は，内言語としての性質をもつことになります。そして，その内言語（前景思考）の①〜⑤の性質が，徐々に聴覚の性質へと変化していくと考えていくと，演繹的に次のような症状のシークエンスを得ることができます（図5, 6）。

　そして，中安はこのような演繹的な思考実験によって得られたそれぞれの症状が実際に存在することを確かめており，その研究の成果は『分裂病症候学　増補改訂』(2002) などで読むことができます。

◆2.4◆ 統合失調症の現象学的精神病理学

　ここまで紹介してきたのは，記述精神病理学による統合失調症の理解です。その特徴は，症状の内容Inhaltではなく，形式Formに注目するところにあります。たとえば，妄想知覚について議論されるとき，その妄想に登場する人物が神であるのか，あるいはFBIやCIAのような組織なのかは問題とならず，二節性という形式的な特徴だけが問題となります。言い換えれば，妄想の評価に際しては，患者さんの信念において何が言われているのかではなく，その信念のもち方に注目せねばならないのです。なお，このように記述精神病理学が症状の内容と形式を区別し，後者のみを対象とするようになったのは，シュナイダーの論文「了解の種類についての試論」(1922) の影響が大きいと考えられます。

　記述精神病理学が症状の「内容」を対象としないとすれば，それだけでは臨床として不十分なような気もします。症状の「内容」をも対象とする精神病理学の

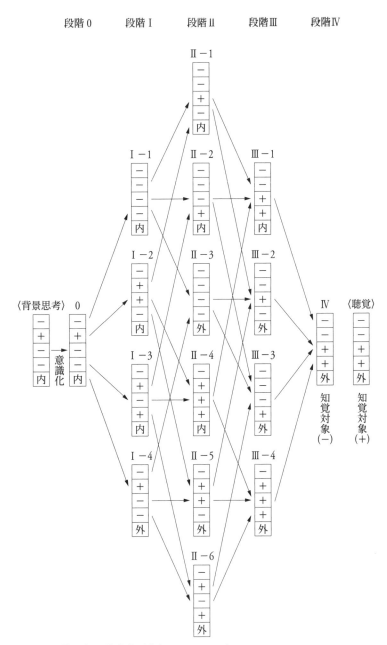

図5 背景思考の聴覚化(中安, 2002, p. 29)

50

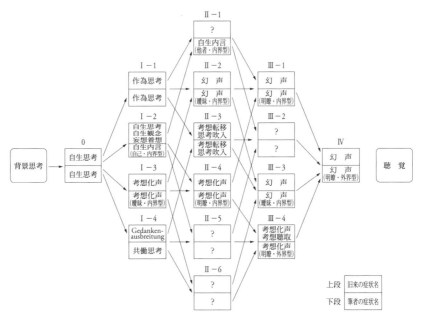

図6　背景思考の聴覚化（中安, 2002, p. 46）

立場が，**現象学的（人間学的）精神病理学**と，**力動精神医学**です。ただし，両者ともに，単に「内容」を扱うというだけのものではありません。

　先に，**現象学的精神病理学**のことを考えてみましょう。第1章で説明したとおり，現象学的精神病理学では，患者さんがどのように生きているのか，そして患者さんが世界にどのように棲まっているのかを問題とします。たとえば，**ビンスワンガー**は，**ハイデガー**の言葉を借りて，患者さんを**現存在** Dasein として，つまり単に生きているのではなく，自らが生きていることそのものを問題としうるような存在として扱います。そして，その患者さんの**世界内存在** In-der-Welt-sein としてのあり方，つまりその現存在が世界に特定の仕方で棲んでいる（あるいは棲みそこなっている）根本的な様式を研究するのです。このような見方のもとでは，精神症状は**記述精神病理学**が考えるような主観的体験を観察者が了解的に写し取ったものではなく，現存在の形式全体の変化，あるいは生の様式全体の変化の反映として捉えることができるようになります。

　臨床の中で精神病理学者がやっていることは，一方では記述的な態度で話を聞くことであり，つまり患者の話の「内容」ではなく「形式」を聞くということで

あり，他方では，それと同時に「内容」をも問題にしながら現象学的（人間学的）な態度でも聞くということでもあるのです。この2つの聴取の仕方を身につけるためには，臨床のトレーニングは欠かせません。個々の症例を詳しく読むことも，そのためのトレーニングになります。

■ 2.4.1 思い上がり

　少し難しい話になりましたので，具体的な症例をみながら説明していきます。最初に紹介するのは，ビンスワンガーの症例イルゼ Ilse です。ビンスワンガーは，フロイトの精神分析の影響を受けつつ，ハイデガーの『存在と時間』（1927）の現存在分析論 Daseinsanalytik を応用し，現存在分析 Daseinsanalyse を創始しました。

> 【症例19(1)】　患者〔＝イルゼ〕は 39 歳になる教育のある婦人である。…彼女は幸福な結婚をしたにもかかわらず，結婚生活において決して満たされてはいなかった。プロテスタントで敬虔な女性であり，3 人の子供の母である。彼女の父親は極端な利己主義者で頑固で暴君的な男であるが，母親は自己を主張しない善良そのものの「天使のような」女性で，夫からは奴隷のように扱われながらもひたすら夫のためにのみ存在しているような女であった。娘は子供のころからこの両親の関係をどうすることもできずに途方に暮れていた。3 年ほど前から彼女には過労と「神経質」の徴候がみられるようになった。ある時ハムレットの上演がきっかけとなって，彼女はなにか断乎たる行動に出て，その行為によって父親を動かし，母親に対してもっと思いやりのある態度をとらせようと考えた。…彼女は夫に向かって，自分はある特別なことを企てており，ただ然るべき時期を待っているだけなのだと打明けた。…ある日またしても父親が母親を叱責した時，彼女は父親に向かって私にはお父さんを救う方法があるのですと言って，父親の目の前で燃えさかるかまどの中へ右手をつっこみ，そして彼に向かって両手を差し出して「ほら，私はこんなにまでお父さまを愛してるのよ」と叫んだ。この行為のあいだ彼女はただ「潜在的な疼痛」しか感じなかったが，もちろん化膿をともなうひどい第 3 度の火傷をうけた。
>
> （Binswanger, 1957/1982, pp. 33-34）

　イルゼは幼少期から，愛すべき父が母に DV（ドメスティック・バイオレンス）をふるうがゆえに，父をうまく愛せない，という困難な状況のもとにありました。

そんな彼女の人生は，いつの日か，来たるべき未来において，その父を根本的に変化させるための機会をじっとうかがっているようなものでした。そしてあるとき，彼女はついにそれを行動に移します（その直前に出てくる『ハムレット』も父をめぐる物語であることに注意してください）。「かまどの中に手をつっこむ」という唐突な行動をとるのです。彼女は，そうすることによって父親を驚かせ，自分の愛の力を用いて，父親の母親に対する態度を変化させようとしたのです。いわば，一度きりの決定的な行為によって困難を解決しようとする，一世一代の大勝負に出たのです。

【症例19(2)】 すでにこの行為の直後，彼女は非常に高揚した英雄的な気分になって，…実際父親は母親に対する態度をその後数週間のあいだは変えていた。だが，それからまた新たないさかいが起きて娘を落胆させてしまうことになった。しかしそれでも，その後数カ月間というものは，彼女の夫には彼女が以前よりも生き生きとしており弾力的活動的かつ理性的であるようにみえた。…この傾向は月経の前後にとくに目立ち，ある日…彼女はかかりつけの医者に，ひょっとして自分は精神を冒されているのではないだろうかと尋ねたあげく，その後さらに３カ月たってからついに保養所入りを決意した。この時彼女はすべてを一挙に決してしまおうという賭のような気になっていたということである。彼女は自分でもうほとんど気狂いじみた考えに悩まされていると述べている。／この保養所にいる間に，彼女は自分が「中心に置かれて」いるらしいと信じこんだ。たとえば，皆が集まって催される朗読会の時には婦人たちはみな彼女を観察できるような席につくという。『グライフェン湖の代官』の朗読がおこなわれた際，彼女はこれが自分や自分の家族たちとたいへんな関係をもっているのに気がついた。フィグーラ・ロイ（道化役者）は…彼女を風刺したものであり，その叔父のザロモン・ゲスナーは彼女の父親を風刺したものだというのである。彼女は突然椅子から跳び上がって「あの娘は私が当てつけられてるのに気がつかないとでも思ってるのかしら。私にはそんなことどうもなくってよ。お好きなようにあそばせ！」と叫び，そんなことでこの朗読会は中止しなければならなくなってしまった。／患者はわれわれの病院へ連れてこられた後もこの関係妄想にさらに恋愛妄想をつけ加えて発展させた。この恋愛妄想は，医者たちに愛されており彼らの試験台にされているのだという確信としてばかりでなく，一方彼女も医者たちを愛さなければならぬという確信としても現われた。／…「私は父をとても

愛しているものですから，多分そのためにすべての男性をそれと同じくらい愛さ
ねばならないのだと思います。」／自殺企図，人物誤認，大規模な関係妄想をきた
したにもかかわらず真性の幻覚を欠いた激しい興奮状態を経過したのちに，イル
ゼはこの急性精神病から完全に回復し，30カ月にわたった入院治療をおえて退院
帰宅した。
(Binswanger, 1957/1982, pp. 34-37)

　イルゼには，どのような症状がみられるでしょうか。彼女は，例の唐突な行動
の後に気分の昂揚した状態となり，そこから統合失調症的な体験が生じていま
す。自分が「中心に置かれて」いるというのは，症例6でみた**アポフェニー**その
ものであり，それは皆から監視されているという**注察妄想**や，一切が自分に対す
るあてこすりに思えてくる**関係妄想**，そして**被愛妄想**へと順に展開しています。
　では，症状ではなく，**イルゼ**の生き方——つまり彼女が幼少期からどんな無理
な生き方をしてきたのか，どこで挫折したのかなど——に注目してみると，どう
でしょうか。イルゼの病にとって，父親との関係が非常に重要であったことが目
につかないでしょうか。彼女は「愛すべき父親をうまく愛せない」といううまく
いかなさに苦しんでおり，それを何とかしようと思って，一度きりの「自己犠牲」
的な行為によってすべてを解決しようとしますが，その試みが挫折する中で**統合
失調症**が明らかになっています。そして，関係妄想や被愛妄想にも父親への態度
の影響が及んでいることがわかります。このような事柄を詳しくみていくのが，
現存在分析です。
　さて，**イルゼ**の父親への関係は，どこか奇妙だという印象を受けます。大きく
分けて，2つの奇妙なところがあります。1つ目は，父親との関係のせいで，うま
く世界に棲めていないという点です。これは，よく言われる「生きづらい」とい
う表現では汲み尽くせないような何かを感じさせます。2つ目は，そのような困
難な状況に一挙に決着をつけようとして突飛な自己犠牲的な行動をとる点です。
彼女がとった，いきなりかまどの中に手をつっこむという行動は，ひどい不器用
さを感じさせますし，どこか異様に思えます。
　もし，みなさんが**イルゼ**のような仲の悪い両親のもとで生活をしていたとすれ
ば，どういう行動をとるでしょうか。おそらくは，祖父母や親戚などに両親の仲
をとりもってもらったり，あるいは友人に相談したり，さらにはDVの相談支援
センターなどを利用することを考えるのではないでしょうか。つまり，身近な他
者とのつながりを利用して，状況を改善しようとするわけです。しかし，**イルゼ**

は，そのような身近な他者とのつながりがまったくないかのように振る舞っています。その結果として彼女は，その困難な状況について，たったひとりで責任をとろうとして，突飛な行動に出ることになるのです。

　ビンスワンガーは，統合失調症の患者さんにみられるこのような特徴を，人間が生きる空間から説明しています。人間が生きている空間には，水平方向と垂直方向の2つの軸があると考えてみます。水平方向は，身近な他者（隣人）との付き合いなどが展開される空間です。そのことは，身近な他者との関係を「横のつながり」と表現したり，旅行に行っていろいろな人や場所に出会うことを「見聞を広める」と表現したりする私たちの日常的な言語使用にもあらわれています。しかし，人間は水平方向だけを生きているのではありません。たとえば，「自分の存在とは何だろうか」，「死ぬってどういうことだろう」，「父になるとは何だろう」といったことが問われる機会は，人生においてそれほど頻繁にあるわけではありませんが，進学，就職，結婚，出産，昇進といった，自分が今現在いる平面から「一段高いところに登る」と表現されるような機会には，そのような問いを抱くことが少なからずあります。むしろ，私たちのごくふつうの人生は，その水平方向と垂直方向とがほどよいバランスを保っていることによって成り立っているのではないでしょうか。水平方向の活動だけでは，ただなんとなく生きているということになってしまいますし，垂直方向の活動だけでは，人生を深刻に考えすぎてしまいますから。ビンスワンガーは，この2つの軸の適正なバランスのことを人間学的均衡 anthropologische Proportion と呼んでいます。

　ところが，統合失調症の患者さんでは，この2つの軸のバランスが崩れてしまいます。つまり，水平方向がやせ細り，その結果として垂直方向が過剰になるのです。そのことを，ビンスワンガーは思い上がり／常軌逸脱 Verstiegenheit と呼んでいます。横の広がりが不十分であるにもかかわらず，過剰に上に登る，ということです。イルゼの父親との関係の異様さも，ここから理解できます。彼女は，父との関係の中に自分を適切に位置づけられず，そのせいで，世界に自然な形で自分の身を置くことができていません。それと関連するかのように，彼女は父との関係について親戚や友人のような「横のつながり」を利用する可能性をもっていないようです。だとすれば，彼女が自分ひとりの力ですべての責任を引き受けるかのようにして行った突飛な行為は，まさに「思い上がった」行為であったと評することができます。さまざまな統合失調症症状は，水平方向の痩せ細りと垂直方向の過剰化という人間学的事態の結果としてあらわれてくるのです。

第 2 章　統合失調症　　55

ビンスワンガーは，このような考察を背景としながら，**統合失調症**の患者さん
にみられる**現存在**の構造とその4段階の経過を次のように示しています。

(1) **統合失調症**の患者さんは，世界の事物のもとに安心して逗<ruby>留<rt>とうりゅう</rt></ruby>Aufenthaltす
ること（事物を「あるがままにあらしめる」こと）ができません。世界の中に
「ふつう」に生きている人々にとって，世界の事物（両親や家族，住むため
の家，座るための椅子，書くための鉛筆など）は，きわめて「自然」なものと
してあります。言い換えれば，「ここに鉛筆があるのは奇妙だ」と考えて，
「なぜここに鉛筆があるのか」などといちいち問うことはほとんどありま
せん。そんなことは自明であって，わざわざ反省する必要もなければ，
まったく奇異でもないからです。つまり，「ふつう」の人の**現存在**は，世界
に自然に棲めているのです（世界の中で経験することが，きわめて自然な一貫
性をもってその人の前にあらわれているのです）。しかし，統合失調症の患者
さんの現存在は，発病前からすでに，世界に自然に棲めていません。**ビン
スワンガー**は，そのことを統合失調症における**自然な経験の一貫性の解体**
Auseinanderbrechen der Konsequenz der natürlichen Erfahrungと呼びます。

(2) この**自然な経験の一貫性の解体**という事態は，非常に居心地の悪い，足の
置き場のないような，**現存在のいきづまり**Ausweglosigkeitと呼ぶにふさわ
しい状況です。この状況をこのまま放っておくと，現存在は状況に圧倒さ
れてしまうことになります。それゆえ，**統合失調症**の患者さんの現存在
は，この状況を自分で克服するか，あるいは状況に圧倒されるかの**二者択
一**Alternative，つまり勝利か敗北かの二者択一を迫られることになります。
それゆえ，現存在は，たった一回の決定的な行為によって，その状況を何
とかして，勝利を達成しようと思うようになるのです。統合失調症の患者
さんの現存在が思い上がりと評されるような高い理想へと跳躍しようとす
るのは，そのためなのです。

(3) けれども，この垂直方向の思い上がりは，水平方向とのバランス（**人間学
的均衡**）を欠いたものであり，それゆえ結局のところ挫折を運命づけられ
たものであり，状況の解決にはなりません。むしろ反対に，越えることも
破ることもできぬ「壁」を生み出してしまい，患者はもはや思い上がり以
前の状態に戻ることができなくなってしまいます（高い目標を掲げてそれに
コミットすればするほど，その目標が実現不可能だとわかった後も撤退できな

なってしまうのです)。さらには，自らが追い求める理想が思い上がったものになればなるほど，**二者択一**のうちの他の側面，すなわち理想と矛盾し，理想を拒否し，理想を抑え込もうとする側面が強力に立ちあらわれてきます。それゆえ，**現存在**はその負の側面をなんとか**庇覆／隠蔽**Deckungしようとするために最大限の努力を強いられることになります。

(4) 庇覆／隠蔽の努力はいつまでもつづけられるものではありません。最終的に，**現存在**は**消耗**Aufgeriebenwerdenします。それは，自分が掲げた理想に対する負の側面（敗北の側面）に降伏し，その側面に自己を委譲することです。つまり，勝利よりも敗北が，主体性よりも他者性が優位となるのです。すると，現存在が自己実現から退却したり，もともとの人生のテーマが他者性を伴ってあらわれる**妄想**が出現したりするようになるのです。

イルゼの症例に即して，この４つの段階を確認してみましょう。まず，(1)彼女にとって，父への熱狂的愛情と偶像的崇拝と，父が母へ行う暴力に対する反抗が解決不可能な矛盾となっており，そのことが彼女の**自然な経験の一貫性の解体**であると考えられます。(2)彼女は，この状況を燃えさかるかまどの中へ右手をつっこむことによって一挙に解決しようとする賭けに出ます。しかし，(3)その行為は垂直方向と水平方向のバランスを欠いた，状況にそぐわないものであったがゆえに，その効果は一時的なものでしかありません。ゆえに，彼女にとって重大であったテーマ（理想）の負の側面が強力にあらわれてくることになります。(4)彼女の場合，幼少期からの「父への愛」というテーマと，父のために手を焼くという「自己犠牲」というテーマが，自己を圧倒するような他者性をもった**妄想**としてあらわれてきます。彼女は，父を愛しており，父のためなら自己犠牲も厭わない人物です。しかし，その**思い上がり**が挫折すると，「父への愛」と「自己犠牲」は，能動的なものから受動的なものへと形を変え，その結果，能動的に他者（父）を愛するのではなく，他者たちから愛される**恋愛妄想／被愛妄想**と，能動的に他者（父）の犠牲になるのではなく，受動的に他者たちの犠牲になる**関係妄想**が結実することになったのです。

ただ，**イルゼ**の場合は治癒しています。当時の**統合失調症**であれば，これはきわめて珍しいことです。**ビンスワンガー**はそのことを次のように説明しています。

【症例19(3)】　われわれの症例〔＝イルゼ〕では治癒の確立は永続的なものだった。イルゼは73歳で死亡するまで，ずっと完全な健康をたもっていた。幸いにも「救済」と「浄化」の主題は健全な軌道に乗り，彼女は社会的な仕事の中でこの主題を確証することができた。彼女は長期間にわたり専門家の指導をうけて心理カウンセラーとしての実り豊かな活動を行い，時にはまた心理学の研究団体を指導したりしたのである。　　　　　　(Binswanger, 1957/1982, p. 39)

　最後に出現した解決，それは愛，浄化，抵抗などの問題を，手段や目的を明確に意識した困難で気長な「心理学的」な仕事という軌道にのせてやる，ひとことで言えば，実践の世界へ移してやるという解決である。そしてわれわれはこういう解決法のみを「健全」だと称する。人間仲間に向かって差し伸べられたこの救いと労働の用意にあっては，汝と共同世界とはついに宥和し，汝と沈鬱な世界との解離は消えうせ，この抵抗も，もはや苛酷さ，冷酷さ，軽悔，嘲笑などとしてではなく仕事の対象であり仕事により克服しうる「隣人」の悩みとして現われる。

(Binswanger, 1957/1982, p. 51)

　愛すべき父を更生させようとした**イルゼ**は，そのような**思い上がり**をしているかぎりは妄想的な統合失調症患者でしたが，垂直方向の思い上がりから降りて，その代わりに心理カウンセラーとして水平方向の「隣人」への援助を行うようになったのです。これは，もともと水平方向がやせ細り，垂直方向が過剰化していた彼女にとっては，水平方向の広がりを回復させ，**人間学的均衡**をとることができるようになったことを意味します。つまり，人間学的均衡という垂直方向と水平方向のバランスは，病からの回復，ひいては人間の健康にとってきわめて重要なものなのです。このような考察は，**現象学**の議論を参照しつつなされたものですが，まさに「人間学的」と言ってよいような人間についての本質的洞察を含んでいるがゆえに，「**人間学的精神病理学**」とも呼ばれています。

　同様に，患者さん（これは**統合失調症**の患者さんに限定されるわけではありません）の回復過程を「**探索行動**」として，すなわちカタツムリ（蝸牛）がいろいろな場所を這い回りながら水平方向の広がり（「"世に棲む"棲み方」や「根の生やし方」）を徐々に回復させていくプロセスとして捉えたのが，**中井久夫**（1934-）です。中井の精神病理学者としての業績は多岐にわたりますが，ここでは彼の回復論の一節を紹介するにとどめておきます。

患者の"社会復帰"，より正しくは社会の中に座を占めようとする行動を探索行動とみることによって，われわれの眼はいささか柔軟にならないであろうか。社会通念によって順序を規定したり，個々の行動の成否を性急に判断したり，お説教を行ったりすることに少しは慎重にならないであろうか。／逆に，患者の探索行動は，…蝸牛の歩いた跡にも似た軌跡がみえてくるのではあるまいか。／私が，蝸牛をあげたのは，寛解期初期の患者が，蝸牛の絵を描くからだ。その意味はいろいろな解釈がありうるだろう。しかし，端的に，寛解期初期の患者は，角を出しはじめた蝸牛そっくりではなかろうか。角を出したのに喜びすぎ，もう二度と角を引っこめないようにとヤットコで角をつかむ愚はさけたい。われわれは，とりあえず蝸牛の前の石をのけるなど，一般には探索行動の邪魔をするものを除く手伝いをするのがよいのではなかろうか。ただ，蝸牛が断崖にのぞめばそっと転導する必要はあるだろう。

（中井，2017，p. 209）

　なお，症例イルゼを含む『精神分裂病』（1957）というビンスワンガーの著作は，ハイデガーの哲学を誤解しているとしてメダルト・ボス（1903-1990）らに批判されました。その後，ビンスワンガーは，ハイデガーの哲学を使う立場からフッサールの超越論的現象学を使う立場に移行し，『うつ病と躁病』（1960），『妄想』（1965）などのモノグラフを残しています。この2つの研究もまた，現象学に対する誤解と過度の心理学化がみられるとして批判されましたが，彼が切り開いた精神病理学における現象学的研究方向は，うつ病の領域ではテレンバッハ，統合失調症の領域ではブランケンブルクによって引きつがれていくことになります。

■ 2.4.2　出　立

　統合失調症の発病の際にどんなことが起こっているのかをもう少しみてみましょう。日本の精神病理学者，笠原嘉（1928-）の症例です。

【症例20⑴】　2年前の発病は，ちょうど彼が4年の大学院博士課程修了まぎわの時点で起こった。もっともすでに大学院入学当時から指導教官のA教授になぜかそぐわぬものを感じ，研究室への出席もおこたりがちで，あるときにはおよそ自分の研究テーマとはなんの関係もないにもかかわらず，しばらく教室をはなれる目的で，東南アジア留学の志があることを申し出たりもしたほどである。

（笠原，1984，p. 161）

この患者さんも，教授との関係で「なぜかそぐわぬもの」があるようであり，これもビンスワンガーであれば自然な経験の一貫性の解体と呼んだものかもしれません。彼は突然，東南アジアに行こうとしています。これも思い上がりかもしれません。というのも，人が突然海外に行くと言い出すときは，大抵はいわゆるバックパッカーのように，水平方向の「見聞を広める」ために行くのだと思います。ところが，この患者さんはそうではありません。「東南アジアに行くという一撃の行為で何かが変わるかもしれない」というニュアンスがあったのかもしれません。笠原は，この患者さんの思い上がりが，教授に対する水平方向の「近さと遠さ」が崩れたことと関係していることを見逃していません。

　もっとも，臨床は理論をあてはめて解釈するだけで事足れりとすることができるものではありません。しかし，理論を知っていれば，患者さんの陳述がもつニュアンスをさらに詳しく，繊細に聞き取っていくような問診ができるはずです。

【症例20(2)】　しかし，それでもとにかく4年間を大過なくすごしてきたのであったが，学位論文の提出が話題にされるころになって急に，「教授が自分を退学させようとして，いま教授会をひらいている。退学させられるまえに自分から身をひかないととんでもないことが起こり，家の者たちに累がおよぶ」と感じ，退学届を事務室に提出する。結局このときは教授や同僚の説得で退学届だけは撤回するが，以後教授に対する猜疑はついに消えず，最終試験寸前になって亜昏迷様の困惑状態となり入院し，とうとうこの年の卒業をふいにしたのである。第2回のシューブはさらに数カ月後，好調のゆえに退院をゆるされてまもなくの時点で起こった。退院後1カ月はどうやら好調を持続し，いよいよ論文にとりかかれるということでわれわれを安堵させていた矢先，ふたたびまったく同様の妄想が出現し，不眠と徘徊のすえに昏迷状態におちいり，入院する。今回は，人を介して論文の早期提出を教授が自分にいってこられた，というのが契機である。彼にとっては，論文の早期提出は，一日もはやく教室を出て就職せよ，という意味でしかなかったのである。　　　　　　　　　　　（笠原，1984, p. 161）

　当初は東南アジアへ行って教授から離れるという決定を自分で行おうとしていたのですが，今では教授が自分を退学させようとしている，という話（妄想）になっています。ここでもやはり，能動性から受動性への急激な変化が起こっています。そして，受動性に追いやられた「いきづまった」状況に勝利するために，

自分から先に退学届を出すという決断がなされています。

　もっとも，博士論文を書くことそれ自体が，思い上がりとしての性質をもっているのかもしれません。なぜなら，博士論文というものは，卒業論文や修士論文とは違って，学問の世界の中に，自分だけのオリジナルな，その領域の発展を刻み込むようなものを生み出したことを示すために書かれるものだからです。言ってみれば，それは自分が新たに父になるということと等価です。この患者さんは，その思い上がりに挫折し，妄想を抱いたのだと考えることもできるのです。

【症例20(3)】　そこで結局彼にのこされた道は，自ら退学して再入学を期するか，そのまま落第判定をまつかの二者択一となったのであるが，ここで彼がえらんだ道は，躊躇なく「退学」であった。そしてそれがえらばれた理由は，再入学というかたちでふたたび研究室にもどれる可能性がいくぶんなりとものこされているとともに，就職によって研究室の生活から完全に縁を絶つこともしないですませられる，という2つであった。それによって，彼はかろうじて一応の安定を見出したのである。
（笠原，1984，p. 162）

　この患者さんの**幻覚や妄想**は，博士論文を提出するという一大事に対して，勝利か敗北かの**二者択一**の状態に陥ることと関係していましたが，提出を「宙吊り」状態にすることによって，安定化に至っています。つまり，彼は大きな決断から逃れることによって，回復を手に入れることができたのです。**ビンスワンガー**のような**現象学的精神病理学**は**ハイデガー**の哲学を下敷きにしていますが，ハイデガーの哲学はまさに決断の哲学です。自分がいずれ死ぬということを前もって覚悟して，そのうえで決断を行うことこそが人間の本来的な生き方である，とハイデガーは言いました。しかし，決断や主体化は，**統合失調症**の患者さんにとっては，**思い上がり**として機能してしまいます。だとすれば，回復は決断の反対なのですから，当然ながら宙吊りによって可能になるわけです。この患者さんは，博士論文を提出するとか退学するとか就職するなどの決断を迫られると必ず再発してしまいます。しかし，決断を宙吊りにすれば再発しないで済むのです。

　さて，**笠原**はこの症例をどのように論じているでしょうか。この患者さんの発病・再発のいずれの契機も，「研究室から離れて出て行くことが暗黙のうちに要請される状況」と関連しています。このような契機を笠原は出立と呼んでいま

す。ここで注目すべきなのは，この患者さんが発病以前から教授や研究室になじめておらず，海外留学や退学を企てているという点で，もともと研究室から離れてひとりで出立しようとする意図をもっていたにもかかわらず，出立するという跳躍が実際には不可能であるという困難な状況に直面していることです。笠原は，次のように言っています。

【症例20(4)】 前統合失調症者〔＝統合失調症を発病する前の人物〕は，現に彼らの住む世界…に否定的に対し，そこに内在する既存の秩序や既成の価値基準から脱却し，「個」として独立的に一人外へと「出立」しようとする動きの中に不断に自分をおいている。しかしまた彼らは容易にそこから出立できないようにできており，その点でつよくフラストレイトされている。

(笠原，1984，p. 165)

　統合失調症は**内因性**の精神障害ですから，心理的な原因で起こってくるわけではありません。しかし，それは厳密に記述的な立場からみた場合の言い方であって，人間学的な立場からみた場合には，心的な要因が存在しないわけではありません。もちろん，それはいわゆる「心因」とは異なります。笠原はそれを，「心的要因」という用語を導入することによって示そうとしているわけです。
　なお，笠原はこの論文の中で，**内因性うつ病**endogene Depression（メランコリーMelancholie）の場合では，家や地域のような集団の秩序を受け入れ，その秩序の中心へと向かう**合体**という方向がみられ，**統合失調症**における**出立**と対をなしていると述べています。この合体と出立の対もまた，**ビンスワンガー**のいう水平方向と垂直方向の対とよく似たものと言えるでしょう。

■ 2.4.3 現実との生ける接触の喪失

　ビンスワンガーの自然な経験の一貫性の解体という考えとよく似た議論は，フランスにもみられます。ユダヤ人としてロシア，ドイツ，スイスなどを転々とし，最終的にフランスで精神病理学の研究を行った**ミンコフスキー**は，フランスの哲学者**アンリ・ベルクソン**（1859-1941）の議論を参照して，統合失調症の**基本障害**trouble générateurについて考えようとしました。症例をみてみましょう。

【症例21】　統合失調症患者は黙して質問に答えないこともあるが，答える場合には通例正しく自分のいる場所を述べる。けれども彼らはしばしばつぎのように附言する。「私は自分のいる場所は知っているけれども，私はそこにいるという感じがしない。私の体は自分のものだという気が一向にしない。『私は存在する』という言葉が本当はどんなことを意味するのか私にはわからない。」／「私の周囲にあるものはすべて不動である。物は皆それぞれに離れていて，私の心を動かさない。当然懐かしい追憶を呼び起こし，かずかずの思いの機縁となるはずの物を見ても，私にはなんの感興も起こってこない。私はそれを理解することはできるが，体験することができない。ひとびとは私の周りで無言劇を演じているようだ。しかも私はその外にあって，それに参加していない。」

(Minkowski, 1927/1988, p. 81)

　ここで紹介されている統合失調症の患者さんが述べているのは，いわゆる離人症 Depersonalisation のことです。つまり，外界に起こることのすべてから現実感が消失し，どんなことでも自分がやっている実感がなくなっているのです。より詳しい陳述をみてみましょう。

【症例22】　私には判断力はあるが，生命の本能がない。私はもはや活発に活動することができない。普通の人のように低音調から高音調に移って行くことができない。私はあらゆるものと接触を失ってしまった。価値の観念，困難という観念が消失した。私と外界との間には，流れが途絶えてしまった。私はもう外界の中に入って身を任すことができない。絶対的固定が私を取り巻いている。私にとっては現在も過去も動かないが，未来はなおさら動かない。私の中には一種の慣例があって，未来を見ることは許されない。私はまったく創造の力を失ってしまった。私の見る未来は，ただ過去の繰り返しにすぎない。

(Minkowski, 1927/1988, p. 85)

　これらの患者さんは，まるで鮮やかな色彩を失った白黒の世界に生きているかのようです。彼らは，感覚や運動器官，記憶，知能には何の障害もないにもかかわらず，現実を生き生きと体験することができていません。音や光などを知覚として把握することはできるのですが，その知覚が喜びや悲しみといった豊かな感情を引き起こさないのです。

第2章　統合失調症　*63*

このような体験に照らしてみると，私たち人間の精神的生活は，常に流動する環境との関係の中に存在しており，環境の中から生じた出来事が人格の奥深くをゆり動かし，人格がそれに共振しているということがわかります。このような生き生きとした共振は，論理的な思考やサイエンスの視点からはとらえにくいものですが，ベルクソンはこちらの側を重視していました。そのベルクソンから影響を受けたミンコフスキーは，『精神分裂病』(1927)の中で，このような人格と環境の共振が喪失することを統合失調症の基本障害と考えて，それを現実との生ける接触の喪失perte de contact vital avec la réalitéと呼んでいます。

■ 2.4.4 病的合理主義と病的幾何学主義

　では，現実との生ける接触を喪った統合失調症の患者さんは，どのように生きていくのでしょうか。ひきつづき，ミンコフスキーの症例をみていきましょう。

【症例23】　患者はわれわれの精神衛生相談所を訪れた32歳の教師である。彼の訴えるところはこうである。／「私がつらく思うのは生理的崩壊です。私の頭は空っぽです。これは唾液の分泌が多すぎるためだと思います。私は自分の声から暗示を受けます。私の声は死んでいるようで，幽霊の声みたいです。声だけでなく私の全存在は退行しています。私は15年前の昔にいるように感じます。15年前というと私が教師になって初めて教育界に入ったときです。…〔自分の思索を記録した膨大な量のノートをもっているため，哲学書をたくさん読んだかと問われて〕哲学書は読みません。私は読まないことに決めているのです。それは私の思想を読書によって歪めたくないからです。」

(Minkowski, 1927/1988, pp. 90-91)

　この患者さんは，自分が信じる硬い論理だけに依拠して生きているようであり，まったく遊びや余白がありません。ミンコフスキーは，この患者さんにみられる特徴を病的合理主義rationalisme morbideと呼んでいます。ここでいわれる「合理主義」には，不要なものを切り捨てていくという意味での「合理化」のニュアンスもあるようです。自分の人生に入り込んでくるさまざまな不要なノイズを切り捨てるという作業は，多少であればよいかもしれませんが，それが過剰になっているわけです。

　次の症例はどうでしょうか。

【症例24】 患者は，「私は金銭の力を信ずることができない。なぜなら金銭は一カ所にとどまらず点々と動くから」と推理する。彼はまたあまりに変化がはなはだしいから為替相場の変動には興味をもつことができないという。それで彼の注意はもっぱらパリ東駅の拡張計画に注がれる。新聞紙上の時事のうちで彼はこのことを一番重要視する。…「…私には悪しきものの上に置かれている良きものという絶対的に非論理的な観念は我慢できない。それはちょうど柔らかい切り石の上に堅い切り石を積み重ねたようなものだ。」…「…理論しか信じない，これが私の現在の精神状態である。いずれにせよ自分で証明したものでなければ私は信じない。たとえば女性の身体は男性に対して印象をあたえる。なぜか？　私はこれを疑う。私はこれを証明することができないからである。」

(Minkowski, 1927/1988, pp. 98-100)

　こちらの患者さんは，論理が通っているかどうかという点にのみこだわっているようです。ミンコフスキーはこのような特徴を病的幾何学主義 géométrisme morbide と呼んでいます。ここでいう「幾何学」とは，哲学者ブレーズ・パスカル (1623-1662) のいう「繊細の精神」に対置される「幾何学的精神」とも関係していると考えられます。幾何学的精神とは，数学の公理のような抽象的原理から演繹的にすべてを導きだそうとする精神のことですが，この患者さんの場合も，駅の拡張計画や石の積み上げなどの数学（幾何学）に親和性があるものにしか興味をもてなくなっています。

　前者の病的合理主義では，精神生活から生命の豊かな流動が失われ，その代わりに抽象的な公式が支配します。その結果，精神生活は極端な合理化によって成立することになります。後者の病的幾何学主義では，生命にとって不可欠な直観が失われ，独力で空間的思考を駆使しようとする傾向がみられます。なお，両者はともに，今日的には自閉症スペクトラムとの異同が問題となるでしょう。

　その後，ミンコフスキーの思索は，時間体験の変容からさまざまな精神障害を解明する『生きられる時間』(1933) を経て，より広大な人間学的視野をもつ『精神のコスモロジー』(1936) へと展開していきました。

■ 2.4.5　自然な自明性の喪失

　ここまでの検討から，どうやら統合失調症の患者さんは「世界の中に棲んでいる」という，ある意味では当たり前のところに何らかの障害があり，そこからさ

まざまな幻覚や妄想が出現している，ということがわかってきました。その根本的な障害（統合失調症の基本障害 Grundstörung と呼びます）を，ビンスワンガーは自然な経験の一貫性の解体と呼び，ミンコフスキーは現実との生ける接触の喪失と呼んだのです。しかし，それはいったいどういう事態なのでしょうか。単に名指すだけでなく，それがどのような事態であるのかをより徹底的に考えていくべきではないでしょうか。

　ブランケンブルクが『自明性の喪失』（1971）で行ったのはまさにそのような作業です。彼は，これまでの精神病理学がもっぱら産出的・妄想的な精神病のみを扱ってきたことを批判しました。というのも，クレペリンが「早発性痴呆」という言葉を用いたように，統合失調症の本質が何らかの「欠陥」にあるとすれば，幻覚や妄想よりも，病の基底的変化がはっきりとあらわれている症例を研究しなければならないからです。そこでブランケンブルクは，内省が豊かで自己表現ができ，産出的症状（幻覚や妄想）が最小であるような「内省的」かつ「寡症状性」の症例に注目しました。405例の入院症例の中からその範例として選ばれたのが，次に示すアンネ・ラウ Anne Rau の症例です。まず，母親の陳述によるアンネの生育歴をみていきましょう。

【症例25(1)】　アンネは…歩きはじめるのもことばをおぼえるのもひどく遅れて，2〜3歳までかかったが，その後の発育は順調で，大きな病気にはかかっていない。…小さい時から行儀のよい，物静かな子で，ほとんど楽しそうな顔をせず，同じ年頃の子供たちともあまり遊ばなかった。／父親は彼女のやることなすことが気にいらなかった。彼女には爪を嚙むくせがあり，ひどかったのは14歳から18歳にかけてであったが，ごく最近になるまで続いていたという。——こういった彼女の子供時代のことを話す時の母親の冷静で客観的な態度は少々奇異な感じを与えるほどだった。

(Blankenburg, 1971/1978, p. 59)

　統合失調症の患者さんが小さい頃どんな子どもだったのかと尋ねると，多くの両親が口を揃えたように「手のかからない子だった」と言います。アンネの場合もそのような幼児期だったようです。さらに，母親がアンネを育てている間に，感情的に揺さぶられた形跡がほとんどなく，「少々奇異な感じ」だったとブランケンブルクは評しています。なお，アンネには始歩や発語に遅れがみられ，これに関しては現代的には自閉症スペクトラムという診断も検討されるべきかもしれ

ませんが，当時は成人期の自閉症スペクトラムという概念はなかったのです。

【症例25(2)】　母親の言うところによると，アンネはじっと歯をくいしばって，一心に勉強にうちこんだ。母親の援助を求めようともせずに，アンネはいつも独立でなんでもやってのけようとした。いつみても彼女は《勉強机にしがみついて》いた。万事がやすやすと進んだわけではなかったが，努力の結果かなりの知識がしっかりと身についた。14歳頃までは成績も良かったが，15歳頃から数学が難しくなり，成績がやや下がった。それだけでもう母親は，これ以上の学校に進ませても意味がないだろうと考えてしまった。なによりも経済的な事情のこともあって，進学をあきらめる以外に道はなかったのである。／アンネは小さいときからひとりぼっちでほったらかしにされていたが，《おとなしくて文句一つ言わぬ》《いい子》であった。父親がうちにほとんど金を入れないので，母親が昼間はたらきに出ねばならず，子供達をちゃんとかまってやれなかった。／高校をやめた彼女は，その町で商業実習を行ったが，それには大変興味をもった。…仕事のほかは趣味がなく，本もほとんど読まなかった。ただ16歳の時，しばらく週刊誌をよく読んだが，おそらくそうすることによって世の中との接触を少しは保とうとしたのであろう。　　　　　　　　　　　　（Blankenburg, 1971/1978, p. 60）

　アンネも症例19のイルゼと同じように困難な家庭環境で育ったようであり，世界の中にうまく棲めないでいたようです。彼女は，世の中と触れあうことはあまりできませんが，その代わりに週刊誌を読んで世の中を知ろうとしています。やっていることは間違ってはいませんが，どこか奇妙な感じがしますね。

【症例25(3)】　当時から自分は他の女の子とは違うのではないかという感じを抱いており，それを口に出していうこともあったが，行動の面では別に目立ったところはなかったという。／1962年，アンネは商業実習を終えて，当時兄が大学に通っていたＸ市のある会社に就職した。時おり家に帰っては，自分がまだ《ほんの子供》で，《いろんな面で人におくれている》といって悩んでいたらしい。事実，彼女は妙に子供っぽく，時々おかしな質問をしたりした。いっしょうけんめい他の人たちと同じように，《一人前に》ふるまってみるのだがどうしてもうまくゆかず，それが彼女をますます臆病にしてしまった。他人に好かれたい，知りあいになりたいと思いながら，反面それに対して大きな不安

を抱いていた。くつろげる家庭がない，《もうそろそろ安らぎの場がほしい》というのが彼女の口ぐせであった。事実母親はそれをかなえてやることができなかった。休日に帰宅するたびに《たくさんの疑問》や自分の手にあまる難問のことを話したが，それがどういうことなのか，実はだれにもよくわからなかった。彼女の話は結局理解されずじまいだった。〔その後，化学工場，看護婦見習いなどを転々とするがいずれもすぐにやめてしまい，住み込みの家政婦の仕事が決まったが，その出勤の直前に突然自殺を企てた。〕　　　(Blankenburg, 1971/1978, pp. 60-61)

　アンネは，自分が「他の人と違う」「ふつうの人と違う」という感覚を強くもっています。木村敏の弟子であった長井真理（1953-1990）はそれをアンダースザインAnderssein の意識と呼んで主題化しています。さて，アンネはさまざまな場面で「人と違う」と感じており，彼女にはくつろげる場所，つまり自らを「あるがままにあらしめること」ができる場所がどこにもないようです。そのような疎外Entfremdung の感覚は，自分の家にまで及んでいます。ふつう，家というのは単なる建築物としての「house」であるだけならず，自分の原点としての「home」，ホームグラウンドとしての意味をもっています。アンネにはそのような家がないのです。次の箇所は，医師がアンネから聞き出した事柄が記述されています。

【症例25(4)】　アンネの口から家庭内の事情をことこまかに聞き出すことは困難だった。…ただ父親が彼女にやさしい口をきいてくれることはほとんどなかったという。父親がやさしくしようとしても彼女はそれをこばみ，それで事態がいっそう悪くなったらしい。母親からはいつもなにもかもお父さんがいけないのだ，ときかされていた。／アンネは土地の学校に通い，中学卒業資格をとれる高校半ばまで進み，ついで商業学校に入った。小学生のころはよくない子で，お菓子やお金を盗んだりした。他の子供が叱られるのを見て喜んだために，先生が母親に向って，この子はよくない性質をもっている，と注意したことがある。自分の人形をぶって楽しんでいた。友達はなく，いつもひとりぽっちだったが，勉強は好きだった。…学校では《生き字引》というあだなをつけられた。中学卒業資格をとった後，家庭の事情で高校を中退してから商業学校にはいったが，《そのころはもう，人間関係がうまく行かなくなっていました》という。そこの先生は，彼女がすこしおかしいことに気付いていたはずなのに，逆にほめられることが多かったという。《どんな問題にも答えられるのに人間関係が

うまく行かないなんて，不名誉なことですわ》と彼女はいった。

(Blankenburg, 1971/1978, pp. 63-64)

　アンネにとっての勉強は，先述の**アンダースザイン**の意識，疎外の感覚に対する代償といった趣があります。症例24の**病的幾何学主義**にもよく似ていますね。学生時代に「歩く辞書」と呼ばれていたというエピソードは，やはり**自閉症スペクトラム**（特にアスペルガー症候群）の患者さんからも聞くことがあります。

【症例25(5)】　アンネの性的発育についてはほとんどわからない。…同級生たちがセックスの話をしていても彼女はそれには加わらなかった。それができるほどの仲の良い友達がいなかったからである。人並みに男の子に興味を持つこともなかった。…他人に対して自己主張するためには，彼女は常に全力をふりしぼらなければならなかった。同じ年頃の男の子と近づきになれる機会を，彼女は意識して避けた。／しかしともかくも，商業実習時代はまだしもしあわせだった。勉強は楽しかったし，修了成績も悪くなかった。彼女は父親から離れるために，兄が大学に通っているX市で就職し，兄の隣りに部屋を借りた。夜間コースで英語とフランス語を習った。ふだんはひとりっきりで，兄の友人たちと知りあいにはなったが，交際らしいものにはならなかった。家が恋しいと思う反面，母親の拘束が強すぎるという感じを持っていた。母親を受け入れて折り合っていくことが，以前に比べてだんだん困難になっていったという。母親がまるっきり理解できないように思われた。《お母さんの考えかたは違うんです。私はそれでだめになってしまったんです》と後に病院で自分から語ったほどだった——これに反して父親の行動については，彼女はそれを非難しはするものの，あれこれ思い悩むといった風はなかった。／兄が大学を転校したとき，アンネは別の町Yで家族のための住宅を見つける仕事をひきうけた。彼女のことばから察すると，彼女は非常な活躍でうまく住宅をみつけたが，それはいわば彼女が最後の努力をふりしぼったといった感じだったらしい。——その間に両親の離婚訴訟が進められていた。《兄が話を運ばなかったら母さんはまだ別れてはいなかったでしょう。死ぬまではっきりさせられないでいたと思います。離婚の話がまとまった時，それを母に納得させてあきらめさせるのが並大抵のことではありませんでした》。両親の離婚が彼女にとって悲しいことだったかと問われた時，アンネは熱にでもうかされたような笑いを浮べて《いいえ，ちっとも。私にはどうでもい

いことなの》とこたえた。母と弟が彼女の探した住宅にやって来て、彼らは4人でいっしょに暮しはじめた。最初のうちは父親がまだときどきやって来て、さわぎをひき起していった。母親は再び事務所に勤め、アンネは大きな会社に就職した。その職場はちっとも楽しくなかった。仕事は結構面白かったが、《人間関係がとてもむつかしく》彼女には耐えられなかった。ほかの人たちが変な眼で彼女を眺め、彼女がすこしおかしいことに気づいているようだった。彼女は、自分はまだ精神的な成長がおくれているのだ、自分はまだ子供なのだと考えた。《それにこの職場で私は何者でもない……人間として一人前ではないのだ》と彼女は考えた。とうとう仕事自体も手につかなくなって、彼女は自分から会社をやめてしまった。なにもせずにぶらぶらしているわけにもゆかず、彼女は病院の見習い看護婦になった。しかし、そこでもやはり仕事にうちこむことができず、これまでと同じように、いつも「考えごと」ばかりしていた。いろいろな考えや疑問が頭の中にいつも住みついていた。　　　　　　　　　　（Blankenburg, 1971/1978, pp. 64-65）

　性愛や家族との関係に関しても、やはり「ふつうとは違う」という感覚が目立ちます。そして、職場で周囲の人々とうまくコミュニケーションがとれないことを自覚するに伴って、徐々に自分がちゃんとしたひとりの「個人」になりきれていないという感覚が芽生えてきています。さらには、さまざまな考えや疑問が次々と脈絡なく頭に浮かぶ自生思考が生じはじめています。

【症例25(6)】　《あたりまえ》Selbstverständlichkeit ということが彼女にはわからなくなった。《ほかの人たちも同じだ》ということが感じられなくなった。人はどうして成長するのかという疑問が、頭から離れなかった。不自然な、へんてこなことを一度にたくさん考えたりした。なにごとも理解できなくなり、なにをしてもうまくゆかなかった。彼女はなにひとつ信じられなくなった。神も信じられず、《他人との関係も》、《自分の立場も》、信頼も、もちろん母親に対する信頼も、それに対人関係も、何もかもすっかり、消えてしまった。道で人が集まっているのに会うと、《私がそういった疑問を持っているということをその人たちがすぐに見抜いてしまう。でもそれが他人にわかるということはちっとも不思議なことじゃない》という妙な感じをいだくことがよくあった。…こんな変な状態は実はもう何カ月も前から続いていたのだった。その間彼女は「精神的疲労」の診断書をもらって3週間病欠している。夏ごろからいつも自殺

のことを考えていた。…睡眠薬で自殺しようと思いついたのは実行にうつす直前になってからだった。(いつ思いついたの)《ええと――たしか前の日だったと思います》。次の朝，最初から思いたって出かけたのではなかったが，町中のあちこちの薬局から自由に買える睡眠薬を70錠買い集めて，お昼ごろにそれを全部いっぺんにのんだ。すぐに眠くなって，眠ってしまった。

(Blankenburg, 1971/1978, pp. 65-66)

アンネのアンダースザインの意識は，最終的にあらゆる「あたりまえ Selbstverständlichkeit」なことが不明瞭になるという状態に至ります。この「あたりまえ」こそ，ブランケンブルクの本のタイトルにもある「**自明性** Selbstverständlichkeit」という言葉の意味です。「自明」であるということは，「自ずから selbst」「理解 verstehen」できるということであり，「自明」であることをわざわざ証明したり深く考えたりする必要がないということです。むしろ，あまりにも「自明」なことは，よくよく考えてみるとはっきりとした根拠によって支えられていないことが多いのですが，ふつうは「自明」なことについては誰も根拠を問いません。ところが，アンネにとっては，一切の「自明」なことが「自明」であるとは感じられず，その根拠をいちいち自分で考えなければならなくなるのです。それと並行して，彼女の**自生思考**は他者性を帯び，自分の頭の中に浮かんだ思考を他者がすでに知っているという**考想察知** Gedankenverstandenwerden に変化しています。次の記述は，彼女の自生思考の性質をよく表しています。

【症例25(7)】 質的および内容的にはっきりと精神病的といえるような体験は，最初のうちは確認できなかった。考えが押しよせてきて苦しいという体験があったが，このことにも患者ははじめのうちはそれとなく触れただけで，それがどういう内容のものなのかは詳しく話してくれなかった。…ずっと後になって，自分の体験様式の変化からある程度距離がおけるようになってから，ようやくその詳細がうちあけられた。…《空想といってしまってはあまり正確ではありません。とにかく，なにかが中から出てくるのです》――（どんな内容なの）《たとえば他の人たちにみられたいろいろな反応とか……別にはっきりしたものではなくて……ほんのとりとめのない考えなんです》――《いろいろな考えがおしつけられるんです。どのようにそれに逆おうとしてもだめなのです》。しかし，それがだれかから押しつけられたものだとか，催眠術にかけられた感じだ

とかいうことは，はっきりしなかった。…恐しいのは明らかにこの体験の内容ではなかった。その内容がとるにたりないものであることは，彼女が何度もはっきりと述べている。恐ろしいのはむしろその体験の生じかた，つまり体験成立の形式的特徴らしかった。 (Blankenburg, 1971/1978, pp. 69-70)

　アンネの自生思考は，ここですでに「他者から押し付けられる」という性質を獲得しており，統合失調症的な自我障害に基づく**被影響体験**（させられ体験）になっています。このような体験は，自分の主体性を他者に収奪されるものですから，非常に恐ろしいのです。

【症例25(8)】　《私に欠けているのは何なんでしょう。ほんのちょっとしたこと，ほんとにおかしなこと，大切なこと，それがなければ生きていけないようなこと……。…私には指導的関係が必要なんです。ちゃんと指導してくれる結びつきが要るんです。でないと，なにもかも人工的になってしまいます。…生きていくということはそのひとの（これは明らかに母親あるいはそれにかわる人のことをさしている）やりかたを信頼することです。私がそれを受け入れることができるように持って行ってくれるやりかたを信頼することです。信頼があれば，義務や責任もでてくるはずです。私にはまだ支えが必要だと，つくづく思います。私にはごく簡単な日常的なことがらについてもまだ支えが必要なのです。──《私に欠けているのは，きっと自然な自明さということなのでしょう》。…／（それはどういう意味？）《だれでも，どうふるまうかを知っているはずです。だれもが道筋を，考え方を持っています。動作とか人間らしさとか対人関係とか，そこにはすべてルールがあって，だれもがそれを守っているのです。でも私にはそのルールがまだはっきりわからないのです。私には基本が欠けていたのです。だからうまくいかなかったのです。ものごとはひとつひとつ積み重ねていくものなのですから……》。《私に欠けているのは，きっと，私にとってわかっていることが，ほかの人たちとのつきあいの中ででも──ごくあたりまえに──わかっているという点なのです。それが私にはできないんです。だから私にはぴったりこないことがたくさんあるのです。ほんとにおかしい──わからないのです。ほかの人たちはそういうことで行動しているんです。そしてだれもがともかくもそんなふうにおとなになってきたのです。考えたり，行動の仕方を決めたり，態度を決めたりするのも，それによってやっているんです…》。 (Blankenburg, 1971/1978, pp. 73-74)

私たちが人間関係の中でごく自然に振る舞うことができているのは，今この場ではどのようにするのが正しいのかを，「なんとなく」理解できているからです。つまり，人と人との**あいだ**において，今がどういう状態であり，自分を含むそれぞれのメンバーがどう振る舞えばよいのかが，間主観的に理解できているからです。それは「自明」なことなのです。いわゆる「ノリ」に支配された空間とは，まさにそのような**自明性**で満ちたものです。ところが，**アンネ**にはその自明性が欠けている。アンネの「ぴったりこない」という言葉はきわめて重要です。間主観性によって動いているふつうの人々にとっては，自分や相手が今とるべき行動のほとんどが「ぴったり（しっくり）きている」のであって，そのことをわざわざ検討する必要などないのです。

　さらに**アンネ**は，他者たちが間主観的な**自明性**によって動いていることを理解できなくもなっています。皆が自然に振る舞えているのは，各人が明確な根拠に支えられたルールを理解しているからでは全然なく，そのように振る舞うことが「自明」だからです。ところがアンネは，「ふつうの人はルールに従ってやっているんだ」と思っています。しかもそのルールには基本的な公理のようなものがあり，そこから積み上げるように演繹を行うことでそのルールの体系ができるようになっていると考えています。これは，まさに病的な考えであり，症例24の**病的幾何学主義**に近いと言えるでしょう。

　では，**アンネ**は睡眠薬の過量内服による入院後，どのような経過をたどったのでしょうか。

【症例25(9)】　患者は1年後に退院して，デイケア（おもに作業療法）を施され，その後負担にならない程度の条件で家政婦として働いた。途中何度かの悪化はあったものの，ずっとすこしずつ良くなってきていたのが，1967年の末に著明な悪化に陥った。…やむをえない事情からの主治医の交替と時期的に一致して，自殺念慮が明らかに再度顕著になっていた。1968年の初め，（最初の自殺未遂のときと同様，新しい勤め先への就職の直前に）彼女は家人の眼を盗んで自らの生命に終止符を打った。

(Blankenburg, 1971/1978, p. 83)

　アンネは，母が自分を指導してくれることによってかろうじて生き延びることができる，と述べていましたが，「主治医」であった**ブランケンブルク**もまた，アンネにとっては同様の指導者として機能していたのでしょう。その支えを失った

第2章　統合失調症　*73*

アンネがついに自殺してしまったことからもそのことが推測できます。

　さて，アンネの症例が記述されたこの本は『自明性の喪失』というタイトルですが，このタイトルはアンネ自身の言葉から採られたものです。**ブランケンブルク**は，「われわれがこの患者から聞かされたことばそれ自体が，そのままわれわれの**世界内存在**を可能ならしめるいくつかの条件を指し示している」と述べています。つまり，私たちが世界にうまく棲めているのは**自明性**があるからだということです。

　他方，**アンネ**にはそのような**自明性**がありません。現象学の言葉を使うなら，彼女は「世界に根をおろしていること Verankerung in der Welt」ができておらず，**フッサール**のいうところの**生活世界** Lebenswelt が疑わしくなっているのです。このように考えると，アンネの体験は現象学と親和性があることがわかります。現象学者は，エポケーや「現象学的還元」と呼ばれる方法を使って，私たちが前提としている常識（「あたりまえ」）をいったんカッコに入れて，自分に立ちあらわれている現象そのものに立ち返ろうとします。するとアンネは，現象学者が行うエポケー，すなわち「日常的現存在の自明性からの〔徹底的な離脱〕，つまりわれわれがそれによって生活世界へ根をおろしているところの単純措定的な，素朴で無反省な生き方，動き方，考え方からの，徹底的な離脱」を行っていることになります。ところがアンネは，現象学者がやっているそのエポケーをずっとつづけなければならず，エポケーを解除することができないのです。現象学者にとっては，エポケーを完全に行うことはむしろ難しく，また彼らはエポケーからもとの自明性へと簡単に戻ってくることができますが，アンネはエポケーを生きざるをえない。この生きられたエポケーこそが，**統合失調症**の基礎障害なのだと考えられます。

　また，**ブランケンブルク**はアンネの「自明性の喪失」を**ハイデガー**の議論からも考察しています。ハイデガーは，**世界内存在**として私たちが棲んでいる世界を**周囲世界／環世界** Umwelt と呼びました。この周囲世界には，さまざまな事物（モノ）が存在しますが，ほとんどの事物はただ単に眼の前に物体としてある「目のまえにあるもの Vorhandensein」（客体存在）なのではなく，むしろそれを使って何かをするための道具としてある「手もとにあるもの Zuhandensein」（道具存在）であると言えます。たとえば，今みなさんの眼の前には鉛筆やノートや机など，いろいろなモノがありますが，それらは「道具」として存在していますね。それが道具であるということは，そのモノを使って自分が何かをすることができるとい

うことです。道具があるということは，単なる木の塊や紙の塊などの物体（客体存在）がゴロっとそこに転がっているということとは異なる事態なのです。

　さて，みなさんの眼の前にある一連の道具は，それぞれが他の道具のためにあるという仕方で相互に連関（指示連関 Verweisungszusammenhang）を形成しています。鉛筆はノートに何かを書くためにあり，机はその鉛筆やノートを置くためにあるように，複数の道具が相互に連関しているわけです。また，それらの道具を使って行うこともまた相互に連関（適所連関 Bewandtniszusammenhang）を形成しており，その連関が唯一の「私」，すなわち現存在自身の存在にまでつながっているわけです。このような指示連関と適所連関こそが，世界における自明性の基盤であるとされています。

　ブランケンブルクによれば，この自明性は常にすでに immer schon／toujours déjà という時間性（先験的完了態 apriorisches Perfekt）において構成されています。今みなさんの眼の前にある一連の道具は自明なものとしてあらわれていますが，鉛筆を使ってノートに文字を書いている最中に居眠りをしたとしても，眼が覚めたときには，やはり同じ自明性が成立していますよね。実際には，居眠りをしている間は道具のことは意識していませんから，眼が覚めた瞬間に道具の相互の連関を意識しなおしているのですが，道具の連関は，あたかもずっと前から（居眠りしている間も「常にすでに」）そうであったかにようにあらわれるのです。

　ところが，アンネのような統合失調症の患者さんでは，指示連関と適所連関が全体的に不確実になります。つまり，眼の前の鉛筆やノートや机が何のためにあるのかわからなくなるのです。そのため，「アンネにとってはいろいろな事物に関してもはやなにごとにも帰趨〔＝適所〕がない」ことになります。たとえば，みなさんが居眠りから目覚めた後に，机の上に鉛筆やノートのほかに洋傘やミシンが並んでいたとしたらどうでしょうか。困惑しますよね。それは，机－鉛筆－ノートという3つの事物が相互に連関を形成しているのに対して，洋傘やミシンはその連関から外れており，眼の前に単にゴロっと転がっている「客体存在」として存在しているからです。アンネのような統合失調症の患者さんの生きる世界は，すべての事物がここでいう洋傘やミシンと同じようなあり方をしている世界です（ある種のシュルレアリスム芸術は，このような困惑の人工的再現を狙っているのです）。

　アンネにとって，自明性は先験的完了態（常にすでに）という時間性では機能していません。ゆえに彼女は，いちいちそのつど独力で物事を秩序づけなくてはい

けなくなります。その結果として，彼女の話はつじつまがあわず，行動は的外れになってしまうのです。

　次に紹介するのは，自験例の中から，**先験的完了態**（常にすでに）が機能しない代わりに，いわば「そのつど新たに」という時間性のもとで世界を構成しなければならないと述べた**統合失調症**の患者さんの陳述です。

【症例26】　どこかで，信じ切れていないんです。みんなが演じているんじゃないかと思えて。自分は患者の役割を与えられているだけじゃないかと。先生は先生の役を演じている，病院は舞台のセットで……とか考えてしまう。自分の周りの世界は，自分がいるときに，その周りだけがその都度作られているように思えます。自分が部屋に帰ってくると部屋が作られて，そこに役を与えられた人が作られます。（誰が作っている？）　上の方の……高い存在。声を発してきている人のような気もします。その人が全てを作っているような気がします。トイレのドアを急に開けたら，トイレを用意するのが遅れている様が見られるんじゃないかと思って，トイレのドアを何度もバタバタ開けたりしました。他にも，家のはなれには全然行かないフリをしておいて，急にそこに行ったらはなれがなくなっているのではないかと思って，何度かそういうことをしました。（場所を作っている人は，あなたの気もちまでは読めないんですね）　そうですね，私を見てるだけなので。はなれに行かないフリをしていても分からないんです。（用意するのが遅れたら，どうなるのですか？）　たぶん何もないんだと思います。真っ暗で，上も下も左右も，何もない。

　なお，**アンネ**は，今日的には**統合失調症**ではなく**自閉症スペクトラム**にも位置づけうるものです。しかし，それでも**ブランケンブルク**の考察の価値は揺るぎません。なぜなら，**木村敏**が現象学者の**村上靖彦**（1970-，同姓同名の精神病理学者とは別人）との対談（「統合失調症と自閉症の現象学」〈2010〉）の中で指摘するとおり，「個人のビオスと集団のゾーエーが，患者と呼ばれる当事者の生きていく場所で，自然にスムーズに繋がっていない」という点で，統合失調症と自閉症は同じ基礎障害を共有している可能性があるからです。統合失調症と自閉症スペクトラムは，診断学的には別の精神障害ですが，間主観性の障害という点においては類似した基礎障害をもっているかもしれないのです。

■ 2.4.6 自己の個別化の原理の危機

　症例25にみられた生活世界の間主観的構成の問題を，自己と他者のあいだの問題として主題化したのが，木村敏です。次の症例をみてみましょう。

【症例27】　高校3年の時に発病した現在24歳のＴ男は，「僕はサイコ機械です……サイコ機械はM先生，Ｔ先生です……サイコ機械は僕の体の中に入って，こうやって（紙に字を書きながら）僕の手を使って連絡して来るのです……それは僕なのです……トポロジイ的な場の転位なのです……僕は僕の場の内部において旅をするわけです……」という。　　　　　　　（木村，2012, pp. 266-267）

　この患者さんには，アンネよりもずっとはっきりとした幻覚・妄想体験がありますが，やはりアンネと同様の間主観性の障害がみられます。「サイコ機械」というのは，異常体験を説明するために彼が自ら作り上げた妄想的な言葉であり，これを言語新作 néologisme と呼びます。さて，彼（Ｔ男）にとっての妄想的他者である「サイコ機械」は，彼に影響を与えてくる装置ではありますが，絶対的な他者性を帯びた「汝」ではありません。記述精神病理学では，まず「我（自我）」と「汝（他者）」が分かれて存在し，後者が前者に入り込んできたり，前者が後者に漏出したりすることを自我障害と呼びますが，現象学的な見方からすると，そうではないということがわかります。つまり，「汝」は絶対的な他者性を帯びた他者ではなく，「我」であるＴ男も，絶対的な「私」性を帯びた自己ではないのです。
　ゆえに，「トポロジイ的な場の転位」という言い方が可能になります。「汝」と「私」は交換可能なものになっており，統合失調症的な体験はまさにそのあいだの病理としてあらわれてきます。木村は，西田幾多郎（1870-1945）の哲学を参照しながら，自他未分の状態から個人的自己が成立する際の挫折（自己の個別化の原理の危機）が統合失調症の基礎障害であると考えました。
　なお，統合失調症における自己と他者の問題については，安永浩（1929-2011）がパターン逆転 pattern reversal という注目すべき考え方を提示していますが，それに関しては後に強迫神経症の症例70で検討します。

■ 2.4.7 アンテ・フェストゥム

　ハイデガーの哲学に依拠する精神病理学者は，ブランケンブルクの先験的完了

態のように，空間よりも時間という観点から議論を精緻化する方向を好む傾向にあります。『存在と時間』がそのような議論の展開をする本ですから，当然ではありますが，どこか空間論よりも時間論のほうが本質的であるという雰囲気があるのもまた事実です。さて，木村敏もまた，統合失調症（およびその他の精神障害）を時間論的に検討しています。まず4つの短い症例の記述を眺めてみます。

【症例28】ある患者は，「自分というものから一刻も目を離すことができないのです。少しでも目を離したら自分がバラバラにこわれてしまいます」と言う。彼は美しいもの，自分をうっとりさせるものを極端に怖れる。それに夢中になると自分が消えてなくなるからである。　　　（木村，1982，p.71）

【症例29】別の患者は，「いつも気を張っていないと，他人がどんどん私の中に入って来て，私というものがなくなってしまう」と言う…。
　　　　　　　　　　　　　　　　　　　　　　　　　　　（木村，1982，p.71）

【症例30】また別の患者は，「いつも先手先手で考える事に心掛けています。相手に先を読まれたら敗けですから」と言う。　（木村，1982，p.71）

【症例31】ある患者は，地元と東京の2つの大学に合格し，親の希望にそって地元の大学へ進学した。そのとき「東京の大学へ行ったら若死する」という予感を抱いて「運命を変えよう」と考えたからだという。ところが入学後まもなく分裂病が発症し，「運命を読み間違えた。やはり東京の大学へ行くべきだった」という激しい後悔に襲われて自殺を図った。　（木村，1982，p.72）

　これら4つの症例の発言に共通しているのは，「いつも未来を先取りしながら，現在よりも一歩先を生きようとしている」という時間性です。すなわち，彼らは現在の境遇にはほとんど関心をもたず，新しい未来に自己を投機しようとしているのです。その傾向は，彼らがしばしば「性急」にみえることとも関係しています。ただし，彼らは予定された未来を求めているのではなくて，むしろ未知なるものとしての未来に激しい憧憬を感じているがゆえにそうしているのです。つまり，未決定の未来を自分自身でつくりだすことを思い，先取り的に走り出していく──このような特徴は，統合失調症の患者さんの発病前夜からすでにみられます。さらに木村は，迫害妄想が患者にとって恐怖を感じさせるのは，他者が自分に危害を加えてくることが確定しているからではなくて，むしろ何をしてくるかわからない（未知である）からであると言います。つまり，この「先取り」的な時

間意識は，期待と不安が入り混じったものなのです。

　木村は，統合失調症者にみられるこのような未来先取的な時間意識を**アンテ・フェストゥム**ante festum（祭りの前）と呼びました。これは，「前夜祭」的な時間意識です。祭りの最中より，祭りの前の日の夜のほうが興奮するという体験をしたことがありませんか。それもまた，祭りの前日には未来において何かが起こることは確実だけれど，何が起こるかはわからないからではないでしょうか。未決定の未来の中に希望がありそうに思えるけれども，未決定であるがゆえに不安も高まるのです。未決定の未来を先取りしようとするアンテ・フェストゥムは，ビンスワンガーの思い上がりとも似ています。この2つの違いは，同じものを時間で論じるか空間で論じるかの違いであると言ってもよいでしょう。

　統合失調症の時間意識がアンテ・フェストゥムであるとすれば，**うつ病**のそれは**ポスト・フェストゥム**post festum（祭りの後）です。つまり，過去のことを「もう取り返しがつかない（後の祭りだ）」という仕方で悔やむような時間意識がうつ病にはみられるのです。なお，後に**木村**は**躁うつ病**やてんかん，境界例で生じる時間意識を**イントラ・フェストゥム**intra festum（祭りの最中）と呼びました。アンテ・フェストゥムとポスト・フェストゥムが祭りの「前」と「後」であるとすれば，イントラ・フェストゥムはその「前後の見境がない」ということになります。実際，伝統的な祭りの一部では，祭りの最中の時間は日常の時間から切り離されたものであると考えられており，その最中にあったことが「なかったこと」になることがありますね。それは，過去に起こったことに根拠づけられているのでもないし，未来において責任が生じることもないような時間性です。後に**野間俊一**(1965–)は，『身体の時間』(2012)の中で**解離症／解離性障害**をはじめとする疾患群に対して**コントラ・フェストゥム**contra festum（対岸の火事）という表現を用いています。

◆2.5◆　統合失調症の力動精神医学

　次は，**力動精神医学**と呼ばれる立場について考えてみましょう。力動精神医学は，第1章でも紹介したように，**精神分析**の考えを精神医学にもちこんだものであり，**無意識**を想定し，**力動的**dynamicに動き刻一刻とその状態と姿を変える心を取り扱おうとするものです。先に，**記述精神病理学**は症状の「形式」のみを扱うが，**現象学的精神病理学**と**力動精神医学**は「内容」をも扱うのだと述べました

が，特に力動精神医学では「内容」を意識的なものに限らず無意識にまで拡張し，さらにその「内容」の動きを捉えようとするものだと考えてよいでしょう。

■ 2.5.1 ナルシシズムへの退行と投影

さて，ここでは力動精神医学（精神分析）による統合失調症の症例の理解をみていくことになります。最初にとりあげるのはフロイトが論じたことで知られているダニエル・パウル・シュレーバー，通称「症例シュレーバー」です（すでに症例11で断片的に触れています）。フロイトは精神科医ではなく，精神病院に勤務した経験もほとんどなかったため，統合失調症の症例を十分に観察することはできませんでした（もちろん，まったく分析していなかったわけではありませんが，重症例に関してはやはり精神病院でなければ観察できなかったはずです）。その代わりにフロイトは，1903年に刊行されたシュレーバーの『ある神経病者の回想録』と，それまでの臨床経験をもとに独自の統合失調症の理論を作り上げました（なお，フロイトはシュレーバーを統合失調症とパラノイアの中間として位置づけていましたが，現代的にはほぼ統合失調症の理論であったと言ってよいでしょう）。

シュレーバーは1842年7月25日，「ラジオ体操の父」としても知られる医師ダニエル・ゴットロープ・モーリッツ・シュレーバーとパウリーヌ・ハアセの間の5人同胞第3子次男（これは5人きょうだいの3番目であって，上に兄がひとりいるという意味です）としてライプツィヒに生まれています。家庭は中流上層階級であり，家系には学者や大学教授，法律家などがいます。ライプツィヒ大学法学部在学中の1861年に父が死去しています。大学を優秀な成績で卒業した後にライプツィヒ控訴審裁判所に勤務し，1869年には法学博士を取得し，1870年には司法試験に合格しています。1877年，兄がピストル自殺。1878年に15歳年下のザビーネと結婚しています。

シュレーバーの『回想録』自体は非常に長大な書物ですので，ここでは『回想録』と他のいくつかの資料を用いて彼の病歴を要約したものをみていきましょう。彼は計3回発病しているのですが，まずは1回目の発病の要約です。

【症例32(1)】 1884年，当時ケムニッツ地方裁判所民事部長の職にあったシュレーバーは帝国議会議員選挙に立候補するも落選し，精神的な過労のせいで「神経病」を患ったという。シュレーバーはまずゾンネベルク温泉で水治療やモルヒネ，抱水クロラールとブロム剤の投与を受けるが効果はなく，同

年12月8日にライプツィヒ大学付属病院精神科でフレクシッヒ教授の診察を受け，そのまま同院に入院。当時のカルテによれば，シュレーバーは情緒不安定であり，発話には制止があり，「心臓発作によって，いつ何時でも死んでしまう」「やせ細ってしまう」「歩けなくなってしまう」等といった心気症的観念を口にしていた。当時の主治医によるシュレーバーの診立ては「重度の心気症」であった。入院中には抑うつ気分，流涙，過食，自殺企図や「歩けなくなったので運んでいってほしい」「死が近くなって最後になるので写真を撮ってほしい」という心気的訴えがあった。シュレーバーは同院を1885年6月1日に退院し，同年のうちに仕事に復帰し，幾度かの輝かしい昇進を遂げ，しばらくは平穏な生活を送っていた。

　裁判所に勤めていた堅物が急に出馬しようとするのは，少々奇妙な感じがします。おそらく，本人の中ではエネルギーが異様に満ちあふれた状態であったのでしょう。しかし，落選を経てすぐに抑うつ状態に移行し，半年ほどでほぼ完全寛解に至り退院しています。これだけでは，**統合失調症**とは言えません。むしろ，短期間の**軽躁状態**hypomanischer Zustandの後に抑うつ状態に陥ったと言ったほうが適切かもしれません。2回目の発病は次のように起こります。

【症例32(2)】　退院後，ザビーネの習慣性流産のため子どもができず，シュレーバー家は男系としては途絶える運命が予感されていた。1893年6月，シュレーバーは昇進の知らせを受け，「神経病」が再発する夢を何度か見る。そして，夢から覚醒への移行状態において「性交を受け入れる側である女になってみることもやはり元来なかなか素敵なことにちがいない」という考えを持ち，覚醒状態でこの考えを強く否定する。そして，10月1日にドレースデン控訴院民事部部長に昇進した後に，シュレーバーは二度目の「神経病」にかかる。この2度目の発病においても，症状は主に不安と不眠であった。シュレーバーは同年11月9日，ライプツィヒ大学付属病院精神科で再びフレクシッヒ教授の診察を受け，睡眠薬を処方される。しかしその夜，シュレーバーは不安発作に襲われ，タオルを使って自殺を図る。幸いにしてこの自殺は未遂に終わった。翌日シュレーバーは再度フレクシッヒ教授の診察を受け，緊急入院の必要があると判断され，同院に1894年6月14日まで入院することとなる。入院中のシュレーバーは非常な抑うつ症状と焦燥を示し，「脳が軟化してしまい，すぐに死んでし

まう」という心気妄想を語っている。

　「父」や「家系」，あるいは「子をなすこと／子どもをつくることprocréation」と
いったテーマが大きな問題となっていることがみえてこないでしょうか。シュ
レーバー家はいわゆる「よい家系」です。ゆえにシュレーバーは，何とかして家
系をつづかせなければいけないと考えているようです。しかし，父親はすでに亡
くなり，唯一の男兄弟であった兄も自殺してしまっています。そうなると自分が
子どもをつくるしかないわけですが，それも叶わない。フロイトは，シュレー
バーのこの困難な状況を父コンプレクスVaterkomplexという言葉で名指していま
す。この状況の中でシュレーバーの病は再発します。そして，再発の際に彼がみ
た夢は，まるで「男性として妻との間に子どもをつくることができないので，女
性となってひとりで子どもをつくろう」とでも言っているかのようです。

　この第2の発病の際も，統合失調症というよりはやはり抑うつ状態のようで
す。しかし，入院して少し経つと，様子が変わってきます。

【症例32(3)】　ライプツィヒ大学付属病院精神科に入院して4カ月目の1894年
2月15日頃から，シュレーバーの症状は異常な様相を呈しはじ
める。ある日シュレーバーは一晩に6回ほどの夢精を持ち，その時から様々な
「奇蹟」の妄想，主治医フレクシッヒ教授に性的に濫用されるという迫害妄想，さ
らには「神経接続」という独自の言葉（言語新作）で表現される考想吹入と言語幻
聴を中心とした統合失調症の症状があらわれはじめる。

　はっきりとした統合失調症の症状があらわれはじめています。主治医のフレク
シッヒ教授に性的に虐待されるという迫害妄想は，かつての「性交を受け入れる
側である女になってみることも……」という夢を実現しているかのようです。

【症例32(4)】　その後，シュレーバーはリンデンホーフ療養所に転院（1894年6
月14日〜6月29日）となったが，わずか二週間でゾンネンシュタ
インに転院し，そこで八年半のあいだ入院生活を送ることとなった（1894年6月
29日〜1902年12月20日）。1895年11月には「脱男性化の奇蹟」が生じ，神の妻と
して女性化し新たな世界を創造するという誇大的な妄想体系が形成される。1896
年7月のカルテには，半裸の上半身を医師に見せ，「自分にはいまやほとんど女

82

の乳房がついている」と語ったとの記載がある。1902年12月にシュレーバーはゾンネンシュタインを退院し，1903年には自らの妄想体系を綴った『ある神経病者の回想録』を刊行する。シュレーバー夫妻は子宝に恵まれなかったが，退院後，妻が引き取っていた少女を正式に夫婦の養女として迎え，再び5年間ほどの平穏な日々を過ごしていた。

　妄想の経過の中で，「脱男性化の奇蹟」（これも，シュレーバーの言語新作です）が生じています。すると，これまでは被害的（性的に虐待される）であった妄想が，むしろ誇大的（自分が神の女として新たな世界を創造する）になっています。症例1も長期経過の中で迫害妄想から誇大妄想へと変化していたことを思い出してください。古典的な妄想型ではしばしばこのような経過がみられます。
　シュレーバーは，この2回目の再発につづく長期の入院期間中に，禁治産者となっていました。それは，今日でいうところの障害年金の受取の書類にサインすることを彼が拒否しはじめたからなのですが，禁治産に不服であったシュレーバーは自分が財産を管理できる理性的な主体であることを証明しようとして『ある神経病者の回想録』を書くことになります。退院後のシュレーバーは，妻が引き取っていた養女ともよい関係を築けていたようです。ところが，数年後に3回目の発病（再発）を迎えてしまいます。

【症例32(5)】　1907年5月に母親が死亡し，引き続き1907年11月14日に妻が脳卒中で倒れたことを契機として，シュレーバーは3度目の発病を経験する。症状は主として不眠と焦燥であり，「自分には胃がない」「奇蹟のせいで腸を失ってしまった」などという心気妄想を訴えていた。シュレーバーは同年11月27日にデーゼンの精神病院に入院する。入院中には窓から飛び降りるといった自殺企図が見られたが，後には糞尿を垂れ流す荒廃状態に陥る。後に肺と心臓の状態を悪くし，1911年4月14日に同院でその生涯を終えている。

　おそらくシュレーバーの回復は，母や妻との関わり合いによって，ビンスワンガーの言う意味での水平方向の支えを得ていたのでしょう。その支えが亡くなった途端，彼はまたしても再発してしまうのです。
　さて，すでに人間学的精神病理学を学んできた私たちは，この症例の中に，「家系」や「父」，あるいは「子どもをつくること」という人間学的なテーマがはっ

第2章　統合失調症　*83*

きりとあらわれていることに気づかざるをえません。つまり，この症例は，家系が途絶えてしまうかもしれないという危機的状況にあったシュレーバーが，妻との間に子どもができないのならば，自分が女性化して新たな世界を産みなおそうとしている，というふうに読むことができるのです。

　ところが，フロイトはそれを父コンプレクスと名指しながらも，まったく別の観点から――セクシュアリティの観点から――議論を始めます。

　フロイトは，人間のセクシュアリティの発達を3段階で考えます。まず，第1段階は自体愛／自体性愛Autoerotismusであり，これは自分の身体の諸部分においてバラバラに快を得ている状態です。たとえば，養育者の優しい声を聞きながら指をおしゃぶりしている子どもは，快の源泉である耳と口が近くにあることをまだ知りません。第2段階はナルシシズムNarzissmusです。これは，自分の身体のバラバラな諸部分がまとまってできた身体イメージを性愛の対象とする段階です。そして第3段階が対象愛Objektliebeであり，自分の身体イメージではなく外界の他者やモノを性愛の対象とすることができる段階です。

　さて，フロイトは，シュレーバーのような統合失調症の患者さんでは，セクシュアリティの発達がナルシシズムの段階で固着Fixierungしていると考えました。もちろん，統合失調症の患者さんが外界の他者を愛することができないというわけではありません。ただし，彼らはふつうの対象愛の代わりに，擬似的かつ不安定な対象愛をもっているのだとフロイトは考えます。それゆえ，人生における重大なイベント（それはしばしば男性性や女性性に関係するとフロイトは言っています）が生じた際には，その擬似的な対象愛が崩れて，それ以前の状態に戻ってしまう，つまりナルシシズムへの退行Regressionが生じると考えたのです。

　では，統合失調症においてナルシシズムへの退行が生じると，どのようなことが起こるのでしょうか。対象愛の段階では，外的世界の他者やモノに対してリビドー／リビードLibidoと呼ばれるエネルギーが備給されており（当座のところ，他者やモノに「思い入れをもつ」ことと解釈してもらってかまいません），そのことによって初めて外的世界が生き生きとしたものになっているとフロイトは考えます。ゆえに，統合失調症の発病時にナルシシズムへの退行が生じると，それまで他者やモノに備給していたリビドーがすべて撤収され，そのエネルギーがすべて自分のもとに戻ってくることになります。すると，外的世界の他者やモノはリビドーの備給を失うわけですから，ふつうのありようを失い，空虚なものとなってしまいます。このことをフロイトは世界破局Weltkatastropheや世界没落Weltuntergangと表

現しています（精神病理学にはほぼ同じ事柄を指す**世界没落体験** Weltuntergangserlebnis という言葉もあります）。つまり，世界があらゆる日常的な意味を失い，今にも破滅してしまいそうな感覚が訪れる体験が生じるのです。このような体験は，症例2の**妄想気分**の段階に相当するでしょうし，症例25での**ブランケンブルク**の考えに照らせば，事物の**指示連関**と**適所連関**が消失するということにも対応するでしょう。

　妄想はどのようにして生じるのでしょうか。妄想は，破局してしまった世界を再構築する過程の中で生じます（「妄想形成は回復の試みである」という**フロイト**の言葉はつとに有名です）。フロイトは，それを**投影／投射** Projektion という概念を用いた奇妙なロジックによって説明します。**ナルシシズム**への退行は，自分自身を性愛の対象とする段階へ戻るということですから，当然，自分と同性の人物を性愛の対象とする方向（**同性愛** homosexuality）に向かいます。すると，ナルシシズム的な同性愛に対して自分の身を守ろうとする傾向が生じます。つまり，「私は彼（男性）を愛する」という同性愛的な命題に対して**無意識**のうちに異議申し立てを行うようになり，それが妄想となるとフロイトは言うのです。

　たとえば，「私は彼（男性）を愛する」という命題の動詞（「愛する」）を否定すると「私は彼を愛さない，私は彼を憎む」という命題になります。さらに，この命題の外界の他者（「彼」）に向けて反転させると，「彼が私を憎む」という**迫害妄想**の命題になります。この主客転倒，すなわち自分のもっている感情を他者がもっているとみなす反転のメカニズムこそが，**フロイト**が投影と呼んだものです。ほかにも，「私は彼（男性）を愛する」という命題の目的語（「彼」）を否定すると，「私は彼女（女性）を愛している」という命題になり，これを投影すると「彼女は私を愛している」という**被愛妄想**の命題になる。さらに，「彼女（妻）が男性を愛している」に変われば**嫉妬妄想** Eifersuchtswahn/délire de jalousie の命題に，「私は誰も愛していない，私はただ私だけを愛している」に変われば**誇大妄想**の命題になるとフロイトは指摘しています。

　このように，**フロイト**は，外的世界に向けられていた**リビドー**が自我に戻ってくることや，命題が外界の他者に向けて投影されるといった**無意識**の心の動きに注目することによって**統合失調症**を理解しようとしたのです。ただし，この理論は，**同性愛**を病理として捉えるという，今日では時代遅れの偏見に基づいたものです。一般の精神医学の中でも同性愛が治療されるべき精神障害と考えられていた時代がありましたが，1990年ごろにはそのような考えは一掃されています。フ

第2章　統合失調症　*85*

ロイトの影響が強い精神分析の世界では，かなり遅くまで同性愛を病理として捉える傾向が残存していましたが，現代ではほぼみられなくなりました。なお，精神分析の歴史家エリザベート・ルディネスコ（1944-）によれば，後に紹介するフランスの精神分析家ラカンは1950年代当時，フランスの分析家の中で唯一，同性愛を病理化しない，治療しようとしない分析家であったということです。

　なお，一般的に力動精神医学といえば，アメリカの精神科医ハリー＝スタック・サリヴァン（1892-1949）に始まる対人関係論の流れを忘れることはできません。彼は，人間の対人関係においては，前青年期における同年代の同性どうしの付き合いが活発化することによって「われわれ We」の親密性が生まれると考えました。そして，統合失調症の患者さんはこの時期の親密な人間関係がうまく形成されなかった場合が多く，それゆえ安全保障感がなく，不安感にさいなまれると考えました。サリヴァンの考えは同性愛という要素を重視するものでもありました。彼の考えは，アメリカでは統合失調症に対する積極的な精神療法を行ったフリーダ・フロム＝ライヒマン（1889-1957）などを経て，セオドーア・リッツ（1910-2001）らの家族研究へと発展していきました。

■ 2.5.2 影響機械

　フロイト以後の精神分析は，統合失調症にみられる投影に注目しました。ヴィクトール・タウスク（1877-1919）は，統合失調症にしばしばみられる被影響妄想Beeinflussungswahn の成り立ちを投影の概念を使って解釈しています。

【症例33】　患者は，ナタリージャ・A嬢（22歳），かつては哲学科の学生であった。…彼女は，6年半前から，ベルリンで作られたある電気装置の影響を受けるようになったと述べた。その装置は，人間の身体の形をしており，実際，すべての細部にわたってと言うわけではないが，患者自身の身体に似た形であった。…この装置についてはっきりしている事実は，それが，だれかによって何らかの仕方で操作されていることであって，この装置に起こる出来事はすべて自分の身にも起こるのだ，と患者は述べた。たとえば，だれかがこの装置のどこかを叩いたとすると，彼女が自分の身体のそれに対応する所を叩かれたように感じる，と言った具合である。…／この装置を操作する悪者は，彼女の鼻にぬるぬるした不快な物質を生じさせたり，嫌な臭いを発生させたり，夢を見させたり，思考や感情を生みだしたりする。また，彼女がものを考えたり，本を読んだ

り，字を書いたりしているのを邪魔する。初めの頃は，装置についている性器を操作することによって，彼女に性的な感覚が生じた。しかし，もはやこの装置には，性器が存在しない。なぜ，そしてどのようにして性器が消失してしまったのか，彼女は何も言うことができなかった。この装置から性器がなくなって以来，患者は性的な感覚を経験することがなくなった。／彼女は以前，この装置の仕組みについて耳にしたことがあり，あらゆる種類の出来事を通じて，特に，人々の間で交わされる会話（患者の幻聴）を通じて，その装置に慣れていった。彼女を迫害するためにこの装置を利用している男は，かつて彼女に求婚して断られた大学教授であると言う。彼の求婚を断ってから間もなく，患者は，彼が暗示を使って自分の義妹と患者や患者の母親を友達にしようとしている，と感じた。明らかに彼の目的は，それによって彼女に自分との結婚を承諾させることにあった。しかし，彼は暗示によって目的を達することができなかったので，今度は，彼女を例の装置の影響下に置いた。そして，彼女自身のみならず，母親やかかりつけの医者たち，友人たちなど，彼女の幸福を願うありとあらゆる人々が，この悪魔の装置の影響を受けることになった。そのために，医者たちは彼女を誤診した。つまり，その装置が医者たちに働きかけ，彼らをだまして，彼女が患っている病気とは別の誤った診断を下させた，というわけである。患者はもはや，友人たちとも親類たちとも，うまくやっていくことができなかった。彼女はあらゆる人々の憎しみを買い，どこからも逃げ出してしまいたいような気持ちになった。

(Tausk, 1919/1992, pp. 198-199)

この患者さんが報告している影響機械 Beeinflussungsapparat は，まるで「呪いの藁人形」のように，外部の機械に生じた変化を自分の内部にも生じさせています。この影響機械がどのようにして発生したのかをタウスクは問いました。フロイトが考えたように，統合失調症の発病時にリビドーが自我に戻ってくるのだとすれば，その際には「自分の中で何かが変わった」という感覚が生じるはずです。この内的変容感を外的世界へと投影すると，自分自身の身体が外部にある他なる身体と同一のものになります。タウスクは，そのようにして投影によって自己身体が外部化したものこそが影響機械なのだと主張しています。

　自分の内部に何か根本的な変化が起こったときには，その変化の原因を「他者」に帰すか「自分」に帰すか，という2つの対処法が考えられます。投影を用いて外部の他者にその原因を帰すと，影響機械のように他者から迫害されるとい

う妄想になります。他方，投影を用いないとすれば，その変化について自分で責任をとらなければなりません。症例25の**アンネ・ラウ**は，自分の内部の根本的な変化を自分のものとして引き受け，内省した症例だったと言えるでしょう。

　さらに**タウスク**は，この影響機械は，幼児期への**退行**なのだとも主張しています。小さい子どもは親に嘘をつくことができませんが，それはまだ彼らに**自我境界**Ichgrenzeがなく，自分の考えはすべて親に知られていると思っているからです（この意味で，いわば子どもは**考想伝播**の状態にあるのです）。ゆえに，**統合失調症**における自我境界の喪失（すなわち**自我障害**）は，自我の確立以前の段階への退行としても考えられるのです。

■ 2.5.3　妄想的転移の直接提示

　症例32や33において問題にされていた**投影**は，妄想の形成や精神の発達などの比較的長い時間経過の中にみいだされるものでした。しかし，投影は一回一回の面接という短い時間経過の中にも観察されます。次は，精神分析家**マーガレット・リトル**（1901-1994）がチャールズという患者さんの**精神分析**をしている場面の記述です。

> **【症例34(1)】**　ある日，彼〔＝チャールズ〕は，わたくしの炉棚の上にある水差しに，何かを投げつけたくなっている自分に気づきました。なぜなのか理解しようとしても，投げつけることを想像してみても，役に立ちませんでした。彼には，どうしてなのか，なぜその話を続けられないのか，分からなかったのです。しかし，何かがあったのです。とうとうわたくしは，新聞紙をまるめたボールを，彼に渡しました。彼は何度も投げつけました，でもいつも大きく的を外しました。彼はほんとうに必死になりました，何かが，彼に正しくねらわせないのです。彼は，さらに投げ続けました，そして腕を挙げたとき，突然，怒って言いました。「そんなこと，するな」。わたくしは尋ねました，「何が起こったの？」。「あなたがボクの腕を引っ張ったんだ」，と彼は言いました。彼は，またボールを投げ，水差しに真正面から当たりました。／それから彼は，母親がそのようにしていたのを思い出しました。彼は，母親が引っ張るのを感じたのです。今，彼は，そのことを幻覚として感じたのです。このことと結びついているのは，口の中にものを入れるのを止めさせられる体験，何かを押しこんだり，取り出したりできないように，口をしっかり閉じているという体験であり，そこからさら

に，母乳養育の中断と薬を飲ませられた記憶，へと結びついていました。／…彼女〔＝母親〕は，彼のアイデンティティを混乱させました。「わたしの可愛い坊やだったら，そんなことはしないわ。これは，チャールズのはずがないわ」，そして「あなたは，そんなことしたくないでしょう？　ね？」，と。彼は，決して，自分自身の身体のアイデンティティを確立できなかったのです…。

(Little, 1993/1998, pp. 119-120)

　チャールズは，幼児期において母親が自分の動きを妨害していた，という記憶をもっています。ここではその記憶が，分析の只中に出現し，過去の記憶ではなく現在のリアルな出来事として体験されています。そして，ボールをうまく水差しにあてられなかったことの責任を，自分ではなく分析家に帰しています。このように，一回一回の面接の中でも**投影**は起こっているのであり，**精神分析**ではこうした心の動きを丁寧に取り扱っていくことができるのです。

　チャールズは，分析家である**リトル**に自分の母親の姿を重ねているようです。というよりもむしろ，彼の空想の中では分析家は自分の母親そのものであるかのようです。このように，自分にとって重要な人物（両親や養育者など）とのかつての関係が，「今ここ」における分析家との間で展開されることを，**精神分析**では**転移**Übertragungと呼びます。

　実は，**フロイト**は，**対象愛**の段階にまで性愛が発達していない統合失調症の患者さんには**転移**は生じないと考えていました。というのは，彼らはそもそも**ナルシシズム**の段階までしか進んでおらず，転移の原版となるような真正な対象愛に基づく過去の関係を結べていないからです。そのため，フロイトは統合失調症の患者さんに分析治療を行うことはできないと考えていました（精神分析にとって，転移という概念はそのくらい重要なのです）。ところが，**リトル**によれば，統合失調症においても転移は生じているといいます。もちろん，それは妄想的なモードでの転移です。一方の**神経症**における通常の転移は，たとえば父親への憎悪の感情が分析家の服のセンスを批判したりすることにつながるような間接的な表現としてあらわれますが，他方の統合失調症における妄想的な転移においては，まさにこのチャールズの症例のように，主として母子関係における現実が現在の分析状況の中に「直接提示」されるのです。

　しかし，**転移**は悪いものではありません。むしろ，**神経症**においても**統合失調症**においても，この転移を介してこそ治療的なアプローチが可能になります。リ

第 2 章　統合失調症　　89

トルのチャールズへの対応をみてみましょう。

> 【症例34(2)】　わたくしは，彼が引っ張られたと感じた部位に，手で触れました。すると，彼は，実際の接触と幻覚とを，わたくしと母親とを，区別できることに気づきました。
> (Little, 1993/1998, p. 120)

　リトルは，人生最早期の母子関係は全面的な未分化状態と考えており，**統合失調症**ではその未分化な部分が成人後の心的生活の中にも残存していると考えました。つまり，心の中にしっかりとした**自我境界**が確立されておらず，自分と他者（母親）がまだ分かれていない融合した状態のままになっているのだというのです。実際，この症例では，その未分化性が臨床の現場において実にダイナミックに直接提示されています。そしてリトルは，チャールズに手で触れることによって，母子の未分化状態から自己と他者を分化させることを試みているのです。

■ 2.5.4 妄想分裂ポジションと抑うつポジション

　症例34のように，**精神分析**では一回の面接の中でもはっきりとした心の動きがみいだされ，さらにはそれに適切に介入することによって治療が展開していきます。このような考えは，**フロイト**以降の精神分析において特に**対象関係論** object relations theory と言われる学派の中で洗練されました。次に，その対象関係論の源流に位置する**メラニー・クライン**（1882-1960）の症例をみていきましょう。

> 【症例35】　私が憶えているそのセッションは，自分自身不安を感じているのになぜだかわからない，という患者の話で始まった。そして彼は彼自身よりも成功し，幸運を得た人びとと自分を比較した。これらの論評はさらに私にも及んだ。非常に強い欲求不満の感情，羨望，そして不平が前面に押し出された。私が次のように解釈した時——ここでは解釈の要点のみをあげるが——すなわち，これらの感情が直接分析者に向いていて，彼が私を破壊したいと望んでいると解釈したとき，彼の気分が突然変化した。彼の声の調子は平坦になり，緩慢で抑揚のない調子で話し，そして自分がすべての状況から遊離しているように感じると述べた。そして彼は私の解釈が正しいと思えるのだが，しかしそれもたいしたことではないと思えるのだと付け加えた。実際彼はもはや何の望みも抱かず，悩むに値するものは何もなかった。／私の次の解釈は，この気分の変化の原

因に中心を置いた。私は彼に次のように示唆した。すなわち私が解釈をした瞬間，私を破壊するという危険が彼にとって非常に現実的になり，その結果私を失うのではないかという恐れが生じたということである。　(Klein, 1946/1985, p. 25)

　この男性患者さんは，他者に対して，さらには分析家（クライン）に対して攻撃性を露わにし，不平不満をぶつけていました。彼にとって世の中のすべての人物は自分を迫害してくる敵であり，自分の生存を脅かす存在だと感じられているのです。そのとき，分析家であるクラインは，患者さんに対して「あなたは私を破壊したがっているのですね」と告げます。このような介入を**精神分析**では**解釈**Deutungと呼びますが，この解釈がなされると，患者さんの様子が一気に変化します。分析家に攻撃性を向けていたことを自覚したこの患者さんは，自分が攻撃したことによって分析家がいなくなってしまうかもしれないと感じ，そこに大きな喪失を感じています。さらには，心的エネルギーが枯渇した，**抑うつ状態**のようにすらなっています。このように，分析家に対して攻撃性を向けていた人が，ひとつの解釈を行うだけで一瞬にして抑うつ状態にまで転じてしまう——これが「**力動的**」という言葉が意味するところの変化です。

　人間の心がとる，この2つのポジション（体勢）を，**クライン**は⑴**妄想分裂ポジション**paranoid-schizoid positionと⑵**抑うつポジション**depressive positionと呼びました。

⑴　**妄想分裂ポジション**は，およそ生後3～4カ月までの状態に由来するものです。この時期の子どもは，まだ母親をひとつのまとまりをもつ**全体対象**whole-objectとして認識することができておらず，乳汁が出る乳房（良い対象）と乳汁が出ない乳房（悪い対象）を2つの別個の**部分対象**partial objectとして捉えています。この2つの乳房はもちろん実際には同じものですが，子どもにとっては，自分に快を与え生存を可能にしてくれる「良い対象」と，自分に不快と死をもたらすような迫害的不安を感じさせる「悪い対象」の2つの部分対象はまったく異なるものなのです。そして，この自分を迫害してくる悪い対象に対して，子どもは攻撃性を向けます（子どもが乳房を嚙むのはそのような攻撃性の発露です）。自分が死ぬか，さもなくば相手（悪い対象）が死ぬかという闘争的関係が展開されるのです。しかし実際には乳房は子どもを攻撃しようとはしていないわけですから，これは妄想

第2章　統合失調症　*91*

的なあり方であると言えます。反対に，良い対象に直面しているとき，子どもは安らいでいられます。すると，この時期の子どもは，対象を良い対象と悪い対象に**分裂**させているとともに，それらの対象に対峙する自我も良いものと悪いものに分裂させていることになります（ここでも，悪い自我の内容が悪い対象へと**投影**されていることに注目してください）。このように，不安の内容においては妄想的であり，さらには対象と自我のあり方においては分裂しているがゆえに，このポジションは妄想分裂ポジションと呼ばれるのです。

(2)　しかし，後に「良い乳房」と「悪い乳房」が実は同じひとりの母親という**全体対象**であったことが明らかになると，これまで攻撃性を向けていた「悪い対象」が実は「良い対象」でもあったことになり，子どもは抑うつ的になります。自分はこれまで「悪い対象」をずっと攻撃してきたけれども，その攻撃によって「良い対象」も同時に破壊しようとしていたのだと気づくようになり，それが**抑うつ状態**につながると考えられるのです。これが**抑うつポジション**であり，およそ生後4～6カ月頃の状態に由来するとされています。

　この2つのポジションは，生後1年間の幼児の発達の中で前者から後者へと移り変わるものでもありますが，成人した後でも，特に**精神分析**の現場においてはこの症例のように頻繁に入れ替わりながらあらわれてくるのです。

　この議論からもわかるように，**クライン**のいう2つのポジションには，これがみられれば**統合失調症**と言えるとか，**うつ病**と言えるといった疾患特異性がありません。むしろ，誰でもこのようなポジションをとったり，ポジションに移行したりすることがあるのです。それゆえ，この症例は**妄想分裂ポジション**を呈してはいますが，実は統合失調症の症例ではありません。そのことは，**転移**が症例34のような直接提示ではなく，分析家に対して不平不満をぶつけるという仕方で間接的に表現されているところからもうかがえます。

　後に**オットー・カーンバーグ**（1928-）は，良い対象と悪い対象が統合されていないような対象関係を生きる人々を**境界性パーソナリティ構造** borderline personality organization と呼びました。現実の人間には，100％良い人も100％悪い人もいませんよね。ちょっと良かったり悪かったりするようにみえる，あるいは良いところが逆に悪くみえたり，その逆もあるのが人間です。本書では**パーソナリティ**

障害 personality disorder については詳しく扱いませんが，DSM-5において**境界性パーソナリティ障害** borderline personality disorder と呼ばれる人々は（境界性パーソナリティ構造をもっている場合），100％良い対象と100％悪い対象がはっきりと**分裂**している世界を生きています。つまり，あるときには自分の恋人のことを「自分を完璧に理解してくれる理想的な人だ」と思っているのに，ひとたび嫌なところがみえはじめると急に態度を変えて「自分のことを何も理解してくれない最悪の人だ」と思えてくる，そういう対象関係しか結べない状態なのです。私も，その状態の患者さんに，「お前なんか最悪の医者だ，早く死んでしまえ」と言われた3分後に「先生と話していると落ちつく。なんていい先生なのかしら」と言われたことがあります。

■ 2.5.5 〈父の名〉の排除

　症例32でみたように，**フロイト**は統合失調症にみられる家系や父性といった**父コンプレクス**に関わるテーマを中心に置きませんでした。その傾向は，フロイト以後の**精神分析**においても投影を重視するという形で継承されたと言えます（症例33～35）。他方，フランスにおいて「**ラカン派** lacanien」と称される独自の精神分析の学派を切り開いた**ラカン**は，まさに統合失調症における中核的なメカニズムとして，投影ではなく「父」の機能に注目した精神分析家です。次の症例で確認してみましょう。

【症例36】　ある症例検討会で，アンティル〔＝西インド諸島〕の国の患者を示しましたね。彼の家族史は，先祖の問題点をはっきり示していました。つまりこの先祖は，アンティルの国へと入植したフランス人で，一種のパイオニアでした。そして…波乱万丈の英雄的な生涯を送り，一族の理想となっていました。ところで，私達の患者のアンティル人は，職人として気楽な生活を送っていたデトロワ付近から遠く離れ，やがて或る女性と深い仲になりました。そしてこの女性が彼女に子供が生れるだろうと彼に告げました。その子が彼のものか否かは解りません。しかしそれでも，彼の最初の幻覚はそれから数日後に始まったのです。／「tu vas être père. あなたはもうすぐ父親になる」と聞こえるや否や，すぐに誰かが「あなたは聖トマスです」と彼に言ってきました。…その後に続くいくつかの告知は，…子供を持つことになると晩年になってから告げられたエリザベート〔＝聖ヨハネの母〕からのものでした。／要するにこの症例は，父

第2章　統合失調症　　93

性という領域と，生殖にかかわる啓示，告知の出現との結びつきとを示しています。…つまりこの精神病者にとっては受け取ることのできないもの…を再構成する試みとして今にも現われそうになっているのです。

(Lacan, 1981/1987, pp. 261-262)

　クラインの理解では，統合失調症を他の精神障害から区別することは困難な場合があります。それは，彼女が統合失調症を妄想分裂ポジションという誰にでも生じうる体勢から説明しているからです。実際，クライン派kleinianの立場をとる精神分析家の松木邦裕（1950-）は，『精神病の精神分析的アプローチ——その実際と今日的意義』（2008）の中で，統合失調症，非定型精神病，境界精神病，躁うつ病，精神病性うつ病psychotic depression，ヒステリー性精神病という各種さまざまな精神障害にみられる幻覚妄想状態を一括して，現実吟味の障害や一次過程の優位，精神病性の不安などから生じるものとして捉えています。もちろん，このような見方は臨床の現場においてあらわれた幻覚妄想状態をどのように扱うのかという点においては一定の価値があるでしょう。しかし，精神病理学の立場からは統合失調症を他の精神障害から区別する鑑別診断が重要になるのです。

　他方，ラカンは，私とあなた（患者と分析家）のような水平方向の二者関係（想像的関係）よりも，私と超越的他者（神や父性）のような垂直方向の第三者との関係（象徴的関係）に注目することによって，統合失調症を捉えようとしました。彼にとって，統合失調症とは，エディプスコンプレクスÖdipuskomplexの機能不全によって，人生の重要なライフイベントにおいて「父性」を利用することができず，そのときに発病するものです。この症例の患者さんは，「一族の理想」たる父のあり方を自分のものとして受けいれることができていません。そのことは，彼が「父になる」ことを要請された際に発病に至っていることからもわかります。そして，発病後の彼に起こる幻聴もまた，父性を暗示するものです。ラカンは，統合失調症の患者さんにみられるこのような父性の欠損を〈父の名〉の排除forclusion du Nom-du-Pèreと呼びます。

　このように考えると，症例32（シュレーバー）において問題となっていたのは同性愛ではなく父性の欠損であり，彼は妄想の中で「神の女」になることによって自らの父性を妄想的な形で実現しようとしたのだと考えることができます。

　ラカンはフロイトを丁寧に再読した人物でもありますが，彼のフロイト読解が興味深いのは，「フロイトの中で何かが分析されないままになっている」こと，言

い換えれば，フロイトは自らの「父」の問題を十分に問うことを避けるかのような記述をそこかしこでしているということを発見した点です。この論点は，症例シュレーバーにおける父コンプレクスの軽視のみならず，精神分析家という存在の基礎づけにも及ぶ広範なものです。

第3章 統合失調症の周辺

心因反応とパラノイア（短期精神病性障害と妄想性障害）

◆3.1◆ 心因反応の概説

　前章でとりあげたのは、そのほとんどが**統合失調症**の症例でした。しかし、なかには症例8のように、一見すると統合失調症と同じような**妄想**を呈していても、その成り立ちが統合失調症とは異なるものがあります。そこで精神病理学では、統合失調症の妄想に対しては**真性妄想／真正妄想**echter Wahn（あるいはその成り立ちに注目して**一次妄想**）といった用語をあて、統合失調症の妄想とは異なる成り立ちのものに対しては**妄想反応／類パラノイア反応**という用語をあてて区別しています。

　さて、**統合失調症**の妄想が一次性に（つまり先行する**心的体験**なしに）発生するのとは反対に、**妄想反応**は何らかの体験を契機として発生します（後に紹介する症例38、39のように、祈祷や旅行などの非日常的な体験の後に妄想反応が起こることがあります）。ところで、何らかの体験から精神症状が引き起こされると考えた場合、引き起こされる症状は妄想だけではありません。たとえば、死別や事故などの否定的な体験から、抑うつや不安、睡眠障害が生じる場合もあります。精神病理学では、これらと妄想反応を総称して、**心因反応**psychogene Reaktionと呼んでいます。

　ヤスパースの『精神病理学総論』（1913）によれば、「病的反応」（＝心因反応）とは、次の3つの要件によって定義されます。

(1) 反応的状態と密接な時間的結びつきがあること（たとえば、事故に遭った3日後に抑うつが生じた場合などがこれにあたります）。

(2) 経験の内容と異常な反応との間に**了解的関連／了解連関**verständlicher Zusammenhangがあること（つまり、先に起こった体験からその反応なり**妄想**なりが導きだせること）。

(3) 原因がなくなると異常な反応もなくなること。

なお，**心因反応**という概念が使われる場合，そのきっかけとなった体験を自分の心の中でうまく加工ないし発散できなかった場合に発症するという含意があります。逆にいえば，その体験をうまく心の中で処理できていれば，**心因反応**にはならないと考えられます。治療経過の中でも，その体験をうまく処理することができて初めて治癒に至る場合もあります。

3.1.1 下位分類

シュナイダーは，外的体験から引き起こされる**心因反応**を**異常体験反応** abnorme Erlebnisreaktion ないし**外的体験反応** äußere Erlebnisreaktion と呼んでいます。さらに，特定の人格と深く結びついて生じる**心因反応**は特に**内的葛藤反応** innere Konfliktreaktion と呼んでその他の反応から区別しています。つまり，彼の分類では**心因反応**は2種類に分けられることになります。

(1) **異常体験反応ないし外的体験反応**：外的体験から引き起こされた**心因反応**であり，特定の人格との関係に乏しい**超性格的** übercharakterlich な（＝性格に関わりなく生じる）ものであるとされています。

(2) **内的葛藤反応**：本人が社会生活を営んでいくうえで起こる緊張や欲動などの内的体験から生じ，特定の人格（特に自信のなさや周囲の人物に対する敏感さ）に深く関わる**心因反応**です。たとえば，後述する**敏感関係妄想** sensitiver Beziehungswahn では，「自分は駄目な人間だ」という不全感と自尊心という正反対の要素をあわせもつ性格の人物が，その性格を刺激するような**鍵体験** Schlüsselerlebnis を契機として**関係妄想**を呈するとされています。

3.1.2 歴　史

心因反応というものが存在することはすでに19世紀末には知られていました。**クレペリン**は，**心因性精神障害** psychogene Erkrankungen という概念によって，**作業神経症** Tätigkeitneurose（＝過度の緊張や長時間の仕事によって引き起こされた**神経症**），**交流精神病** Verkehrspsychose（＝他の精神病患者から精神的な影響を受けて生じる**感応精神病** induzierte Psychose，あるいは難聴者の**迫害妄想**），**災害神経症** Unfallneurose（＝事故や激しい情緒的動揺から生じる状態），被拘禁者の**心因性精神障害**（＝迫害妄想，無実妄想，赦免妄想，詐病などを呈する），**好訴妄想** Querulantenwahn（＝自己の利益や権利を侵害されたと確信して争う熱狂的な状態）をまとめあげていますが，こ

第3章　統合失調症の周辺　　97

こにリストアップされている諸状態は，現代においても心因反応のイメージとしてある程度通用するものと考えられます。

　なお，心因反応という診断名は，DSM-5にもICD-10にもありません。それは，操作的診断基準は，「心因」という因果性に基づく理論をベースとして設計されていないからです。もっとも，DSMも第2版までは**力動精神医学**の影響のもと，**統合失調症**すら心因論的に理解しており，統合失調症を**統合失調症反応** schizophrenic reactionと呼んでいました。しかし，力動精神医学の考えが一掃されたDSM-III以降は，わずかにDSM-III-Rまで**短期反応精神病** brief reactive psychosisの中に「反応」という考えの残滓が残るのみでした。同様の病態は，DSM-IVからは**短期精神病性障害** brief psychotic disorderと呼ばれるようになっていますが，これは単に**幻覚**や**妄想**を呈するけれどもその持続期間が1週～1カ月に収まるもののことを指します（もし，同じ状態が6カ月以上つづけば，DSMでは統合失調症の診断になります。つまり，症状の持続期間以外は問題とされていないのです）。なお，DSM-IV以降には**統合失調症様障害** schizophreniform disorderというものもありますが，これは**幻覚**や**妄想**の持続期間が1～6カ月間に収まるものを指し，早期に回復した統合失調症という含意があります。ICD-10では，心因反応の多くは**急性一過性精神病性障害** acute and transient psychotic disordersという診断名に相当することになります。ドイツや日本には，**統合失調症**と**躁うつ病**のどちらにもあてはまらない急性（かつ挿間性）の**内因性精神病** endogene Psychoseを**非定型精神病** atypische Psychoseとして扱う精神病理学的な伝統がありますが，これについては議論の都合上，第10章（症例82～84）において簡単に扱います。

◆3.2◆ 心因反応の精神病理学

■ 3.2.1 的外し応答
　まず，拘置所や刑務所に閉じ込められる，という体験を契機とした**心因反応**──拘禁反応と呼ばれます──の症例をみてみましょう。

【症例37】「あなたには指がなん本ありますか」……11本。／「耳はいくつありますか」……（患者はまず耳にさわって，それから言う）。2。／「馬の脚はなん本ですか」……3本。／「それでは象は」……5本。／（マルク貨を示して尋ねた）。「これはなんですか」……ひとが時計の鎖にぶらさげる地図Mappeで

す。 (Ganser, 1898/2010, p. 455)

　この患者さんは，質問の意味は十分に理解できており，答えも知っているにも
かかわらず「正答をかすめる誤答」をしています。このように，すぐわかるはず
の正しい答えを素通りして，どんな子どもでも間違いとわかるような誤った答え
をするために「わざとらしい」と感じられるような応答を，的外し応答
Vorbeireden と呼びます。この症状を論じたジグベルト・ヨゼフ・マリア・ガンゼ
ル（1853-1931）は，これは決して詐病ではなく，ヒステリー性の心因反応である
と考えました。ただし，近年では犯罪精神病理学者の西山詮（1937-）が，的外し
応答は詐病にもみられるため，すべてを心因反応とみなすわけにはいかないと論
じていることも申し添えておきましょう。

■ 3.2.2 祈祷精神病

　次は，強烈な宗教的体験の後に幻覚妄想状態に陥った症例です。

> 【症例38】　53歳，男，農民。／信心深い母に育てられ，27歳ごろ腸疾患を契機
> に「大嶽山」信仰に加入，5年前妻のリウマチを機に熱心な信心に
> なった。4カ月前からは，掌にロウソクをともして毎晩ウシの刻参りの祈祷をし
> ている。1955年二月下旬行者たちが来宅し集団祈祷。行者に信仰の熱意をほめら
> れ，自らも行者の助手になりたい気持となった。その晩から休まず祈祷を続けた
> ところ，翌日「私に神さまがはいった」といっているうちに，「おれは大嶽山だ，
> 天狗ども立ち去れ」と大声し，神のごとくふるまい，人格変換を起こした。3日
> 後入院，数日で治癒した。 (吉野，1978，p. 160)

　加持・祈祷のような民間宗教における儀式（非日常的な体験）が契機となって，
自己暗示的な妄想が生じていますが，長続きせず比較的短期間で軽快しています。
このような病態を祈祷精神病と呼びます。妄想だけでなく，幻聴，幻視，体感幻
覚，作為体験などの統合失調症様の症状を呈し，ときには意識変容 Bewusstseins-
veränderung がみられる場合もあります。この症例は，一見するだけでは統合失調
症かな，と思ってしまいそうですが，幻覚や妄想が起こる前の段階をみれば，妄
想反応であることがわかります（はっきりとした了解的関連／了解連関があります）。
しかも，早期に治癒に至っています。統合失調症には，これほど早期に治癒する

第3章　統合失調症の周辺　　99

ものはまずありません。

■ 3.2.3 海外旅行者や留学者の妄想反応

次は，海外旅行者や留学者にみられやすい妄想反応です。

【症例39】　17歳，女，日本人。／〔日本の〕高校から〔海外の〕大学1年に入学した。高校では学業成績もかなりよかったが，大学に入学してからは英語力の困難のために，コースについていけず，次々に落第した。大学に入学して6カ月のあいだに同室者を数回も変えなければならなかった。自分の周囲の者が自分のことを嘲笑している，自分のことを噂している，自分に対して不親切な取り扱いをしている，雑誌・映画・テレビジョン・国内に出回っている広告が自分の名誉を傷つけるようなことをいっている，などというようになった。最後には，対人関係においてあらゆる現実感を失い，学生として学業を続けることができなくなった。そのため彼女は東京に送還された。　（稲永，1978，p. 203）

この患者さんは，ひとりで留学するという孤独な状況の中で，学業や友人関係における不適応も重なり，そのような状況の中で反応的に**関係妄想**や**迫害妄想**を呈しています。このような症例は，**心因反応**であるからには「原因を取り除けば治る」ものであり，ほとんどが予後良好であるとされています。

なお，孤独や周囲からの疎外感から**迫害妄想**を呈する事例は，難聴者などにもみられます。「自分だけ疎外されている」と感じやすいがゆえのことであろうと推測されますが，このような症例ではしばしば**妄想**が慢性的に持続することが知られています。これは，原因を取り除くことが困難であるためと考えられますが，実際には**精神療法**や**薬物療法**による改善もよくみられます。

さて，症例37〜39のような心因反応は，本人の性格とはほとんど関係なく起こっていることがわかります。言い換えれば，どんな性格の人でも，こうした反応を起こしうるのです。ゆえに，これらの心因反応は**超性格的**であるとされているわけです。

次は，本人の性格とも関わりをもちながら生じてくる**妄想**について考えていきましょう。

◆3.3◆ パラノイアの概説

　さて，妄想（や幻覚）が反応的に生じたものが心因反応であり，心因反応における妄想は，統合失調症とは異なる質をもっており，さらに短期間しか持続しないことが特徴でした。

　しかし，統合失調症とは異なる経過や症状の質をもちながらも，長期間にわたって妄想が持続する症例があることが知られています。精神病理学では，そのような症例をパラノイアParanoiaと呼んでおり，ほぼ同様の病態は現代では妄想性障害delusional disorderと呼ばれています。

　まず，DSM-5における妄想性障害の診断基準の概略を確認しておきましょう。

妄想性障害　297.1（F22）

A．1つ（またはそれ以上）の妄想が1カ月間またはそれ以上存在する。

B．統合失調症の基準Aを満たしたことがない。

C．妄想またはそれから波及する影響を除けば，機能は著しく障害されておらず，行動は目立って奇異であったり奇妙ではない。

D．躁病エピソードもしくは抑うつエピソードが生じたとしても，それは妄想の持続期間に比べて短い。

E．その障害は，物質または他の医学的疾患の生理学的作用によるものではない。また，醜形恐怖症や強迫症など他の精神疾患ではうまく説明されない。

　ご覧のとおり，DSMの診断基準は，パラノイアないし妄想性障害の妄想の内実についてはほとんど何も教えてくれません（実際，この診断基準は，持続期間が長いことや，統合失調症に比べると陰性症状がみられないことを示しているだけです）。

　しかし，精神病理学の見地からみた場合，パラノイアの妄想は，その患者さんの人生の筋道の中で，本人の性格とも密接に関係しながら徐々に発展してきたものであると捉えることができます。ヤスパースは，パラノイアなどにみられるそのような経過の特徴を，統合失調症にみられる病的過程と対比して人格の発展Entwicklung der Persönlichkeitと呼び，これを了解可能なものとして考えました。

第3章　統合失調症の周辺　　*101*

3.3.1 歴　史

　パラノイアという概念は，精神医学の中で早くから存在した**偏執狂** Verrücktheit という概念から派生したものです。1845 年，**ヴィルヘルム・グリージンガー** (1817-1868) は，あらゆる精神病は**一次性感情障害** primäre affektive Störungen（≒抑うつ状態）に始まり，その段階で治癒が生じなかった場合，二次性に躁病性興奮や**偏執狂**，**錯乱** Verwirrtheit などを生じ，最終的に**心的衰弱状態** psychicher Schwächezustand に至るものとして考えていました。このように，数多くの精神障害の病像を，ひとつの精神病のサイクルの中の一時期に相当するものとして考える立場を**単一精神病論** Theorie der Einheitspsychose と呼びます。

　後に，1860 年代には，**ルートヴィヒ・スネル**（1817-1892）らの研究によって，偏執狂の中には，一次性に（つまり一次性感情障害の段階を経ずに）妄想が発生している例があることが気づかれるようになりました。そこから**パラノイア**概念はどんどん拡大してしまい，クレペリン曰く「方々の精神病院でパラノイア患者の数が全症例の 70 ～ 80％に上った時代」が到来します。もちろん，そのとき「パラノイア」と診断された患者さんの大多数はおそらく**統合失調症**だったのであり，結局のところクレペリンが**早発性痴呆**という疾患単位を提唱する際に，パラノイアの範囲はかなり縮小されることになります。

　クレペリンの教科書第 8 版の分類に従えば，**統合失調症（早発性痴呆）**は，「知性と感情と意志の機能が急速に衰退する」ものであり，**パラノイア**は知性のみが障害されるものであるとされます。さらにクレペリンは，この 2 つの中間形態として**パラフレニー** Paraphrenie という疾患単位があると述べてもいます（表 3）。

表3　クレペリンによる早発性痴呆，パラフレニー，パラノイアの定義

	知性の障害	感情と意志の障害	現代の分類
早発性痴呆 （破瓜病，緊張病， 妄想型，…）	○	○ （早期から目立つ，ただし妄想型では遅れてあらわれる）	統合失調症
パラフレニー	○	△（末期まで目立たない）	
パラノイア	○ （妄想体系のみ，他は明晰）	×	妄想性障害

さて，クレペリンによって定義されたパラノイアは，何らかの外的原因や心因によって生じるようなものではなく，むしろ内的原因innere Ursachen——これは「内因」とは異なる概念です——から生じるものであるとされていました。このような考えは，後にロベルト・ガウプ（1879-1953）やエルンスト・クレッチマー（1888-1964）による妄想発展に必要な心的条件に関する精神病理学的研究によって精緻化されていくことになりますが，それらの議論に関しては症例で確認していくことにしましょう。

◆3.4◆ パラノイアの精神病理学

■ 3.4.1 嫉妬妄想

　最初にみるのは，特に高齢者に生じることの多い嫉妬妄想の症例です。

【症例40】　30歳時に5歳年下の妻と結婚し，3児をもうけた。仕事に熱中していたため，家には遅く帰ることがおおかった。妻は地元で大きく商売を広げていた名家出身であり，結婚後も民生委員として奉仕するかたわら，陶芸や合唱団などの文化活動にも熱心であった。…妻の出自や華やかな活躍に負い目を感じていた一方で，独占欲が強く亭主関白気取りであった。心房細動のため66歳時にペースメーカーを挿入し，ワルファリンの服用が始まった。また，同年からインポテンツになっていた。67歳時に右側頭葉から頭頂葉にわたる広範な脳出血が出現した。左上肢のごく軽度の不全麻痺…がみられた。退院後3カ月後から妻が浮気をしているのではないかと考え始め，以下のように妻の行動を怪しみ始めた。家の近くに人が来ると浮気相手ではないかと疑った。自宅の裏のパチンコ店の駐車場に止まる車の中でカーセックスしているのではないかと心配になり，頻繁に車を確認しに行った。その後，「合唱団員の若い医者や建築家とセックスをしている。陶芸で知り合った人とも浮気している」という嫉妬妄想が出現し，妻の合唱団に出向いて団員の名簿を提出させ，文化会館に電話をして合唱団に会場を提供しないように強要もした。

（船山，2006，pp. 1064-1065）

　この患者さんは，妻の高貴な出自に長期間劣等感をもっており，そのため余計に亭主関白な態度をとるという，ある意味ではねじれた——しかし往々にしてありがちな——人生を送ってきた方です。もともとそのようなコンプレックスが

あったことに注目しておいてください。その彼が，身体疾患やインポテンツなど
を契機として，さらに劣等感が強まったところから妄想が明らかになっていま
す。ここには，投影のメカニズムが働いています。つまり，彼は実際には自分の
身体疾患のせいで性的満足を得られなくなったのですが，その責任を妻の側に帰
そうとしているのです。あたかも，「自分が性的満足を得られないのは妻が浮気
をしているからだ」，とでも言うかのように。また，自分の理解や関与が及ばな
い空間（陶芸や合唱団）などに嫉妬妄想が集中していることも特徴的です。

■ 3.4.2 二人組精神病

　次は，シャルル・ラセーグ（1816-1883）とジュール・ファルレ（1824-1902）が
報告した二人組精神病 folie à deux と呼ばれる特殊な症例です。

> 【症例41】　母親には迫害妄想があるが，老人性の合併症はなく（母親は40歳で
> ある），その妄想は一定の対象に向けられている。彼女に敵意を抱
> き，仕事を見つけるのを妨害するのは僧侶たちであり，特にそのうちの一人であ
> る。娘は16歳である；腺体質〔＝虚弱〕で貧血症であり，中肉中背で，知能が低
> い。かろうじて読み方を学んだだけで，ほとんど通学せず，一度も職に就いたこ
> とがない。…彼女らは，同じ部屋に住み，同じベッドに寝起きし，お互いに決し
> て離れなかった。娘は母親の妄想的な話を隣人に繰り返して言う；すなわち，母
> 親が寝ている間に，時々司祭がやって来て，灯は消され，その司祭が自分たちを
> 脅迫すると娘は主張する。司祭は小声で話すが，母親は司祭の声を聴く。そして
> 娘も聴くが，はっきりとは聞こえない。　　　　（Lasègue & Falret, 1877/2009, p. 312）

　この症例では，母親の精神病があたかも「伝達」されるかのようにして，娘に
も幻覚や妄想が生じています。ただし，この場合，娘に生じているのは「反応」
であると考えられるため，娘の側は厳密な意味での精神病ではありません。
　二人組精神病は，共同生活をおくる2人のうち知能（≠年齢）が高いほう（こち
らを発端者と呼びます）が妄想を能動的につくり，それを受動的なもうひとり（こ
ちらを継発者と呼びます）に押しつけ，共有されることによって生じることが多い
とされています。2人のみならず，さらに複数の人物によって妄想が共有される
場合もあり，その場合は folie à trois, quatre…と呼び名が変わります。

■ 3.4.3 接触欠損パラノイド

次は，ヤンツァーリクが高齢初発統合失調症の中から取り出した一類型である
接触欠損パラノイド Kontaktmangelparanoid の症例です。

【症例42】　Adam P は87歳で，研究者が初めて彼に会うようになるころは難
聴ではあったが，それでもなお平均以上にかくしゃくとしていて，
活気があり，よく物事をわきまえており，生活態度でもまだ自立していた。61歳
の息子がいて父の住居に事務所をもっていたが，息子とは不仲であった。彼は妻
が3年前に亡くなって以来，偏屈で他の居住者に挑発的になった。この時期に被
害妄想が潜行的に発展した。数週間前から，彼は夜間ドアを叩いて住民を不快に
させている。彼は音がしないのに大声を上げて，静かにするように，と言う。上
の階に住んでいる貸借人がライトを照らし，水を吹き付けて彼を害する，台所の
角から光が発する，病気に取り憑かれるとのことであった。1年後，彼は息子と
の殴り合いののち，短期間入院した。退院後，郊外で暮らす姉妹の側に住んだ。

(野原他，2014，pp. 1093-1094)

接触欠損パラノイドは，特に高齢女性にみられる精神障害です。社会的孤立状
況が原因となって発症し，主として住宅境界に関連する妄想や幻覚をきたし，慢
性に経過するといわれています。この症例の男性は，息子との間の物理的距離は
近かったのですが，関係が悪化し，没交渉になり，さらにはその後に妻が亡く
なった後──つまりは，周囲の親密な人物との接触が欠損した後に──妄想が発
展しています。

ヤンツァーリクによれば，接触欠損パラノイドの患者さんは，病前には，自ら
を孤立させるとともに，人間的な思いやりへの要求が相当あり，また活発で生き
生きとした性分をもち，そのうえ一匹狼で，繊細で，怒りやすいという両義的な
特徴をもっているといいます。症例40と同じような「ねじれ」がありますね。ヤ
ンツァーリク自身は，接触欠損パラノイドを高齢初発の統合失調症の一種として
考えていますが，妄想の成り立ちからみると，やはり統合失調症とは異質です。
少々解釈を入れるなら，もともと「他者を通じてある」というあり方に対して両
義的である──つまり，他者と触れあいたいのに，それを拒絶することに懸命に
なるような──人物が，決定的に他者との接触を失い孤立したときに，その孤立

の責任を他者の側に投影し，妄想的な仕方で他者との接触を回復しているかのようです。

3.4.4 パラノイア

　次は，ガウプが精神鑑定を行い有名になった教頭ワーグナー Wagner です。

【症例43】　ワーグナー（1874-1938）は遺伝的に重い負因があり，性格的にも，敏感で疑い深い面と自己中心的で傲慢な面とを共有していた。子どものころから手淫にふけったが，その後，酒に酔った折，ひそかに獣姦を行った。そのうちこれが知られるのではないかと心配したが，やがて周囲の人達から自分が嘲笑され，侮辱されると曲解するようになった。そのため彼の悩みは不安と疑惑，憤怒と憎悪をへて，やがて凶暴な破壊衝動に変化した。このような妄想観念は年とともに堅固さをましていった。破壊衝動ははじめ自分自身にむけられ，自殺を決意したが，失敗におわった。苦悩と不快の念がたかまると，こんどは周囲の村人に対する虐殺計画が芽生えたが，それをためらう気持ちもあり，都会へ住所を変えた。しかし，そこでも侮辱や冷笑は彼を悩まし続けた。1913年ついに彼は6年間いだきつづけていた計画を実行にうつすことになる。すなわち，彼は，妻子5人をまず殺し，ついで，以前教師をしていた村に行って放火し，道で出会った男をかたはしから鉄砲でうち，結局一夜のうちに9人を殺し，11人に重傷を負わせたのである。しかもこの凶行の後では彼は自分が救世主であるという誇大妄想を抱いた。

（宮本，1977，pp. 74-75）

　この症例の第一の特徴は，妄想を抱きはじめてから64歳で死ぬまで，思考の乱れが一切なく，常に明晰であり，人格の崩れもみられなかった点です。ワーグナーは，後年には狂王ルートヴィヒ二世を主題にした戯曲まで書き，自分の内的葛藤をこの人物の上に投影することによって客観視することすらできています。ただひとつの症状である妄想も，同一の主題と論理を保ったまま6年の間，コンスタントに発展しつづけています。統合失調症であったとすれば，進行していくにつれて人格機能の解体がみられるようになりますが，ワーグナーの場合はそのような経過は取りませんでした。このように，知性の障害（妄想）はあっても，感情と意志の障害を欠くのが，パラノイアの特徴です。

　ガウプは，ワーグナーの精神鑑定書の中で，彼が一方では以前から繊細さと自

己不全感をもつ敏感な人間であり，他方では人一倍強い野心をもつ人間であったことを指摘しています。このような性格の持ち主は，一方では己の繊細さゆえに，自分がやってしまった自慰Onanieや獣姦に対する強い罪責感をもちますが，他方では己の強い野心ゆえに，その罪責感を自分の手元に置くことができず，それを周囲に投影することになります。つまり，己の罪責感（「自分が悪い」）が，他者から自己へと向けられる非難（「お前が悪いことをした」）へと変貌するのです。ワーグナーの妄想がこのように発展したことを明らかにしたガウプによる鑑定書は，妄想の導出性Ableitkeitを初めて実証するものであり，その功績は驚きをもって精神病理学の世界に受け入れられました。しかし，他方ではこれは大量殺人犯が精神鑑定によって「責任無能力／責任能力なしSchuldunfählichkeit」と判定され無罪となった史上初めての症例でもあり，ガウプはこの件で「精神医学なんてものは，くそくらえ！」という匿名の手紙を多数受け取ったといいます。

■ 3.4.5 敏感関係妄想

　ガウプは1906年にテュービンゲン大学の教授となり，テュービンゲン学派Tübingen school of psychiatryといわれる精神病理学の潮流を生み出しました。次は，ガウプの仕事を引きつぐようにしてなされた，クレッチマーによる症例です。

> 【症例44(1)】　病院に収容された後，患者〔＝ウィルヘルム・プルーン〕自身がもっと詳しく語ったところでは，少年期は臆病な子供で，夜尿，夜驚にかかっていたという。学校での勉強は容易でなかった。家でなら学校よりもうまく計算できたが，学校では早く理解することができなかった。先生に聞かれると不安な答しかできなかった。いつも自信がなかったし，自分の記憶力が不確かなように思われたからである。…上役の前へ出るといつも自信がなくなり，他の人のように自由に話すことができなかった。彼はこの性質のために自分が他の人々から劣った者と見られているように感じていたが，それでも名誉心は非常に強かった。「私はいつも，他の人々以上のことをしようと努めていた」と彼は言っている。
>
> (Kretschmer, 1966/1979, p. 130)

　真逆の考えがひとりの人物の中に同居しているような性格です。一方では周囲の他者に対して劣等感を感じているけれども，他方ではそのことの裏返しで，「自分は他者よりも抜きん出なくてはいけない」と常に思っているのです。この

ような2つの矛盾する性格が，かろうじてバランスを保っている間はよいのですが，次のようにバランスが崩れると妄想が発展していくことになります。

【症例44(2)】 彼は10才の時から自瀆〔＝自慰〕をしていたが，…19才ごろになってやっと彼は，自瀆をひどい悪徳と感じ始めたという。…同僚達は自瀆をする人を嘲笑していたから，激しくそれに悩んだ。…／彼の心のなかには，自分が劣等な者であるという確信がますます強まっていった。他の人々は彼より遥かにすぐれているのだ，彼らは彼の悪徳，彼の道徳的身体的消耗を察しているだろう，とりわけ彼が自瀆を行った翌日にははっきりとわかるだろう，と彼は思ったという。彼には，これまでの同僚との隔意のない関係は，次第に緊張してゆくように思われた。明らかに彼のあやまちは次第に知れ渡ってゆくらしかった。どこへ行っても好奇心に満ちた眼にぶつかった。

(Kretschmer, 1966/1979, pp. 131-132)

　自分が他者よりも道徳的に悪いということ，そして能力においても他者よりも劣っているということは，これまではなんとかして周囲から隠すことが可能だったのですが，もはや彼にはそれができなくなっています。そこから**関係妄想**へと発展しています。この時代には**自慰**は重大な悪徳と考えられていましたから，そのことが周囲に伝わるというのは，自分が完全に周囲に敗北してしまったことが明らかになってしまうことに等しいのです。

　クレッチマーは，このような病態を敏感関係妄想と呼びました。性格的に敏感な人物に生じる，関係妄想を主体とする精神病，という意味です。彼が言うように，この患者さんは，一方では「並外れた情性の柔らかさ，弱さ，繊細な傷つきやすさを示している」が，他方では「ある種の自意識にみちた野心，我意」を示す性格の持ち主でもあり，自慰に対する罪悪感をきっかけとして，それと関連する周囲の出来事を次々と自分に関係づけることから妄想が形成されています。

　現在，**敏感関係妄想**という概念を用いる精神科医はずいぶん少なくなったと思います。もう古いものだと思われているのかもしれません。しかし，このような概念を用いることができるということは，昔の精神科医は，患者さんの人生をきちんとみていたということにほかなりません。現代の**操作的診断基準**では，幻覚や妄想があるか，それらの症状の持続期間はどれくらいかなどのわずかな情報に基づいて診断を決めてしまうことができますので，患者さんの人生をみる視点が

なくなりつつあるように思います。反対に，患者さんの人生を事細かに聞き取り，その人生がどのように発展していったかを明らかにしていく作業は，まさにサイコ psycho（精神）のパトス pathos（病）のロジック logos（論理）を問うものであり，それこそが精神病理学 psychopathology の名に値する臨床の基本なのです。

■ 3.4.6 好訴妄想

　最後に紹介するのは，好訴妄想ないし復権妄想病 délire de revendication と呼ばれている精神障害の記述です。

【症例45】　好訴妄想の最初の発端は，実際の出来事と結びついているので，表面的な観察では特別過敏な正義感のあらわれのように見えるかも知れないが，次第にその思考過程の病的な本質が顕わになってくる。国家警察が不公平をして故意に自分を悪くいうような噂を立てている，人が自分の全財産を奪おうとして自分をやっつけるつもりで，自分のために確かに立派な証言をしてくれたはずの証人をもう召喚しない。…患者の見解と対立する証言は，すべて信ずるに値せず虚偽であると立ちどころに述べる。相手方の証人は偽証しており買収されているのだ。患者はそれに対して自分のあらゆる主張に多勢の証人を指名して引き合いに出すが，それにもかかわらず彼らは全然何の陳述もするすべを知らないか，それともほんの些細なことしか陳述できず，そうなると彼らは正しい証言をしなかったという理由で忌避される。彼らの代りに通常次々と別の証人たちがとって代り，患者はその人たちから特に重要な説明を期待するのだが，彼の期待は常に新たに裏切られる結果になる。／それにもかかわらず患者は，あらゆる権利を手に入れようと見境いなく努力しては絶えず敗北し，またたいてい判決上も次第に難しい立場に陥るので，彼にとって敵方の範囲は新たな失望と共に更に広がる。弁護士は何もしてくれず，相手方から賄賂をもらって自分に敵対して働いているのだ，地方裁判所判事は自分の証人を忌避し，彼らが言うはずのことを前もって除いてしまう。皆が共謀している。判事と裁判所は追い剝ぎや泥棒の一味で自分を迫害しており，自分らの悪事を明るみに出さぬよう一致団結しているのだ。患者は相手方について「それを皆が助けている」と言う。裁判所は自分を馬鹿にしようとして恥を隠すつもりだ。それは国家的詐欺だ，など。時には被毒妄想〔＝食べ物等に毒を入れられているという妄想〕があらわれる。

(Kraepelin, 1977b/1987, pp. 120-121)

これらの患者さんは，実際にあった権利侵害を契機として，「自分が不当に権利を剥奪されている」という訂正不可能な確信に至り，何度も訴訟を起こしています。クレペリンによれば，この種の患者さんには「実際の権利の理解が欠けており，普遍的な権利保護という，より高い見地に対し，個人的な利益を一方的に強調する」という特徴がみられ，権利が何であるのかをよく理解していない様子であるといいます。そして，このような訴訟を繰り返しても，敗訴を重ねることになりますから，自分が権利を剥奪されているという確信がなおさら強められる，という悪循環が形成されることになります。

　なお，クレペリンは，途中までは**好訴妄想をパラノイア**の中に分類していましたが，最終的に**心因性精神障害**に分類しました。それは，**人格の発展**というよりも特定の権利侵害的な出来事に端を発していると考えられるからです。

110

第4章 うつ病

◆4.1◆ 概　説

「うつ病」という言葉は，誰でも聞いたことがあると思います。ただし，精神病理学で扱われるのは主に**内因性うつ病** endogene Depression です。それは，**内因性**に生じたと考えられるうつ病のことであって，何らかの心理的な原因（心因）があって生じたもののことではありません。もっとも，うつ病の臨床において内因性／心因性という区分けはしばしば曖昧になることがあるのですが，そのことは後に症例をみながら説明していきます。

まずは，どのような症状を呈する精神障害が「うつ病」と呼ばれているのかを知るために，DSM-5 における**うつ病（DSM-5）／大うつ病性障害** major depressive disorder の診断基準の概略を確認しておきましょう。なお，「うつ病（DSM-5）」という一見奇妙な訳語は，直訳である「大うつ病性障害」という用語が一般向けにわかりにくく誤解を生じやすいために用いられています。単なる「うつ病」ではない，ということを示すために「うつ病（DSM-5）」と表記されているのです。

うつ病（DSM-5）／大うつ病性障害　296.21–296.30（F32.0–F33.9）

A．以下の症状のうち5つ（またはそれ以上）が同じ2週間の間に存在し，病前の機能からの変化を起こしている。これらの症状のうち少なくとも1つは(1)抑うつ気分，または(2)興味または喜びの喪失である。

　(1)　その人自身の言葉（例：悲しみ，空虚感，または絶望を感じる）か，他者の観察（例：涙を流しているように見える）によって示される，ほとんど1日中，ほとんど毎日の抑うつ気分

　(2)　ほとんど1日中，ほとんど毎日の，すべて，またはほとんどすべての活動における興味または喜びの著しい減退（その人の説明，または他者の観察によって示される）

(3) 食事療法をしていないのに，有意の体重減少，または体重増加（例：1カ月で体重の5％以上の変化），またはほとんど毎日の食欲の減退または増加

(4) ほとんど毎日の不眠または過眠

(5) ほとんど毎日の精神運動焦燥または制止（他者によって観察可能で，ただ単に落ち着きがないとか，のろくなったという主観的感覚ではないもの）

(6) ほとんど毎日の疲労感，または気力の減退

(7) ほとんど毎日の無価値感，または過剰であるか不適切な罪責感（妄想的であることもある。単に自分をとがめること，または病気になったことに対する罪悪感ではない）

(8) 思考力や集中力の減退，または決断困難がほとんど毎日認められる（その人自身の言明による，または他者によって観察される）

(9) 死についての反復思考（死の恐怖だけではない），特別な計画はないが反復的な自殺念慮，または自殺企図，または自殺するためのはっきりとした計画

どうでしょうか。みなさんの中にも，ここにリストアップされている症状のうちいくつかを経験したことがある人がいると思います。ただし，このリストはよく読むと，その症状が複数あり，かつ1日中ずっとつづいている期間が2週間以上必要であると書かれています。さらには，これらの症状のほかに，患者さん本人に社会的・職業的生活上の障害が生じていることなども確認できた場合に，その人物には**抑うつエピソード**depressive episodeがある，と言います。さらに，そのエピソードが他の障害ではうまく説明できないものが**うつ病（DSM-5）／大うつ病性障害**と診断されるのです。

4.1.1 下位分類

うつ病の分類は諸家によって異なるため非常に難しいのですが，うつ病の中でも，**妄想**（や幻覚）などの症状を伴うものを，**精神病性うつ病，妄想性うつ病**delusional depressionなどと呼ぶ場合があります。DSM-5には「**メランコリアの特徴を伴う**with melancholic features」という特定用語（識別子）があり，これは**アンヘドニア**anhedonie（＝本来なら喜びや快を生じさせることが，何の喜びや快も生じさ

せない状態)，**気分の非反応性** mood unreactivity（＝よい出来事があっても気分が好転しないこと），**日内変動** Tagesschwankung（＝特に朝に症状が増悪すること）などの，**内因性うつ病**の特徴として知られていた特徴を含むものです。

より細かい論点は後に症例をみながら紹介することにしますが，注意しておかなければならないのは，**抑うつ状態はうつ病以外の精神障害にもしばしばみられる**という点です。**躁うつ病**のうつ病相だけでなく，**器質性精神障害**にも抑うつ状態がみられることもありますし，**統合失調症のシュープ**の後には**精神病後抑うつ** post-psychotic depression と呼ばれる抑うつ状態がみられることがあります。

なお，日本独自の分類としては，**笠原嘉**と**木村敏**の2人がつくった**笠原・木村分類**があります。これは**内因性うつ病**のみならずその他のものも含む広義の抑うつ状態を主に病前性格に基づいて分類するものです。I型では**メランコリー親和型／メランコリー型** Typus melancholicus や**執着性格** immodithymer Charakter（後述します）と関連する**性格（状況）反応型うつ病**（≒内因性うつ病），II型では**循環気質** Zyklothyme と関連する**循環性うつ病**（躁うつ病），III型では未熟型性格と関連する**葛藤反応型うつ病**（抑うつ神経症），IV型では分裂気質と関連する抑うつ状態である**偽循環病性統合失調症**が，さらにV型では悲哀体験から生じた反応性の抑うつである**悲哀反応**，VI型ではその他の抑うつが類型化されており，加えて重症度による変化も網羅されており，医療者どうしの間でおおまかに患者さんのありようを伝えるためには非常によいツールだったのですが，今日ではあまり使われていないようです。

人生の後半に生じる高齢者のうつ病を，一時期の**クレペリン**は**退行期メランコリー** Involutionsmelancholie と呼んでおり，この概念は近年，**古茶大樹**（1960-）らの研究グループによってリバイバルされました。

そのほか，日本の精神病理学では，**笠原嘉**による**退却神経症**，**阿部隆明**（1957-）による**未熟型うつ病**，**広瀬徹也**（1937-）による**逃避型抑うつ**，**松浪克文**（1951-）による**現代型うつ病**，**樽味伸**（1971-2005）による**ディスチミア親和型**など，古典的な**内因性うつ病**とは異なる現代的な**抑うつ状態**を捉えようとする概念が多数提出されています。

4.1.2 歴　史

うつ病は，歴史上きわめて早い時代から存在していたようであり，実に古代ギリシアの**ヒポクラテス**（BC460頃-BC370頃）の時代から，現代のうつ病に相当する

精神障害がメランコリアmelancholiaという名で記載されています。メランコリアとは黒い胆汁のことですが，当時の医学では体液のバランスが崩れ，黒胆汁が多くなった状態がメランコリア（うつ病）であると考えられていたのです。現代でもうつ病をメランコリーと呼ぶ場合があるのは，その時代のなごりです。

　近代精神医学の黎明期におけるうつ病の記述は，18世紀末にピネルがメランコリーmélancolieを，その弟子のジャン＝エティエンヌ・ドミニク・エスキロール（1772-1840）がリペマニーlypémanieを記載することに始まります。そして，抑うつ状態と躁状態が周期的に交代することに着目して記載されたジャン＝ピエール・ファルレ（1794-1870）の循環性狂気folie circulaireやジュール・バイヤルジェ（1809-1890）の二相性狂気folie à double formeを経由して，1899年にはクレペリンがそれらをまとめる形で躁うつ病manisch-depressives Irreseinという疾患単位を提唱するに至ります。これらの概念に「狂気」を意味する「folie」や「Irresein」という言葉が使われていることからもわかるように，当時のうつ病（および躁うつ病）は外来診療で対応可能なものではなく，そのほとんどが入院環境下で治療されるような激しい症状を伴うものであり，「精神病」と呼ぶにふさわしいものでした。実際，当時はメランコリーを感情ではなく知性に一次障害がある妄想性精神病として考える見解が一般的であり，うつ病を感情（気分）の病としかみない現代の理解とは大きく異なっていました。

　このような歴史的経緯からもわかるとおり，内因性うつ病は躁うつ病とセットにされて論じられる傾向にありました。クレペリンのいう躁うつ病や，シュナイダーのいう循環病Zyklothymieは，内因性うつ病と躁うつ病をひとつのものとして捉える概念です。

　なお，内因性うつ病という語が初めて使用されたのは，この病を過労などの精神的・肉体的疲弊から生じる神経衰弱Neurasthenieから切り離そうとしたカール・ボネファー（1868-1948）の1912年の論文においてであるとされています。現代では，内因性うつ病という概念を使うことが少なくなりましたが，近年，うつ病の概念史を丹念に追っている大前晋（1970-）によれば，そのような傾向は1920年代のアメリカやイギリスに端を発するものであるといいます。そこでは，外来治療可能な神経衰弱と入院治療が必要となる内因性うつ病の間には，重症度以外の違いがないと考えられたのです。

　もちろん，内因性うつ病をその他の抑うつ状態から明確に区別しようとする論者も数多くいました。マイヤー＝グロスは，内因性うつ病には気分の非反応性，

つまり「楽しいことがあっても患者の気分がその出来事に反応しない」という特徴があると述べています。また，**ヴァルター・シュルテ**（1910-1972）は**悲哀不能**Nichttraurigseinkönnenという特徴があると言います。彼によれば，**メランコリー**の患者は，ポジティヴな（楽しい）出来事に反応しないだけでなく，ネガティヴな（悲しい）出来事にも反応しない（ゆえに**喪の作業**Trauerarbeit/mourning workを行うことができない）というのです。それは，患者が「「心」的および精神的な感情も揺れを起こせなくなってしまった」状態にあるということであり，いわばもはや悲しめない状態になっていると考えられるというのです。このような見方がぴったりくるような症例は現代の臨床でも散見されます。DSM-5においても，おおよそこのような特徴に相当しうる「**メランコリアの特徴を伴う**」という特定用語（識別子）が残されており，いまだにメランコリーを**うつ病**（DSM-5）／**大うつ病性障害**から区別しようという意見をもつ勢力も存在しています。

◆4.2◆ うつ病の記述精神病理学

■ 4.2.1 制　止

まず，うつ病の症状がどのようなものなのかを確認するために，クレペリンの記述をみてみましょう。

> 【症例46(1)】患者は深いぼんやりの状態となり，周囲の印象はもはや把握したり消化加工したりされず，患者に向けられた問いを解せず，自分の身の情勢も分らなくなる。ある女の患者は，一つのベッドから隣のベッドへ移るようにといわれて「あんまりこみ入っていてむつかしくて」どうしていいか分らないといった。時として思考抑制は意志障害よりも少ないことがあり，ある患者はごく簡単な足し算のときと，こみいった計算の答えを出すのにどちらも同じ位長い時間かかった。
> （Kraepelin, 1977a/1986, pp. 211-212）

隣のベッドに移動するという行為は，ふつうの状態なら簡単にできますが，よく考えてみると，今いるベッドから背中を起こして，布団をどけて，足を下ろして……といったさまざまな手順を1つひとつたどっていかなければなりません。このように，ふつうならいともたやすく行えることが，絶望的に遠い目標にたどり着こうとするかのごとく，ゆっくりとしか行えないようになることを**制止／抑**

制 Hemmung と呼びます。この制止は，行動だけでなく思考にも及び，患者さんはしばしば「頭が悪くなってしまった」と訴えます。この2つの制止をまとめて**精神運動制止** psychomotor retardation/psychomotorische Hemmung と呼びます。

　制止は行動を忘れていたり，知的な能力が落ちていたりするためにおこるのではありません。行動や思考を行うためのエネルギーが低下しているのではなく，エネルギーはあるのにその発現が制限されている状態です。このことは，本症例にみられるように，単純な計算と複雑な計算が遅延してはいるが同じ時間内でなされうることからもうかがえます。このように，**うつ病**では行動と思考がまるで「着衣水泳」しているかのように，ゆっくりとしか行えなくなるのですが，最も重症の例ではほぼ完全に行動と思考が停止してしまう場合もあり，それを**昏迷**と呼びます。後に**ヤンツァーリク**は，（構造＝自我，力動＝エネルギーの相即として**精神障害を捉える**）構造力動論的立場から，**内因性うつ病**の基本病態を（力動の低下ではなく）**力動の収縮** dynamische Restriktion と捉えました（なお，躁状態は**力動の拡張** dynamische Expansion，統合失調症は**力動の不安定化** dynamische Unstetigkeit として捉えられます）。

　うつ病にも**妄想**がみられますが，それは次のようなものです。

【症例46(2)】　時として患者のとぎれとぎれの時々発する言葉はまとまりのない妄想の気配を感じさせることがあり，患者はこの世からすっかり離れてしまった，脳に割目が入っている，商売に失敗して大損させられた，下の部屋では騒ぎ立てて不穏であるなどという。　(Kraepelin, 1977a/1986, pp. 211-212)

　「脳に割目が入っている」というのは，脳が駄目になったということです。これを**心気妄想** hypochondrischer Wahn と呼びます。「商売に失敗して大損させられた」というのは，**貧困妄想** Verarmungswahn と呼びます。重症のうつ病の患者さんは入院治療を必要とすることもありますが，貧困妄想がある場合には「お金がないから入院できません」と語られることもしばしばです。その患者さんに家族が預金通帳を見せて，「こんなにお金があるでしょう」と示しても，患者さんの考えは変わりません。なぜなら，それは妄想であり，訂正不可能であるからです。最後の「下の部屋では騒ぎ立てて不穏である」は，自分のことを責め立てているということでしょうか。これは**迫害妄想**かもしれません（うつ病でも迫害妄想がみられることがあります）。もし，「取り返しのつかない悪事を犯してしまった（がゆえに，

116

下の部屋から責められている）」ということであれば，それは**罪責妄想／罪業妄想**Sündenwahn/Versündigungswahnと呼ばれます。心気，貧困，罪業というこれら3つの妄想を総称して，うつ病の3大妄想ないし**微小妄想**Kleinheitswahnと呼びます。

さて，これらのうつ病性の妄想は，妄想の成り立ちからみると，**統合失調症**の妄想とは大きく異なります。統合失調症の妄想は一次性妄想体験に由来するものであり，その意味で**一次妄想**primärer Wahnを基本としています。他方，**うつ病**では，先に何らかの**心的体験**があって，その心的体験に対する自己解釈として妄想が出現しているのであって，そのような妄想は**二次妄想**sekundärer Wahnと呼ばれます。たとえば，**精神運動制止**があるせいで，自分だけが周りについていけないと感じるような状態になってしまったら，「自分の身体が悪くなったのかもしれない」という自己解釈（心気妄想）に陥ってしまうことは大いに**了解**できます。**ジュール・セグラ**（1856-1939）によれば，このような妄想は「幻覚，感情，知的活動，知覚や記憶といった症状に対する二次性の解釈」によってつくられたものなのです。**ヤスパース**もまた，このような妄想は「感動や，心をゆり動かし，傷つけ，罪責感をよび起す体験や，或いは意識変化の際に起る妄覚や知覚界の疎隔の体験から，我々にとって了解しうる如く発するもの」であるとし，統合失調症にみられる**真性妄想**とは区別される**妄想様観念**wahnhafte Ideeだと考えました。

なお，うつ病性妄想における一次性の要素を重視する立場もあります。**シュナイダー**は，うつ病性妄想は人間の**原不安**Urängsteが露わにされたものだと考えており，この原不安の顕在化が**うつ病**における一次性体験と考えられると言います。さらに**フーバー**は，この意味でうつ病性妄想をむしろ**一次妄想**として捉えることを提唱してもいます。

■ 4.2.2 生気的悲哀

先の症例で，うつ病が単に「悲しい」気分がみられる精神障害ではないことがわかったと思います。実際，うつ病は次のように身体においても表現されます。

【症例47】　ある女性の…患者はいつも悲しいと言ったが，それはむしろ胸部に張り付いた内的不穏・焦燥の中にあった。ある時，彼女は胸と胃の付近の圧迫感を訴えた。それはどんな感じかと問われると，「むしろ悲しみです」と答えた。また別の女性患者は胸を指してこう言った。「ひどい憂うつがこの中にあります」。患者は憂うつを圧迫感のせいと考えることが多い。「ただ圧迫感が

私を憂うつにしたのです。」 (Schneider, 2007/2007, p. 102)

　この患者さんの「悲しみ」は，気分（心的感情）にではなく，むしろ身体にあらわれています。**シュナイダー**によれば，気分に「悲しみ」が表現されるものは（つまり，悲しい気分が前景に立つものは）反応性うつ病であり，**循環病の抑うつ状態**（つまり**内因性うつ病**）はむしろ身体に「悲しみ」が表現されるものなのです。

　その際に**シュナイダー**が依拠しているのが，哲学者**マックス・シェーラー**（1874-1928）による感情の分類です。シェーラーの分類は，人間の感情を(1)感性的，(2)身体的・生命的（生気的），(3)心的，(4)精神的な感情の4つに分けるものですが，シュナイダーはそれにならい，(3)の心的感情のレベルの障害が反応性うつ病にみられ，(2)の生気感情のレベルの障害は**循環病**（**内因性うつ病**）にみられると考えたのです。内因性うつ病にみられる後者の生気感情の障害は特に**生気的悲哀** vitale Traurigkeit と呼ばれ，頭や胸やみぞおちなどの特定の部位に極限された重さや，胸の苦しさや喉の締め付けなどの身体的体験としてあらわれることが知られています。言い換えるなら，内因性うつ病では，「うつ」という気分の症状に随伴して身体症状があらわれているというよりも，むしろ生気的な身体症状の中に「うつ」があらわれるのです。

　精神病理学の知見が広く知られていた時代と比べると，最近は**うつ病**の概念が非常に簡略化されています。製薬会社やそこに近い立場の医師を中心に，「うつ病では背中や腰に痛みの症状がよく出るので，それに注意して治療しましょう」という言説が流通しているのですが，精神病理学をきちんと勉強すれば，そもそもうつ病では抑うつが身体において表現されるのだから，痛みの症状が出るのは当たり前だということがわかります。

　なお，**シュナイダー**は，この**生気的悲哀**を1946年の時点では**循環病**（**躁うつ病，内因性うつ病**）における**一級症状**であると考えていましたが，反応性うつ病でも二次的に生気的悲哀がみられることがわかったため，1948年にはそれを撤回しています。このように，内因性うつ病の境界はしばしばあいまいになることがあります。

■ 4.2.3 コタール症候群

　うつ病が重症化するとどうなるでしょうか。うつ病には，**精神運動制止**が主となる**制止型うつ病** retarded depression と，制止よりもむしろ**不安や焦燥** agitation が

主となる焦燥型うつ病 agitated depression がありますが，前者の重症化したものが昏迷を呈するうつ病であるとすれば，後者が重症化したものは次に紹介する**コタール症候群**syndrome de Cotard であると考えられます。もっとも，コタール症候群の**疾患分類学**については諸説ありますが，この最初に記述されたコタール症候群の症例が「不安メランコリーの重症形態」であったという点は重要です。なお，これは哲学者ジル・ドゥルーズ（1925-1995）が**器官なき身体**corps sans organe という言葉を使うときに参照している症例でもあります。

【症例48】　未婚の女性Ｘは次のように断言している。「私にはもはや脳，神経，肺，胃，腸がない。私には崩壊した身体の骨と皮しか残っていない」（これは彼女自身の表現である）。この否定妄想はまさに形而上学的観念にまで及び，それが最近までの彼女の強固な信念の対象となっていた。「私には魂がない。神は存在しない。悪魔はなおのこと存在しない。もはや私には崩壊した身体しかなく，生きるために食べるという欲求がない。私には自然死はあり得ないでしょう。私は焼き尽くされない限り永遠に生きるでしょう。ただ炎だけが私のためにできる最後のことなのです」。／もちろん彼女は自分（骨と皮）を燃やしてしまうように懇願し続け，何度も自分に火を着けようとした。／…Ｘは入院の時点まで憂うつに囚われ続け，いかなる休息も与えない不安に囚われ続けた。彼女は地獄のなかの魂のごとくに彷徨い，神父宅や医師宅に助けを求めようとした。／…当時の彼女は，自分が劫罰を受けたと信じていた。彼女の宗教的な事細かさは，彼女にあらゆる類いの罪や，ことに初聖体で告白した罪の非を認めるに至らしめた。彼女は言う，「神は私に永遠の罪を宣告した。そして私は当然それに値する地獄の苦しみをすでに堪え忍んできた。なぜなら私の全人生は一連の嘘，偽善，犯罪以外の何ものでもないのだから」。　　　　　　　(Cotard, 1880, pp. 168-169)

これは，ジュール・コタール（1840-1889）によって報告された症例であり，後にセグラによって**コタール症候群**と命名されました。この症候群では，メランコリー性不安，自傷や自殺の傾向，痛覚脱失ないし痛覚過敏（＝痛みを感じなくなったり，過剰に感じたりするようになること）のほかに，次の３つの独特の妄想のうちのいくつかが生じます。

(1)　**否定妄想**délire de négation：「私にはもはや脳，神経，肺，胃，腸がない」と

第4章　うつ病　　*119*

いった身体の器官についての否定が最も頻繁にみられますが，それ以外にも「魂がない」「神は存在しない」という陳述に示されているように抽象的観念までをも体系的に否定する妄想です。年齢を尋ねると，「自分には年齢はない」と答えることもしばしばです。

(2) **不死妄想**délire d'immortalité：罪責妄想では，自分の罪深さのゆえに死んで地獄に堕ちなければならないという主題がしばしば語られますが，不死妄想では，もはや死んだり地獄に堕ちたりすることすら許されていません。もはや自分の罪を裁く者も存在しないため，天国に行けないどころか地獄にも行けない，ゆえに死ぬことすらできなくなってしまうのです。

(3) **巨大妄想**délire d'énormité：誇大妄想では，「自分は世界を変える素晴らしい発明家だ」というように，自分の肯定的な価値が増大しますが，反対に自分の否定的な価値が増大するのが巨大妄想です。たとえば，「自分は世界に存在するすべての悪の原因であり，サタンでありアンチキリストである」「自分が食事をすれば世界全体が失われる」などのような陳述であり，いわば「グロテスクなまでに巨大化したうつ病性妄想」であると言えます。

後に**コタール**は，否定妄想の本態は**心理的視覚喪失**perte de la vision mentale であると考えるに至りました。ふつう，私たちは今ここにない対象（つまり，自分の身体の中にあるがゆえに見えない胃や肺，あるいは神や年齢といった目に見えない抽象的概念）を心の中で思い出す（表象する）ことができますが，その能力を失うことが，否定妄想の，ひいては**コタール症候群**の根底にあるというのです。後に症例52でとりあげる**フロイトのメランコリー論**においても，抽象的なものを含む対象喪失が問題とされることになります。

◆4.3◆ うつ病の現象学的精神病理学

■ 4.3.1 時間の生成停止とポスト・フェストゥム

うつ病では，思考や行動が遅くなる**精神運動制止**がみられると述べました。では，同じ体験を現象学的な立場からみるとどうなるでしょうか。次の症例で確認してみましょう。

【症例49(1)】 58歳，女性／2～3年前から仕事が忙しくプレッシャーを感じていた。X年5月より食欲低下し，1カ月で2～3kg体重が減少した。6月下旬，精神科病院を受診し，うつ病の診断で…治療が開始され，症状は改善し，X＋1年8月には治療終結した。しかしその直後より，義母の病気の介護をすることになり，X＋2年1月に義母は回復したものの，不眠，意欲低下が出現，治療が再開され〔たが〕経過は思わしくなく，…治療に不信感を募らせ，8月下旬からは睡眠導入剤以外は服薬しなくなり，9月末に大学病院を初診した。

(小林，2013，p. 285)

　この「X年」というのは，精神医学や臨床心理学の症例報告において用いる独特の書き方です。基準となる「X年」は，その症例を報告している主治医（心理師）が患者（クライアント）と初めて会ったときを指します。ですから，主治医と会う前の状態を書くときには「X－2年」などと書き，治療が開始された後のことについては「X＋2年」などと書きます。

【症例49(2)】 無表情で，「落ち込んでいるという感じはしない」と述べるが，「時間感覚がなくなって，時間が止まっているみたい。1秒が長い。どうしたらいいかわからない。発狂しそうな感じ」と訴えた。どうしたらいいかわからず，家の中をそわそわと歩き回り，睡眠導入剤を飲んでも眠った気がせず，食事も出されれば食べるが美味しくない。／薬をきちんと飲むことを約束してもらい，前医からの診療情報を得てから，duloxetine を開始し，60mg まで増量したところ，2カ月ほどで，睡眠・食欲が回復，表情も自然になった。

(小林，2013，pp. 285-286)

　この患者さんの症状は，観察者の側から客観的にみると**精神運動制止**ですが，患者さん本人の側から主観的にみると「一秒が長い」という体験であることがわかります。つまり，思考や行動が遅くなる精神運動制止は，主観的体験としては「時間が進んでいかない」というものなのです。**うつ病の患者さんがもっとも苦しんでいるのは，自分にとっての時間は全然進んでいかないのに，周りの人々にとっての時間は今までと同じ時間であるがゆえに，自分だけが周囲から取り残されてしまい，追いつける可能性がなくなってしまうということです。**うつ病の患者さんがこのような主観的体験をしているということを頭に入れておけば，患者

さんに対してかける言葉は変わってくるはずです（たとえば，焦らせるような発言をしてはいけないということはすぐにわかるでしょう）。

人間学的精神病理学の泰斗，ヴィクトール・エミール・フォン・ゲープザッテル（1883-1976）は，**内因性うつ病**の本態を時間の**生成停止** Werdenshemmung だと考えました。これは，客観的な時間が止まるということではもちろんなく，主観的に体験される**体験内在時間** erlebnisimmanente Zeit が停滞ないし停止するということです（彼はこの障害は究極的には生物学的な基礎をもつと想定しています）。

時間の**生成停止**は，この症例の患者さんが訴えているように，「一秒が長い」，つまり「現在が過ぎ去らない」ものとして体験されます。本来ならば，自分の目の前にある「現在」は次の瞬間には「過去」になっているはずですが，その「現在」がその場に居座っているのです。すると，「現在」を超えていくような何かが可能になるはずの「未来」がやってくることもなくなります。それは，希望がなくなるということと同義です。そしてまた，そのような時間意識においては相対的に「過去」が強く意識されてくるようになります。つまり，後悔が増大してきて，「〜になってしまった。もう取り返しがつかない」という完了形の陳述が多くなります。**木村敏**もまた，このように「未来」が消失し，「過去」に「現在」が支配されるうつ病的な時間意識のあり方を**ポスト・フェストゥム**と呼んでいます。

ところで，この症例には「食事も出されれば食べるが美味しくない」という部分があります。これは，さまざまな「うつ」を見極めるうえで非常に重要な情報です。**内因性うつ病**では，何を食べても味がせず，食感も砂を噛んでいるような感じになることがしばしばあります。以前なら美味しいと思っていたものが美味しくなくなり，食感も変わってくるのです。**テレンバッハ**は『味と雰囲気』(1968)の中でそのような味覚や嗅覚の変化を詳細に検討しています。

なお，この患者さんに投与されている duloxetine という薬剤は，いわゆる**新規抗うつ薬** new-generation antidepressants のひとつです。抗うつ薬は，古い世代に属し副作用も多い**三環系抗うつ薬** tricyclic antidepressants や**四環系抗うつ薬** tetracyclic antidepressants がかつては用いられてきましたが，現在ではほとんどの場合，**選択的セロトニン再取り込み阻害薬** selective serotonin reuptake inhibitors（SSRI）や**セロトニン・ノルアドレナリン再取り込み阻害薬** serotonin & norepinephrine reuptake inhibitors（SNRI）などの新規抗うつ薬が用いられています。

薬物による治療が奏功しない重症のうつ病の場合（そのほか，**躁状態**や**カタトニア**の場合にも），**電気けいれん療法** electroconvulsive therapy（ECT）が行われること

もあります。これは，頭部に数秒間電流を流し，人工的にけいれんを起こさせる治療法ですが，懲罰的に用いられてきた歴史や，安全性に難があったなどの理由から，強い批判にさらされてきました。現代では，**修正型電気けいれん療法**modified electroconvulsive therapy（＝麻酔科医による全身管理のもと，比較的安全に行われるように修正されたECT）が多くの施設で用いられていますが，地域や病院の気風によってはあまり使われない場合もあります（特に**力動的なアプローチ**を重視するところではそのような傾向があります）。しかし他方では，この治療法でなければ改善が得られにくい病態に対して積極的に使っていくという立場もあります。

■ 4.3.2 （躁）うつ病者の妄想的ディスクール

次に，うつ病の症例にみられる妄想についての人間学的な検討を紹介します。

> 【症例50(1)】　患者Aは39歳の男子。…性格は心配性，神経質，きれい好き，他方，几帳面，こり性のところもあり，一つのことにこだわりやすい。人とのつきあいはへただが，近所に寄合いなどがあるとその世話をすすんで引き受けたりしていた。／3年前の春，65歳の父が交通事故で足を折って入院したが，当時「おやじがいなければやっていけない」と弱気になり，夜も眠れなくなった。ところが，一カ月後，退院の父を迎えに行った弟がトラックと正面衝突して即死するという事故があり，本人はショックをうけ，それ以来，不眠と食欲不振がつよまり，同時に「実行力」がなくなって「しっかりしなければ」と思いながらも，意欲がわいてこないし，つい仕事を休んで，床についてしまう。しかし，これからさきのことが気になって頭につきまとい，起きだしては「困った，困った，もうだめになった，どうしよう……」とブツブツ訴えだす。母や妻がいくら慰めたり励ましたりしても，それには，耳を貸そうとせず，しばらくするとまたもや「もうだめだ，もうだめだ，どうしよう……」と嘆き続ける。心配になると，夜中の三時ごろに起きだして，これを単調にくりかえす。
>
> (宮本，1982，p. 246)

この患者さんは，父親の交通事故や，弟の事故死を契機として**抑うつ状態**になっています。しかし，精神病理学ではこれを心因とは呼びません。というのも，それらの契機からは後の重篤な抑うつ状態の発生が**了解**できないからです。また，経過をみれば，これが心的感情のレベルではない（つまり反応性うつ病では

ない）ということがわかります。

「実行力がなくなる」という訴えは**制止**のようですが，むしろ「じっとしていられない」という様子が目立ちます。つまり，この段階では**焦燥型うつ病**であったと言えます。このタイプのうつ病では，この症例のように**不安な心配事**を何度も繰り返し口にし，**困惑した表情**で家や病院の中をうろうろと歩き回る姿がしばしばみられます。

次の箇所では，その**不安**が一気に妄想の領域に突入します。

【症例50(2)】 本人の心配は家の将来をめぐってのもので，3年さき，5年さきのことに及び，さらには10年さきのことまで気に病んで「これでは家が終えてしまう。食べるものもなくなる。娘（9歳）も嫁にやれない……」と取り越し苦労をするなど，つぎつぎに同種の観念をつみかさねていくが，やがて「困った，困った，どうしよう……」という最初の訴えにもどってくる。

(宮本，1982，pp. 246-247)

これは，自分の（広義の）所有物であるところの家や家族の構成員に関する**貧困妄想**です。患者さんにとっては大変失礼ながら，少々可(おか)笑しい**妄想**だと思いませんか。「嫁にやれない」という嘆きの対象になっている娘はまだ9歳であり，深刻な悩みとして**感情移入**することができません。「そんな大袈裟に言うの？」という感覚をもちませんか。**鳥山明**(1955-)の漫画『Dr. スランプ』(1980-1984)に，登場人物の則巻千兵衛が地獄行きを告げられる場面がありますが，彼が天国ではなく地獄に行かされる理由は，「小さい頃に蟻を一匹踏み潰してしまったから」でした。**うつ病**の妄想では，ちょうどそれと同じように，自分の過去のほんの些細なことが，非常に重く自分にのしかかってくるのです。

さて，**宮本忠雄**は，かつてメランコリー（内因性うつ病）や躁うつ病が「folie」や「Irresein」といった「狂気」を意味する言葉で名指されていたことに注目しています。現代では，**うつ病**は「こころの風邪」とも評されることからもわかるように，誰もがかかりうるありふれた病であると考えられていますが，かつてはそうではなく，まさに「狂気」として扱われていたのです。もちろん現代のうつ病は「狂気」という言葉が似つかわしくないような軽症から中等症のものがほとんどになりましたが，しかしその根本は「妄想精神病」なのだと捉える視点も重要であると宮本は主張しています。

宮本によれば，内因性うつ病における妄想は次の5つの特徴をもっています。

(1) 自分を中心にした同心円的循環：訴えが同じところをグルグルと回り，他者と話していても結局は自分の問題に回帰するという特徴です。この症例では，患者さんは家族のことを心配しているようでいて，結局は自分が問題になっていますね。

(2) 時間的進展の欠如：「過去の肥大」や「未来の遮断」というよりも，自らの苦しみが永遠につづいていくことがすでに決定されており，「永遠の現在」や「無限につづく現在」に生きざるをえないようなあり方が優位であるという特徴です。時間の生成停止という特徴は妄想の中にもみられるのです。

(3) 「物語り」の不成立：妄想型の統合失調症やパラノイアのような，妄想の物語りを次々と建て増ししていくようなあり方とは反対に，妄想の主題はあっても発展がないという特徴です。

(4) 血縁的共同体に限定される妄想野：妄想の及ぶ先が身近な範囲に限定されており，統合失調症における「神」のような超越的な他者が登場しないという特徴です。この患者さんも，自分の家と家族に妄想の範囲は限定されています。統合失調症の妄想と比べると，実に世俗的な妄想であると言えます。

(5) 妄想野における意味ある人物の不在：家族に関する妄想でも，その家族（この症例では「娘」）はいわば「引き合いに出された」だけであり，特権的な人物となることがないという特徴です。反対に，統合失調症では，「神」や「FBI」のような超越的な他者が登場し，その他者は世界のすべての不可思議の中心となる特権的な人物とされる場合がしばしばあります。

■ 4.3.3 インクルデンツとレマネンツ

　次に紹介するのは，テレンバッハが『メランコリー』(1961) という著作で行った，うつ病の発病状況論です。先ほどから述べているように，内因性うつ病は心因によって発病するのではありません。しかし，人間学的にみた場合，彼らがある特定の性格構造をもち，ある特定の状況の中で発病していることがわかるのです。実際に，症例で確認してみましょう。

第4章　うつ病　　*125*

【症例51(1)】 女性患者イルゼ・Stがいうには，彼女は思い出しうるかぎりの幼いころから特別に几帳面であった。正確さから外れることがあったりすると，不安になり，気がすまない感じをもった。…ものごとが予想通りの経過をとっているときには，いつも安心していられたが，なにかがいつもと違う経過をとったり，予期しないことが起ったりすると，すぐ不安になるのだった。／学校を終えたのち，患者は事務職員になる訓練を受けた。この職業は，とりわけ精密な仕事ができるということで，彼女の気に入った。彼女は結婚後，この職業と家事との両方を同じような正確癖で行っていた。

(Tellenbach, 1976/1985, p. 152)

　うつ病になる人は，もともと真面目で几帳面な性格の人である，としばしば言われます。そのような議論は，日本の下田光造（1885-1978）が執着性格と呼んだ性格や，テレンバッハがメランコリー親和型と呼んだ性格の特徴に由来しているのですが，気をつけていただきたいのは，これを「よい性格」だとみなしているのは日本人の精神科医だけだという点です。実際，テレンバッハがメランコリー親和型とみなすこの症例は，たしかに真面目で几帳面ですが，「融通がきかない」，どこか「ちょっと変な人」ではないでしょうか。

　菅原誠一（1970-）の指摘によれば，木村敏はテレンバッハの『メランコリー』を翻訳する際に，「やっかい」や「わずらわしい」という意味と並んで「過度に几帳面な」というネガティヴな意味をもつ「penibel」という形容詞を，単に「几帳面」と訳すなど，テレンバッハの記述を過度に肯定的なものに変えています。さらに木村は，『人と人との間』（1972）において，この下田やテレンバッハによるうつ病の病前性格論を日本人論にまで展開します。つまり，この性格は「われわれ日本人」が数千年つづいた血縁の系譜の中で脈々と維持してきた日本民族の特徴そのものなのだというのです。このような事情から，日本の特殊なテレンバッハの受容に端を発する「うつ病的日本人」論のいくつかには，ナショナリズム，あるいは「本邦におけるメランコリー親和型をめぐる学説の変遷」（2012）における清水光恵（1967-）の表現によれば「（敗）戦後的なソフトで文化的に洗練された近代的国粋主義」に片足をつっこみかねない要素がふくまれています。

　では，このような性格の人は，どのようにしてうつ病を発病するのでしょうか。つづきをみてみましょう。

【症例51⑵】 妊娠4カ月のとき，はじめて強迫症状が現れた。彼女は，それまでよりも頻繁に衣類だんすを整理するようになった。…彼女はとうとう衣類だんすにすっかり取りつかれてしまって，別の仕事を始めてもたんすのことが頭から離れなくなった。この整理癖は，ときとともにその他の仕事，たとえば掃除，洗濯，炊事などのことにまで拡がった。…1958年9月には，それ以外にもいくつかの症状が加わった。まず始まったのは睡眠障害…。…彼女は次第に毎朝おっくうな気持にとりつかれるようになり，とうとう仕事がほとんど手につかなくなってしまった。一方ではなるべくたくさんの仕事を正確にしあげようという欲求につきまとわれていた反面，おっくうさがそれを妨げたため，この状態は非常につらいものだった。そんなわけで，気分はだんだん下り坂になっていた。…「きちんとしすぎて，時間がかかりすぎるのです。昔からずっとそうでした。とてもつらいことだったのです」。ふつうなら「負い目をけっして作らない」彼女だったのに，「仕事がちゃんとできなかったという負い目を感じています」という。患者は数回真剣な自殺を企てたのち，入院させられることになった。

(Tellenbach, 1976/1985, pp. 152-153)

　この「衣類だんす」の下りにも，さっきの症例50の「（まだ9歳の）娘も嫁にやれない」という訴えと同じ質の可笑しさがありますが，本人にとっては自殺を企てざるをえないほど深刻です。さて，発病前の**内因性うつ病**の患者さんは，既成の秩序に深く**固着**しており，その秩序の中で自分に与えられている**役割**（役割同一性Rollenidentität）に過剰に同一化し，自らに課した高い仕事量を次々とこなしていくようなあり方をしています。つまり，この患者さんのように，家庭と職場という2つの秩序の中で与えられた役割を，どこまでも徹底的にやろうとし，その徹底ぶりが際限なく高まっていってしまうのです。このようなあり方は，たしかに，どこか周囲と調和的で真面目なよい性格（メランコリー親和型）のようにもみえますが，やはり無理が生じるものです。

　テレンバッハは，このような病前性格の患者さんは，**インクルデンツ**Inkludenzと**レマネンツ**Remanenzという2つの自家撞着性をもっていると指摘します。前者のインクルデンツは，「封入性」と訳されますが，この患者さんのように「みずからを秩序の中に押し込める〔閉じ込める〕こと」を指します。後者のレマネンツは，「負い目性」と訳され，この患者さんのように次々とたくさんの仕事量を自分に課し，自分の立てた目標に追いつけなくなってしまうこと，つまりは「自己

第4章　うつ病　　*127*

自身に遅れをとること」を指します。この2つは，ちょうど空間と時間における自家撞着性に対応しています。

　テレンバッハによれば，このような性格の人物が，周囲の世界を発病前夜の状況へと自主的に構成していきます。つまり，発病を決定づけるような世界を，自らの性格そのものによって無自覚のうちにつくりあげていくのです。その結果，彼らはもはや抜け出ることの不可能になった**インクルデンツ**の中でがんじがらめになり，もはや返済することのできないほどの負い目を生み出してしまった**レマネンツ**の前で立ちすくむことになり，そこから**メランコリー**が発病するのです。

　うつ病の患者さんは「真面目」であり，彼らを「励ましてはいけない」という話を，どこかで聞いたことがあると思います。これは，**笠原嘉**が提唱した**うつ病の小精神療法**に由来する言説であり，まさにこのような人間学的な考察から出てきたものなのです。どうして励ましてはいけないのかはもうわかりますね。うつ病を発病しているということは，すでに**インクルデンツ**と**レマネンツ**でがんじがらめになっている状態だということですから，すでにかなり「頑張って」いるわけです。しかも，その「頑張り」は，頑張れば頑張るほど負い目がどんどん増えていき，「負債」を返そうと思えば思うほど「負債」が増えてしまう，といった類の自己撞着性をもっているのです。

　もうひとつ意識しておかなければならないのは，**うつ病の患者さんを「真面目」と表現する裏にある社会的要請**のことです。うつ病の患者さんはもともと「真面目」な人だ，ということを強調するのは，少なくともかつての日本の文脈では，「会社で役に立つ人を，早く社会復帰させるため」という包摂的な社会的要請と共犯関係にありました。反対に，現在における企業の論理が告げる社会的要請は，むしろ排除的なものに変化しています。一時期マスメディアでは「新型うつ病」という言葉が流行りましたが，そこでは現代のうつ病の患者さんが「不真面目」であり，欠勤している間は仕事には行けないのに遊びには行ける，といったことが殊更に強調されていました。このような論調は，結局のところ「無能」な社員をいかに早くみつけだして辞めさせるか，といった排除的な論理に基づくものではないでしょうか。このように，精神障害をめぐる言説はさまざまな社会的要請の中で生まれるということを常に意識しておく必要があります。

　なお，**加藤敏**は『職場結合性うつ病』(2013)の中で，現代における労働と関連するうつ病は「職場のメランコリー親和型化」にその原因が求められると主張しています。テレンバッハの症例では，**メランコリー親和型**はおおむね個人の性格

の「（過度の）几帳面さ」に帰せられていました。しかし，現代の労働環境は，労働者を「コンプライアンス」の名のもとに封入する規則の徹底化による**インクルデンツ**と，常に前年比を右肩上がりで成長させつづけようとする成果主義的な**レマネンツ**によって，負い目を感じさせられつづけています。そのような環境においては，個人の性格がどうであれ，環境の側によって発病前夜の状況へと世界が構成されることになります。だとすれば，現代において職場と関連するうつ病が増加しているのは——残念ながら——もっともなことなのです。

◆4.4◆ うつ病の力動精神医学

■ 4.4.1 対象との同一化

最後に，力動精神医学（精神分析）の立場からの**内因性うつ病**の症例記述をみておきましょう。

【症例52(1)】　数年前，私はそのとき4回目のうつ病のエピソードに陥った40歳の女性を治療したことがある。この患者（O夫人）は，まさしく抑うつ性の葛藤の発展と，ここで私たちが関心をもっている精神病性の機制を呈したまれな一症例である。／彼女の毎回の抑うつ状態には，夫と子どもたちに対する苛立ちと敵意の高まる時期が先行していた。数週間がすぎて，明らかな敵意がしりぞいたあとで，不眠，食欲不振，体重減少，強い不安，制止，活動や社会的接触からのひきこもり，持続する自己非難等の特徴をもつ典型的なうつ状態になるのである。／患者は…最初の数時間の面接では夫に対する際限のない不平不満を述べるのに終止した。彼女は，夫が無能で，愛情がなく，身勝手で，貪欲で，攻撃的で，不道徳だと述べた。〔その後〕ごくゆっくりではあるが，彼女の訴えの主題が変化しはじめた。攻撃の中心が彼女自身に向けられてきた。以前夫について述べたのと明らかに同じ批判を今度は自分自身に対して述べたのである。

(Jacobson, 1971/1983, p. 182)

この患者さんは，何度もうつ病相を繰り返していますが，そのいずれも，まずは夫に対する攻撃性が目立ち，その次に**抑うつ状態**になるという経過をとっています。そして，この2つの状態の移行は，病の経過の中にみられるだけでなく，一回の面接の中に同様に観察されています。

注目してほしいのは，この患者さんが攻撃性にあふれている時期にみせる夫への非難の内容と，**抑うつ状態**になっている時期にみせる自己非難の内容が同じものであるという点です。つまり彼女の抑うつ状態は，夫に対する攻撃性を自分自身に向けかえることによって生じているのです。そのことは，次の記述からより明瞭にわかります。

> 【症例52(2)】　この期間のある日，彼女は代るがわる自分自身と夫に向けていた攻撃を突然中断し，こう言ったのである。「私はとても混乱してしまって，グズグズ不満をいっているけど，主人のことを言っているのか自分のことを言っているのかわからなくなりました。心のなかで主人の姿と私自身の姿がみなごっちゃになっています。まるで二人が同じ人間のようです。でもそんなことはありえないんです。主人と私とは，全然違った人間だということはわかっています。お互いひどく依存的なところが似てるだけなんです。お互い愛し合っていないのにふたりとも赤ん坊のようにしがみついて，相手がよい母親であることを期待しているだけなんです。…」
> (Jacobson, 1971/1983, p. 182)

　フロイトは，論文「喪とメランコリー」(1917) において，(1)愛の対象の喪失（つまり，自分が愛していた対象が死んでしまったり，駄目になってしまったりすること）にひきつづいて生じた単なる**抑うつ状態**である喪 Trauer と，(2)「喪」に加えて自尊感情の低下が起こり自己非難や微小妄想などを呈する**メランコリー**とを区別しました。そして，喪では自分が何を喪失したのかが意識的に理解されているのに対して，メランコリーではそれが理解されていないという違い，さらに，喪では外界が空虚になる（「愛していた○○がいない世界で生きていても意味がない」）のに対して，メランコリーでは自我自身が空虚になる（「私は罪深く，お金もなく，もうすぐ死ぬ」）という違いがみられるとフロイトは言っています。

　フロイトは，メランコリーにみられるこのような奇妙な特徴を，喪失した対象との特殊な同一化から説明しました。メランコリーにおいては，愛していた特定の対象（人や物）が喪失あるいは失墜すると，その対象は断念されます。すると，対象から撤収されて自由になった**リビドー**は他の対象へ向かうのではなくて，断念された対象と自我（自分自身）を同一化させるために使われるようになります。それゆえ，メランコリーにおける自我は対象の影が落ちたものとなります。ですから，患者さんが**抑うつ状態**で行っている自己非難は，実のところ，かつて愛し

ていた対象への非難であるということになります。フロイトは，そのことを「彼らの嘆き Klagen は，…告訴 Anklagen なのだ」と表現しています。まさにこの症例は，このフロイトの洞察を例証するものであることがわかりますね。うつ病の精神分析の大家であるイーディス・ジェイコブソン（1897-1978）は，このような特殊な同一化を抑うつ性同一視機制 depressive identification mechanism と呼んでいます。

　なお，ラカンは，メランコリーにおけるフロイト的な同一化（つまり，失われた対象，空虚になった対象との同一化）という観点から，先述したコタール症候群を理解しようとしています。

　　年老いた夫人である…コタール症候群，否定妄想の患者…彼女たちは，自らをある裂け目，あらゆる吸込口，あらゆる欲望の空隙，すなわち口という特性を構成するものを欠いたイメージに同一化していました。存在が無条件にイメージに同一化している限り，そこにはもはや変化の余地，すなわち死の余地はありません。…主体はここで，想像的なものと象徴的に同一化している…

（Lacan, 1978/1998, p. 109）

　またラカンは，1962-1963 年のセミネール『不安』（2004）の中で，メランコリーにおいては，対象から撤収されたリビドーが自我へと向かう過程が完遂されておらず，「自我が対象に圧倒されている（対象が勝利する）」という点を重視してもいます。

第 4 章　うつ病　　*131*

第5章 躁うつ病（双極性障害）

◆5.1◆ 概　説

　「躁うつ病」といえば，躁状態と抑うつ状態を繰り返すイメージをもっている
人は多いでしょう。前章で紹介したように，クレペリンはほとんどの症例で躁状
態と抑うつ状態の交代・反復がみられることに注目し，メランコリー（＝抑うつ
状態だけがみられる精神障害），周期性精神病 periodische Irresein，循環性精神病
zirkuläre Irresein（循環性狂気），単純躁病 einfacher Manie などと呼ばれていた多彩な
疾患群を包含する疾患単位として躁うつ病 manisch-depressives Irresein を位置づけ
ました。

　躁うつ病は，現代では双極性障害 bipolar disorder と呼ばれることが多く，そち
らの病名（障害名）を聞いたことがある方も多いかもしれません。また，最近で
は「双極症」という名称への変更も議論されています。まずは，DSM-5における
「双極性障害」の診断基準の概略を確認しておきましょう。

双極性障害　296.41-296.89（F31.11-F31.81）

A．気分が異常かつ持続的に高揚し，開放的または易怒的となる。加えて，異
　　常にかつ持続的に亢進した目標指向性の活動または活力がある。このよう
　　な普段とは異なる期間が，少なくとも1週間，ほぼ毎日，1日の大半にお
　　いて持続する（入院を必要とする場合はいかなる期間でもよい）。

B．気分が障害され，活動または活力が亢進した期間中，以下の症状のうち3
　　つ（またはそれ以上）（気分が易怒性のみの場合は4つ）が有意の差をもつほど
　　に示され，普段の行動とは明らかに異なった変化を象徴している。

　(1)　自尊心の肥大，または誇大

　(2)　睡眠欲求の減少（例：3時間眠っただけで十分な休息がとれたと感じる）

　(3)　普段より多弁であるか，しゃべり続けようとする切迫感

(4) 観念奔逸，またはいくつもの考えがせめぎ合っているといった主観的な体験

(5) 注意散漫（すなわち，注意があまりにも容易に，重要でないまたは関係のない外的刺激によって他に転じる）が報告される，または観察される。

(6) 目標指向性の活動（社会的，職場または学校内，性的のいずれか）の増加，または精神運動焦燥（すなわち，無意味な非目標指向性の活動）

(7) 困った結果につながる可能性が高い活動に熱中すること（例：制御のきかない買いあさり，性的無分別，またはばかげた事業への投資などに専念すること）

これらの症状のほかに，患者さん本人に社会的・職業的生活上の障害が生じているか，場合によっては入院を要するほどの状態であること，他の障害ではうまく説明できないものは，**躁病エピソード**manic episodeと呼ばれます。これと同様の症状が，社会的・職業的生活上の障害を生じさせず，入院を要するほどの状態でもない場合は，**軽躁エピソード**hypomanic episodeと呼ばれます。

5.1.1 下位分類

これらの躁病エピソード，軽躁エピソード，抑うつエピソードの組み合わせによって，双極性障害には次の2つのタイプが存在することになります。

(1) **双極Ⅰ型障害**bipolar I disorder：躁病エピソードがみられる（当然，抑うつエピソードがみられたり，場合によっては軽躁エピソードがみられたりすることもあるが，必須ではない）。

(2) **双極Ⅱ型障害**bipolar II disorder：軽躁エピソードが少なくとも1回以上，抑うつエピソードが少なくとも1回以上みられる（躁病エピソードはみられない）。

なお，うつ病（DSM-5）／大うつ病性障害は，抑うつエピソードのみがみられるものであるということになります。特に双極性障害と対比的に表現する場合には，**単極性うつ病**monopolar depressionという用語が使われることもあります。

5.1.2 歴　史

　躁うつ病の歴史に関しては，前章での紹介と重複する部分が多いため，ここで
は基本的な事項は省略します。

　近年の躁うつ病の臨床において特筆すべき点は，ハゴップ・アキスカル
(1944-) らによる双極スペクトラムbipolar spectrumの概念の流行です。アキスカ
ルは，単極性うつ病と双極性障害が分離されていることに異議を唱え，躁うつ病
はクレペリンの概念のように広い範囲で捉えなければならないと考えました。つ
まり，単極性うつ病と双極性障害は，白と黒のようにはっきりと二分されている
のではなく，実際には虹の色のように連続的なスペクトラムを構成していると考
えたのです。このような考えを双極スペクトラムと呼びます。

　双極スペクトラムという発想の登場によって，気分の障害を呈する患者さんを
みた際に，「この患者は躁うつ病（双極性障害）なのか，メランコリー（単極性うつ
病）なのか」と考えるのではなく，むしろその病像や病歴の中に微細な双極性の
病態を読み取り，「この患者はどの程度双極的なのか」をみることが必要である，
という考え方が一般化しました。それに伴って，これまで単に大うつ病性障害と
診断されてきた患者さんの中に，実は軽躁状態と抑うつ状態を繰り返す双極Ⅱ型
障害が隠れていたこともわかってきました。ただし，双極スペクトラムという概
念の範囲の広がりにはある種の行き過ぎもみられており，たとえば，大うつ病性
障害の実に65％が双極スペクトラムである，あるいは偏頭痛を伴ううつ病は双極
性である，などの驚くべき主張もしばしばなされています。

　なお，近年では遺伝子研究などの成果から，うつ病と双極性障害を異なる病態
であると考える見解も強まっており，以前は気分障害 mood disorders という大き
な分類の中に収まっていたこの 2 つの精神障害は，DSM-5 からは抑うつ障害群
depressive disorders と双極性障害および関連障害群 bipolar and related disorders とい
う異なる分類の中に切り離されて掲載されることになりました。

◆5.2◆ 躁うつ病の記述精神病理学

■ 5.2.1 生気感情の高揚

　まず，クレペリンの記述の中から，躁うつ病の躁状態がどのようなものなのか
を確認していきましょう。

【症例53(1)】　気分は躁病で大抵高揚しており，活発な興奮でははしゃいで調子に乗る特別の色彩を伴う。患者は満足して，「とても楽しくて」，「人知れず幸福で」あり，夢中で浮かれて，「安らかよりもっと上」で，「このすばらしい世界でとても晴れやか」だ，とても具合がいい感じで，何にでも冗談をいってからかってみたい気持で，「朗らかさが満ち満ちて」おり，笑い，歌を歌い，冗談をいう。「何にでもうっとりして」しまい，「私は世界で一番幸福な女」で，幸福が私にふりかかっていて，「ばら色の日日が来ている」。…性的興奮性も亢進し軽率な婚約や新聞を通じての結婚や，ふさわしくない恋愛事件を起し，人目につく振舞や，しゃれ癖を現し，また他方嫉妬や夫婦喧嘩を起す。

(Kraepelin, 1977a/1986, pp. 159-160)

全体的に，**気分高揚**Hyperthymie が目立ちます。これは，抑うつ状態における**抑うつ気分**depressive mood ないし**気分沈滞**Hypothymie の反対物です。ヤンツァーリクは，抑うつ状態では**力動の収縮**が力動的布置となると述べましたが，躁状態のそれは**力動の拡張**です。つまり，躁状態では気分や欲動の留め金が外れ，抑制が欠如してしまうのです。この記述にある「新聞を通じての結婚」というのは，今日で言えば「出会い系」などを通じて軽率に結婚をするようなことでしょう。

抑うつ状態では，気分や感情が悲しいというよりも，悲しみが身体において表現されるという特徴（生気的悲哀）がありました。フーバーによれば，躁うつ病の**躁状態**においては，反対に**生気感情の高揚**Gehobenheit der Vitalgefühle がみられるといいます。すなわち，身体の感覚異常や疼痛からの解放の感覚の中に気分の高揚があらわれるのです。

ところで，躁状態は，単に楽しいというわけではなく，同時にイライラしやすいということでもあります。次のような状態です。

【症例53(2)】　また躁病患者の感情の様子が不快の色彩を混ぜるために怒りっぽい腹立ちの形をとることもある。患者は不遜暴慢になり，横柄になり，異議を唱えられるとかその他の何でもないきっかけからひどい憤怒を起すに至り，爆発して激しく罵り合いをすることになる。

(Kraepelin, 1977a/1986, p. 160)

抑うつ状態では，自分だけが周囲の人々から取り残されてしまい，追いつける

第5章　躁うつ病（双極性障害）　　*135*

可能性がなくなってしまうという主観的体験が生じるという話をしましたが、**躁状態**ではその逆、つまり「自分はこんなに早く動けるし、考えることができるのに、他の人々はなんてゆっくりしているんだろう」という主観的体験が生じます。患者さん本人からすれば、自分はものすごく頭がよくなったと感じ、周りの人々が馬鹿であるように思えてくるわけです。もちろん、多少は頭の回転が速くなってはいますが、実際には粗が目立ち、論理の飛躍や脱線が数多くみられます。それゆえに周囲の人々からすれば患者さんに「ついていけなく」なるのですが、患者さん本人にとってそれは周囲の人々のせいだということになります。ゆえにイライラが生じ、遅かれ早かれ周囲と衝突することになります。

　また、次のように、**躁状態**には、**抑うつ状態**の成分が混ざることもあります。

【症例53(3)】　躁病患者の気分の様子に重要なのは、これがしばしばいきなり動揺を来たすということである。はしゃいだ爽快さのさなかに突然の憤怒の発作のみならずとりわけおさえられぬ涕泣やすすり泣きが入り込むのであるが、これはやはり速やかにまたはしゃいだ陽気ととってかわる。「私は泣いていいのか笑っていいのか分かりません」とある女の患者がいった。こういう気分の交代はそう著しくはないが抑鬱状態にもみられるものであり、こういうことは一見根本的にちがう臨床像に近似の内的近縁性があることを示すものである。

(Kraepelin, 1977a/1986, p. 160)

　躁状態の中に抑うつが垣間みえたり、2つの状態が入り混じった「泣き笑い」の状態がみられたりする場合、**混合状態**Mischzustandである可能性があります。クレペリンの考えによれば、混合状態とは、意志と思考と気分という3つの領域すべてが躁的／抑うつ的になっているのではなく、躁状態に抑うつ的成分が混ざっていたり、**抑うつ状態**に躁的成分が混ざっていたりするものをいいます。

　なお、DSM-5では、このような状態は「**混合性の特徴を伴う**with mixed features」という特定用語（識別子）を付して、**双極性障害**や**うつ病**（DSM-5）／**大うつ病性障害**などの診断に付記されることになりました。かつてのDSM-IV以前における混合状態を指す**混合性エピソード**mixed episodeは、抑うつエピソードと躁病エピソードの基準を両方満たすものとして定義されており——非現実的な定義です——、事実上、混合状態の存在を無視していたと言っても過言ではないのですが、DSM-5になってようやく混合状態を**操作的診断基準**の中でまともに取り扱

えるようになったと言えるでしょう。

■ 5.2.2 観念奔逸

次に，躁状態においてみられる言語の問題をみてみましょう。

> 【症例54】　患者の目にとまった物，例えば何かの標題や，たまたまの音や，耳に入った言葉などは，直ちに患者の話の中に編み込まれて，一連の，類似の観念，しばしばまた言葉のならわしによって結ばれた観念か響きが似た観念を呼び起こすことがある。観察し把握する能力はこの際決して上昇していない。それどころか患者は普通非常にそっとぞんざいに，不正確にしか知覚せず，周囲の出来事を格別気にかけない。しかし何かを認知すると，それによって直ちに患者は思路と，普通その能弁に影響を受ける。患者はその知覚したものを言葉として表わし，それによって与えられたきっかけからあてもなく先へ先へと駆り立てられるがままになる。　　　　　　　　　　(Kraepelin, 1977a/1986, p. 152)

躁状態では，自分が発した言葉から連想された別の言葉へと飛び，話題が変わることや，よく似た音韻の言葉へと飛んで話題が脈絡を失ってしまうことがあります。これを**観念奔逸**Ideenflucht/fuite des idées と呼びます。

◆5.3◆ 躁うつ病の現象学的精神病理学

■ 5.3.1 病前性格と時間意識

次に，現象学的ないし人間学的精神病理学の立場から躁うつ病をみていきます。

> 【症例55(1)】　もともとスポーツ好きで頑丈な体格を持ち，勉強は不得意，落ち着きがなく粗忽，気がいい，みんなと一緒にやるのが好き，正直，裏がないという性格で，友人も多かった。高校卒業後，印刷工の仕事を始めたが，仕事ぶりはまじめで頑張り屋，しかし，ミスが多く，正義感も強いので職場には面倒をみてくれて味方になってくれる人と，敵対的な関係になるという関係が生じ，これはその後の職業生活に続くパターンになっている。
> 　　　　　　　　　　　　　　　　　　　　　　(市橋，2012，p. 873)

この患者さんが仕事上の挫折を経験するまでの人生は，まるで**本宮ひろ志**(1947-)の漫画『サラリーマン金太郎』(1994-2002)の矢島金太郎のようではないでしょうか。このように，周囲と協調的・共鳴的であることを基本とするエネルギーに満ちあふれた性格を**強力性性格**sthenischer Charakterと呼びます（その対義語は，自信がなく常にひけ目を感じているような**弱力性性格**asthenischer Charakterです）。**クレッチマー**の言う，円滑で自然かつ柔軟性のある精神運動をとりながら，活発と緩慢の間をゆれ動く**循環気質**という言葉もあてはまるでしょう。

　このような性格の人物は，おおよそ次のような経過のもとで発病に至ります。

> **【症例55(2)】** 印刷関係の仕事はそれ以降転職を重ねても同じ職種を選んでゆくが，この業界がやがてIT化の波にさらわれ，その後印刷業界が衰退化してゆく過程とともに効率化と生産性の向上を求められるようになる。職人気質の彼は職場での適応性を失ってゆく。それが気分障害の不安定性と連動してゆくのである。…／…発症は19歳であった。その2月に躁状態になり，5カ月後うつ状態になって筆者が勤務している病院を受診した。／…受診時はうつ状態であった。表情は暗く，ほとんど家から出られないと述べ，死にたいとぽつりと述べた。「俺はダメだ，何をしてもやり通せない，お袋に苦労ばかりかけている，金もつかってしまったし，喧嘩もしてしまった」と言いながら，「でも，やつらむかつくんですよ，威張りやがって」と強気の感情も突出する。… lithium carbonateと少量の抗うつ剤を投与した。受診後2週間でうつ状態は改善し，ほぼ平常気分になったので，… lithium carbonate 1,200 mg単独投与を行った。この病気は再発しやすいから，きちんと服薬するようにと話したが，よくなったと言って1カ月で治療は中断してしまった。　　　　（市橋，2012, pp. 873-874）

　メランコリー親和型の患者さんのように**インクルデンツ**や**レマネンツ**というがんじがらめの状況において発病するというよりも，自分が熱中性を向けていた状況（職場）に対する「幻滅」から発症しているようです。メランコリー親和型の患者さんにみられる秩序指向性がある種の融通の効かなさをもつのに対して，**強力性性格**の患者さんの多くは「いい奴」であり，周囲の人物と感情的に「共鳴」することができます。先に例としてあげた『サラリーマン金太郎』の場合では，彼の周囲の人物がその都度「共鳴」しかえしてくれる——いいように解釈し，場合によれば擁護してくれる——ので発病せずに済んでいますが，ふつうはそれほ

ど熱心に支えてくれる隣人に恵まれることはありません。すると，患者さんの熱中性が過剰になったときには周囲との間に亀裂が走ることになります。すると，患者さんは職場において不適応をきたし，その状況に「幻滅」し，そこから発病に至ることになります。

　なお，lithium carbonate（炭酸リチウム）は，**気分安定薬**mood stabilizersと総称される躁うつ病の治療薬（予防薬）の一種です。治療域（治療に適した血中リチウム濃度）と中毒域（副作用や中毒を生じる濃度）が非常に近いため，定期的な血液検査を行いながら投与する必要があります。ほかにも，バルプロ酸ナトリウムやラモトリギン，さらには一部の**非定型抗精神病薬**が気分安定薬として用いられています（なお，躁うつ病のうつ状態に抗うつ薬を投与すると，躁転してしまう場合があります。そのため，抗うつ薬を用いることはほとんどありません）。

　その後は，次のように再発を繰り返す経過もしばしばみられます。

【症例55(3)】以降も春に躁状態，秋冬にうつ状態になることを繰り返していたが受診せず，24歳時に躁状態を呈して再受診した。家で家族に暴言を吐く，家にいないで夜になると繁華街に出て喧嘩をする，酒を飲む，浪費をするのでどうにかしてほしいと，母親が懇願して受診に至ったものである。言語促迫，行為促迫が著しく，話すと止まらない。終始身体を動かし，気分は高揚し，万能感に満ちあふれている。筆者に対して親しげで，好機嫌，1日数時間しか眠らず，疲れを感じないという。「気分は最高潮です」といい，「俺は病気なんかじゃないよ。まあ多少調子は高いかもしれないけれどね」という。／〔その後，何度も再発と入退院を繰り返す。〕／…躁状態に移行するときには，きまって職場内で過剰行動があった。…彼が嫌うのは威張る人間，見下す人間，中傷する人間，責任を押し付ける人間で，尊敬する人間は，彼のまじめで正義感の強い人柄，裏表のない人柄を評価してかばってくれるひとであった。彼は自分の嫌いな人間に服従せず，直言し，好悪がはっきりとしていた。彼はストレスに対して適応するよりも打って出るのである。…彼の拡大的な性格がストレスを生み，そのストレスを乗り越える形で過剰行動をし，躁状態に移行していくパターンがみられた。…／友人や一部の職場の人間には「いい奴」と受け入れられていた。どの病院に入院しても，筆者の外来を受診し，筆者が転勤をしても，そこに通院してきた。そういう人間的絆と信頼の厚さ，忠誠心のようなものが彼の性格的特徴といえる。／〔その後，30歳で結婚ししばらく安定するが，43歳ごろから怠薬するよう

第5章　躁うつ病（双極性障害）　　*139*

になり，再発を繰り返すようになり，さらにはリストラの対象となる。」／生活は
さらに乱れ，「自分で抑えきれない淋しさのために女に金をつぎ込んでしまい，
だまされて自分に負けました」とうなだれる。「彼女ができてレンタカーで追突
し，当て逃げをしてしまいました」「酒場でボッタクられ，頭にきて，喧嘩しまし
た。殴られて看板を壊し，留置場に入れられました」といい，生活の乱れととも
に気分の乱高下が激しくなり，多弁多動になり，浪費をはじめ借金を作るように
なって母親に補塡してもらった。いらいらとして怒りっぽくなり，「自分が抑え
きれない」といって最初に入院したＡ病院に自ら希望して３カ月入院した。

（市橋，2012，pp. 874-875）

　躁うつ病は，病間期（＝病相が収まっているとき）には，発病前とほぼ同じ状態
に戻ります。統合失調症では，多くの場合で再発を繰り返す度に人格水準の低下
がみられるようになりますが，躁うつ病ではそうではありません（もっとも，近年
の研究では躁うつ病でも人格水準の低下に似た長期予後の悪さがみられることが明らか
になっています）。それはよいことではあるのですが，他方では「自分はもう病気
が治った」と思ってしまい，怠薬（＝薬を飲むことを自主的にやめること）してしま
うこともしばしばあります。再発を繰り返す不幸な経過をとらないように，十分
な心理教育psychoeducationが必要なのはそのためです。
　躁うつ病の患者さんの苦悩のひとつは，周りからの信頼を失ってしまうことで
す。躁状態が何度も繰り返された場合，周囲から患者さん本人へ向けられる尊敬
が次第に失われてしまうこともあります。そうすると，幻滅と不適応をきたしや
すくなり，余計に再発しやすくなるという悪循環の経過をとる場合もあります。
　さて，現象学的な時間意識の観点からみた場合，躁状態の患者さんには「現在」
に生きており，過去や未来の価値が相対的に低下しているという特徴がありま
す。木村敏は，そのような時間意識をイントラ・フェストゥム（祭りの最中＝「前
後の見境がない」）と呼んでいます。
　ビンスワンガーは，論文「観念奔逸について」（1931）の中で，躁状態において
は単に患者さんの気分だけが昂揚したり観念だけが奔逸したりするのではなく，
生の形式全体（時間性，空間性，色彩，照明，密度，物質性，運動性など）のすべて
が奔逸しているという考えを提示しています。とりわけ，時間性においては次か
ら次へとあらわれる「現在」という時間の運動の中に溺れてしまい，事物に滞留
できないことが躁状態の特徴です。つまり，過去と未来との接続を欠いた，断片

化した「現在」が次々にあらわれてくるため，ひとつの時間にじっくりとどまることができず，さらには過去や未来との連続性の中で物事を考えることができなくなるのです。内因性うつ病者における時間が「過ぎ去らない現在」「永遠の現在」（およびそこから派生する「未来の消失」と「過去の増大」）であるとすれば，躁状態における時間は「断片化した現在の連続」なのです。躁うつ病の患者さんが怠薬しやすいのは，「過去にこういう失敗をしたから，きちんと薬を飲まなければいけない」という時間意識が働きにくくなるからであるとも言えるでしょう。

ミンコフスキーも『生きられる時間』（1933）の中で，「躁病性興奮者はひたすら今に於てのみ生きており，周囲との接触も今にのみ限られている」と述べています。躁うつ病の患者さんの（病前）性格は周囲の人々と共鳴的である（心と心が通じあう）と述べましたが，その通じあい方は主に「現在」におけるものです。人と人とが「共鳴」するという場合，過去からの連続性（歴史）や，未来へ向けた連続性（目標）なども別種の「共鳴」の要素になりえるはずですが，そのような要素による「共鳴」はあまりみられないように思います。

■ 5.3.2 上昇と落下

症例55では，躁うつ病の主観的体験を時間論的観点から検討しました。次に，躁うつ病を空間論的観点から検討してみましょう。1960年代末の日本において反精神医学（＝精神医学および精神医療に根底的な批判を行った思想運動）の立場をとった森山公夫（1934-）の症例です。

【症例56(1)】 入院当初患者はうち沈み，一人でいることが多かった。同時に，患者はしきりに「劣等感」について訴えた。「ちょっとした看護婦や他の患者の態度がきっかけになってガッカリし，皆からきり離されてしまったように思います。例えば看護婦さんを探しても居なかったり，患者達とマージャンをしようとしても誰も居なかったりした時です。そういう気持がまた，なんのきっかけもなく，今迄の生活や将来のことなどを考え始めた時などにも起こります」，「それがひどくなると，皆と自分は世界が違うように感じるのです。そうなると，『負け犬根性』が起きます。社会的にも家庭的にも敗北してしまったという劣等感ですね。そうかと思うと，その逆に優越感が生じます。極言すれば，天才は孤独であるというような。実は，この場合，劣等感も，優越感も，裏表をなしているのですね」。

(森山，1965，p.1167)

第5章 躁うつ病（双極性障害）　　*141*

この患者さんは躁うつ病ですが，ここまでは抑うつ的な様子です。ただし，**抑うつ状態における劣等感**は，実は優越感を孕んだものでもあると言われています。この患者さんは，ここから**軽躁状態**に入っていきます。

【症例56(2)】　入院後約1カ月半，怒りっぽくイライラし，しきりに他患や勤務者に対して「からむ」のが目立ってきた。患者はこの状態を「優越型」と呼び，次のように述べる。「なにか皆と一緒にしていても，喜怒哀楽の情が皆とすこしずれているみたいなんです。その『場』に感情がそぐわない，そうすると例の優越感と劣等感の相剋が起こる。入院当初は基調としては『憂うつさ』がありました。つまり劣等感で，その上に優越感がのっていた。今はむしろ逆で，基調的には，『皆が阿呆に見えて仕様がない』という気分です。そうなると特に気負った状態になり，まわりに当たり散らしたり，衝突したりする」。

(森山，1965，p. 1168)

　躁状態は単に周囲の人々に対して優越感を抱いている状態ではなく，**抑うつ状態**は単に周囲の人々に劣等感を抱いている状態ではないのです。抑うつ状態には劣等感があるがゆえの優越感（「天才は孤独である」）があり，躁状態には優越感があるがゆえの劣等感（「いつ下降してしまうかわからない」）がある。抑うつ状態と躁状態はこのような表裏一体の関係にあるということです。

　森山公夫は，ビンスワンガーが『夢と実存』(1930)で展開していた「上昇と落下」についての人間学的な議論を参照しながら，躁状態は単なる上昇なのではなく「上昇しつつ落下を怖れての相剋」であり，同様に，**抑うつ状態**は単なる下降なのではなく，「落下しつつ上昇を求めての相剋」であると述べました。つまり，**躁うつ病**においては，躁状態／抑うつ状態のどちらにおいても，上昇と落下の両極が切り離されることなく常に存在しています。言うなれば，躁うつ病はある種の混合状態を基本としているのです。

　宮本忠雄もまた，論文「躁うつ病における混合状態の意義」(1992)の中で，**内因性の気分障害**（メランコリーと躁うつ病）の根源を混合状態に見定めていました。その理由はいくつかありますが，ひとつには，単極性の**うつ病**であったとしても，**日内変動**（＝朝よりも夕方のほうが気分がよいこと）という両極性の循環がみられることがあげられます。うつ病や躁うつ病は心的感情のレベルの障害（「こころの病」）ではなく，身体のリズムとも関係する生気感情のレベルの障害だというこ

とが，こういうところにも反映されています。また，いかにもうつ病らしい**精神運動制止**よりも不穏や**焦燥**や苛立ちが目立つ「焦燥性うつ病」が存在すること，あるいは，「会社の封筒や電話を何回か私用に使ってしまって，大変な罪を犯しました。だから，今すぐ警察へ私を突き出してください」といった微小妄想の中に「負の誇大性」とも呼びうる躁的成分がみられることなども，内因性の気分障害の根源を混合状態に見定めることが妥当である理由です。

■ 5.3.3 役割同一性の危機

　症例51でみたテレンバッハの『メランコリー』（1961）が，内因性うつ病（メランコリー）を人間学的に検討するものであったとすれば，次にみていく**アルフレート・クラウス**（1934-？）の『躁うつ病と対人行動』（1977）は，同様の方法論を社会学的考察も加味して躁うつ病に適応したものです。

【症例57(1)】　すでに子供の時から私は，一人ぼっちになるのではないか，ほかの人々とのつながりがなくなるのではないかと，絶えず恐れながら生きて来ました。そのため私はいつもあらゆる手段を尽して皆の仲間に入ろうとつとめてきました。…自分の意見をもつことや我が道を行くことは，私にとってはそれだけで罪の性格を帯びます。なぜなら，そのために私は自分にとってかけがえのないほかの人との同調という秩序をはずれることになるからです。…ほかの人との結合感，帰属感がもてないと，追放されたも同じ気持になります。他の人達と結びついていることがわかり，彼らと共鳴しあっていれば，心強い気持でいられます。その時は調子が良く，元気もわいてきます。逆にほかの人たちを離れて自分自身につき返されるなら，私の人生は意味を失ったも同じです。そこで，他人の力なしでは人生の意味が感じられないのだという気持になります。／うつのときは，人に見捨てられた虚しさを特に強く感じます。

(Kraus, 1977/2001, pp. 90-91)

　症例55の患者さんは周囲の人々と非常に共鳴的な人物でしたが，彼も実際にはこういう性格だったのかもしれません。つまり，**強力性性格**の人々にみられる共鳴性とは，単に周囲とうまくやるということではなく，その背景にある「共鳴していないと不安になってしまう」というある種の弱力性によって裏打ちされているとも考えることができます。それは，症例56の患者さんにおいて上昇と下降

が表裏一体であったことと同じことです。

【症例57(2)】 〔躁状態のときの〕私の攻撃性は，いつもは自分を否定することでかすめとっている人からの承認を犠牲にします。それによってより高い次元での承認を得たいと思うのです。…結局私はいつも他人が私より強い存在であるということから出発しています。うつ状態では私より強い他人に服従を通じて取り入りますが，躁の時はその人と張り合うことができます。他人の強さはそのまま私自身の滅亡を意味しますから，——人に受身のまま引き渡されたくなければ——自分が強くなるように恐しく努力しなければなりません。

(Kraus, 1977/2001, p. 124)

　クラウスによれば，躁うつ病の患者さんは，病前からの自己同一性の弱さゆえ，自分に与えられた役割（役割同一性）に過剰に同一化しており，他者たちによって構成される集団においてその同一性の中に硬直したあり方を保とうと日々努力を重ねています。言い換えれば，彼らは他者に一方的な仕方で結合しており，他者が自らの存在の拠り所となっているのです。そして，自らが同一化している役割の理想像を喪失したり，離別や孤立によって同一化が解消されたり，規範の矛盾によって役割同一性が内的な危機に陥ったりすること，すなわち同一性危機 Identitätskrise によって，発病に至るとクラウスは考えました。

　それゆえ，躁うつ病の抑うつ状態では，「他人の力なしでは人生の意味が感じられない」という陳述にあらわれているように，他者という拠り所を失い，それに伴って自らの存在が消滅の危機に瀕することになります。他方，躁状態では，そのような他者への依存から解放されようとする不可能な分離——もともと彼の同一性は他者によって構成されているのですから，そこから分離することは不可能なのです——が優位にたちます。すると，自分からどうしても切り離せないものを切り離そうとするという試みを行わねばならなくなるため，その際の苛立ちが攻撃性としてあらわれることになります。

◆5.4◆ 躁うつ病の力動精神医学

■ 5.4.1 対象の重みがとれる
　力動精神医学（精神分析）の立場から躁うつ病をみると，どうなるでしょうか。

ビンスワンガーの症例をもとに考えてみましょう。

【症例58】　オルガ・ブルムは，オーストリアの女性であるが，…彼女の父親は60歳で，十年来頻発するてんかん発作と欠神があった…十年前，彼女の面前でおこった父親のてんかん発作にひきつづいて，生の不安がつのり「こんなに恐ろしいことがあったのでは」生きていても「しょうがない」という感じを抱いた。…／母親は活動的で昔風な人であるとされ，患者は，躁病相期には自分を母親のような人物と同一視することができたが，「調子の良い」ときには，父親と反対であるように，つまり「利己的でない」ようにしようと努めていた。…／〔他方，うつ病相では〕…父親の「とり入れ」による自我の構成，つまり父親との同一視が現れる。…この患者は，うつ病の際，父親と自己を同一視し，自分自身をも嫌悪し，憎悪している。　　　　　　（Binswanger, 1960/1972, pp. 104-118）

　この患者さんは，父を非常に尊敬しており，父に同一化していた人物ですが，その愛する父がてんかん発作によって意識を失うというイベントが起こります。そのイベントは，父の存在を頼りにして生きてきた彼女にとっては，自らの存在の支えが駄目になってしまったことに等しいものです。すると，ふつうではない**不安**が襲ってきて，「こんなに恐ろしいことがあったのでは生きていてもしょうがない」という感覚が生じています。

　もちろん，愛する父が倒れたことで衝撃を受けるのはよくわかりますし，そこからさまざまな心配事が生じてくることも十分理解できます。たとえば，「（父が倒れてしまって）家のローンはどうなるのだろう」などの心配が生じたのであればごくふつうのことでしょう。しかし，愛する父が倒れたことによって「自分が生きていてもしょうがない」とまで思うのは過剰であり，そのことが彼女が父に同一化している証拠なのです。

　この症例では，患者さんの同一化の対象であった父は，てんかん発作によって駄目な対象になってしまっています。そして，その対象の失墜が，患者さん自身の存在の消滅とほぼ等価なものとなっています。だからこそ，**抑うつ状態**においては，「利己的」な父に対する非難が，自分に対する自己非難としてあらわれてくるのです。他方，躁状態において，彼女はむしろその父という同一化の対象を乗り越える方向に進んでいきます。つまり，父と反対のあり方をしようとするように，言い換えれば「利己的でない」ようになろうとして，結局のところ母と同一

化しようとすることになるのです。

　フロイトは，メランコリーと躁病の関係を，自我と自我理想の関係から把握しています。メランコリーにおいては，見捨てられた対象（駄目になった対象）と同一化した自我は，対象と同様に空虚になっており，その空虚さを自我理想が断罪することになります。他方，躁状態では，自我（裁かれる審級）と自我理想（裁く審級）が合流しており，そのため自我理想ないし超自我Über-Ichに由来する自己非難は生じず，むしろ勝利と自己喜悦の気分があらわれることになります。フロイトはこのことを，「対象の重みがとれる」と表現しています。つまり，メランコリーにおいて自我にのしかかっていたあの重苦しい対象の重みが，躁状態においてはとれてしまうのです。ラカンは，1962-1963年のセミネール『不安』(2004)において，そのことを対象aの無機能non-fonction du aと呼びました。すなわち，メランコリーでは失墜した対象a objet petit a（ここでは，症例52における失われた対象と同じものと考えてください）への同一化が自我を重く苦しめていたとすれば，躁状態ではその対象がもはや機能せず，自我が対象から自由になるとされるのです。このような理解は，クラウスによる役割同一性の議論とも似ています。

　なお，メラニー・クライン以降のクライン派と呼ばれる立場では，躁状態はしばしば躁的防衛manic defenseとして理解されています。つまり，まず先にある抑うつ状態への対処（防衛Defense）として躁状態が生じるとされるのです。抑うつポジションにおいては，かつて対象へと向けていた攻撃性から罪責感が生じ，自我は対象から分離できないのですが，躁的防衛においては対象が軽んじられ（つまり罪責感が棚上げされ），対象との分離が成し遂げられると考えられるのです。

第6章 ヒステリーと解離
（変換症と解離性同一症）

◆6.1◆ 概　説

　ここからは，心因性の精神障害について論じていきます。心因性精神障害という言葉は，第3章で扱った心因反応だけでなく，神経症 Neurose やストレス反応 stress reaction をも含むものですが，本章ではまず神経症のひとつであるヒステリーと解離 désagrégation/dissociation を扱います。一般的に，「神経症」と言った場合には，これら以外に強迫神経症や不安神経症を含むことも多いのですが，それらについては次章以降で扱います。

　さて，古典的な精神病理学，特に精神分析では，ヒステリーは転換ヒステリーconversion hysteria とほぼ同じ意味で用いられ，心理的な葛藤 Konflikt が抑圧 Verdrängung され，それが身体にあらわれた病であるとされています。現代のDSM-5における変換症／転換性障害 conversion disorder の診断基準の概略を確認しておきましょう。

変換症／転換性障害　300.11（F44.4-F44.7）

A．1つまたはそれ以上の随意運動，または感覚機能の変化の症状。
B．その症状と，認められる神経疾患または医学的疾患とが適合しないことを裏づける臨床的所見がある。

　ここには，もちろん心理的な葛藤という精神分析的な考えは反映されていませんが，脱力または麻痺，異常運動（振戦や歩行障害など），嚥下症状，発語症状（失声症，ろれつ不良など），発作またはけいれん——近年ではこの類の発作は心因性非てんかん性発作 psychogenic nonepileptic seizures（PNES）と呼ばれます——，知覚麻痺または感覚脱失，特別な感覚症状（視覚，嗅覚，聴覚の障害）などの身体症状がみられること，そして，それらの症状が身体医学的に説明できないことが定め

られています。さらに，これらの症状のほかに，患者さん本人に社会的・職業的生活上の障害が生じていること，そして他の障害ではうまく説明できないことが確認された場合に**変換症／転換性障害**と診断されます。また，DSM-5には，そのほか**身体症状症**somatic symptom disorderなどの精神障害も記載されていますが，これは苦痛を伴う身体症状があり，それによって**不安**が引き起こされている状態のことを言い，これらはかつて**ヒステリー**と呼ばれていたものを含んでいます。

　解離は，ヒステリーの症状を呈する場合もありますが，その主な病態は，意識を中心に，記憶や同一性などの統合が一時的ないし連続的に失われてしまうことです。ヒステリーの場合には葛藤が身体にあらわれるのに対して，解離の場合では精神における**分裂**としてあらわれると考えてもよいでしょう。DSM-5では**解離性同一症／解離性同一性障害**dissociative identity disorder，**解離性健忘**dissociative amnesia，**離人感・現実感消失症／離人感・現実感消失障害**depersonalization/derealization disorderなどが記載されていますが，ここでは**解離性同一症／解離性同一性障害**の診断基準の概略だけを確認しておきましょう。

解離性同一症／解離性同一性障害　300.14（F44.81）

A．2つまたはそれ以上の，他とはっきりと区別されるパーソナリティ状態によって特徴づけられた同一性の破綻で，文化によっては憑依体験と記述されうる。同一性の破綻とは，自己感覚や意志作用感の明らかな不連続を意味し，感情，行動，意識，記憶，知覚，認知，および／または感覚運動機能の変容を伴う。これらの徴候や症状は他の人により観察される場合もあれば，本人から報告される場合もある。

B．日々の出来事，重要な個人的情報，および／または心的外傷的な出来事の想起についての空白の繰り返しであり，それらは通常の物忘れでは説明がつかない。

　これらの症状のほかに，患者さん本人に社会的・職業的生活上の障害が生じていること，そして文化や薬物などの物質の影響や他の障害ではうまく説明できないものが**解離性同一症／解離性同一性障害**と診断されます。

6.1.1 下位分類

　ヒステリーや解離の細かい分類については本書では扱いませんが，かつては**摂食障害**eating disorders（**神経性食欲不振症**anorexia nervosaや**過食症**bulimia）も，成熟拒否や女性らしさの拒絶を身体において表現していると考えられ，ヒステリーの一種とみなされていました（本書でも，便宜上，摂食障害については本章で扱うことにしますが，それは摂食障害がヒステリーや解離であるという意味ではありません）。

　なお，ヒステリーに関しては器質性疾患でないかどうかを神経学的検査によってしっかりと鑑別する必要があります。また，「**解離**」として紹介されてきた患者さんを診察すると，過剰な**ベンゾジアゼピン系薬剤**（抗不安薬anxiolytics）の投与による**脱抑制**disinhibition（＝抑制が外れて衝動的な行為や感情の表出を抑えることができなくなること）によって引き起こされたものであったり助長されたものであったりする場合も散見されますので，注意が必要です。

6.1.2 歴　史

　ヒステリーは，ギリシア語の子宮hysteraに由来する用語であり，**ヒポクラテス**が「子宮による窒息」（子宮が湿気を求めて女性の体内を動き回ることによって呼吸器が圧迫され窒息をきたすこと）を記載したところから医学的記述のために用いられるようになりました。中世以降，ヒステリーは**悪魔と結託した徴候**stigmata diaboliを示すものとされ，近世では魔女狩りの対象となることもありました。

　しかし，近代医学の成立の中で，次第にヒステリーは精神障害として捉え直されるようになります。本格的なヒステリーの記述を初めて行ったのは**ピエール・ブリケ**（1796-1881）です。彼によれば，ヒステリーは圧倒的に女性に多く，夫婦間や家族間の確執，夫や肉親の死，夫や親からの虐待などの原因が発症に関与しており，多彩な身体症状がみられるといいます。もっとも，ヒステリーにみられる身体症状は，実際に脳や神経が障害されているわけではないため，筋肉や神経が機能しなくなる（手が持ち上げられなくなるなど）よりも，その筋肉や神経を使って行う何らかの行為ができなくなる（水が飲めなくなるなど）と考えたほうがよいものです。なお，ヒステリー患者は，このような麻痺がありながらもそれを気にしなかったり，あまり真剣に考えていなかったりすることがあり，そのような態度は**美しき無関心／見事な無関心**la belle indifférenceと呼ばれることもありました。その用語をつくった**ジャン＝マルタン・シャルコー**（1825-1893）は，晩

年からヒステリーに集中的に取り組み，彼のいわゆる「火曜講義」は**フロイト**を始めとする同時代人に大きなインスピレーションを与えました。

1980年に発表されたDSM-III以降，精神医学の中では，**神経症**という概念が解体され，それとともに**ヒステリー**という概念も解体されていきました。しかし，心因によって麻痺などの身体症状を呈する症例はいまだ少なからず存在します。ただし，「ヒステリー」という言葉は，演技的・依存的・情動不安定さをことさらに強調する目的で使われたり，特に女性に対する差別的なニュアンスをもって使われたりしてきた歴史のある言葉でもあり，精神分析的な理解や特に心因論的な理解が必要な場合以外には，基本的に使わないことが望ましいと考えられます。

◆6.2◆ ヒステリーの記述精神病理学

■ 6.2.1 （身体的）外傷とヒステリー

ヒステリーの患者さんは，解剖学的な神経支配に一致しない（つまり器質的に根拠づけられているわけではない）身体症状を呈します。さて，当時パリで絶大な権威をもっていた神経科医の**シャルコー**は，ヒステリーの症状がどのように形成されるのかを考えました。**外傷性ヒステリー**hystérie traumatiqueと呼ばれている彼の症例をまずは読んでみましょう。

【症例59(1)】ログ…という男…は公道での事故のあと，下肢の麻痺におちいった。シャルコーはそれについて，およそつぎのように言っている。29歳のログ…はブルターニュの出身で，12歳のときにパリに来た。彼の仕事は手押し車を使って，サン＝クルーで仕入れた「青物類」を中央市場で売ることだった。1885年10月21日の夕方6時頃，ログ…は，クー・ラ・レーヌ通りで車を引いていた。ほとんど夜になっていた。アンヴァリッド橋の高台にやって来たとき，彼の荷馬車は，御者が酔っていた洗濯屋の重い馬車にはげしくぶつけられた。ログ…は，歩道にははげしく投げつけられたが，洗濯屋の車は彼に接触せず，この車の車輪は彼の身体の上を通り過ぎて行かなかった。彼は意識を失って薬屋に運ばれ，ボージョン病院に移された。彼は5，6日間ずっと意識がなかった。彼の下肢は死んだようであり，手の助けを借りないと，それを持ち上げることができなかった。意識がもどったとき，彼は自分が病院にいることにびっくりしたが，なにも思い出すことができなかった。 (Trillat, 1986/1998, p. 179)

この患者さんは，仕事中に馬車と衝突する事故を経験し，頭部外傷による**意識障害**を呈しています。さらに，意識が戻ってからも，事故やその直前のことを覚えていません。このような健忘を，**逆向性健忘**amnésie rétrogradeと言います（対義語は**前向性健忘**amnésie antérogradeであり，障害から回復した後などに新しいことを記憶できないことを指します）。

> 【症例59(2)】下肢の使用が回復してから，彼は歩いて家に帰り，一週間ベッドに寝ていた。友人に会いに外出し，友人の家で「ヒステリー球」に始まる大発作におそわれた。彼は意識を失い，オテル・デューに運ばれ，そこに2カ月間入院した。最初の1週間はずっと昏睡状態だった。それから脱したとき，彼の下肢は完全に麻痺していた。その上10月21日の事故については，彼は…それをかたく信じていた。その話とはこうであった。洗濯屋の車がすさまじい音をたてて彼の上にやってき，馬はまっしぐらに彼におそいかかり，その頭を彼の胸にぶつけた。彼は倒れ，彼の身体の上を重い馬車が通過したと。1886年3月25日ログ…は，シャルコーの治療にゆだねられた。ログ…は発端になった事故について，同じ空想話をした。麻痺は感覚消失を伴っており，感覚消失の局所解剖は，催眠にかかりやすいヒステリー患者に暗示によって人工的に作り出したものとまさしく同じだった。(Trillat, 1986/1998, pp. 179-180)

　意識障害から回復し，退院した後，この患者さんにはさまざまな身体症状があらわれています。**ヒステリー球**globus hystericusというのは，喉から胸部のあたりに何らかの異物がつまっているような感覚が生じ，さらには飲み込みにくい，息が苦しいと感じられる症状のことであり，**ヒステリー**では頻繁にみられます。さらにこの患者さんには，ヒステリー球につづいてふたたび意識障害が生じており，その状態から脱した後には下肢の麻痺が生じています。この麻痺は，時間的な経過からみても事故が原因ではなさそうです。

　さて，**シャルコー**はこの症例を経験する前から，被験者に対して**催眠**Hypnoseをかけ，催眠下において暗示を行うことによって，麻痺を人工的につくりだすことに成功していました。たとえば，ヒステリー素因のある人物に催眠をかけ，「あなたの右腕は麻痺しています。腕はどの部分もまったく動かない。垂れ下がっています」というふうに権威的な指示を与えると，実際に麻痺が形成されるのです。そして，シャルコーによれば，この患者さんの症状はまさにそのような

第6章　ヒステリーと解離（変換症と解離性同一症）　　*151*

催眠暗示によってつくりだされたものと同じ性質をもっていたというのです。だとすれば，この症例のように，頭部外傷によって生じた**意識障害**の中での自己暗示は，催眠下における暗示と同じように，ヒステリー性の麻痺をつくりだすことが可能であるということになります。

　ここから予想できるように，催眠下においては，すでに形成されたヒステリー性の麻痺を改善させる（治療する）こともできます。言い換えれば，催眠下においては，言語を用いた暗示によって，ふつうの神経支配とは異なる精神と身体の関係をつくりだすこともできるし，消去することもできるのです。

　なお，**シャルコー**は，**ヒステリー**の5つの徴候として，⑴感覚・知覚の半側消失，⑵卵巣痛／睾丸痛，⑶ヒステリー誘発点を圧迫することによって発作を引き起こしうること，⑷そこから一連の大発作が生じること，⑸腱反射の亢進や減弱を伴う対麻痺や片麻痺をあげています。

　この症例でもみられた**大発作**grand attaque というのは，発作の前兆を経て，⑴**類てんかん期**période épileptoïde（＝強直性筋緊張がみられる時期），⑵**大運動発作期**période des grands mouvements（＝間代性痙攣や全身性の運動，あるいは仰向けの状態で弓反りになる**ヒステリー弓**arc-de-cercle がみられる時期），⑶**熱情的態度期**période des « attitudes passionnelles »（＝情動的状態を生き生きと再現する時期），⑷**せん妄期**période de délire（＝泣き笑いがみられる時期），を経て平常状態に戻る一連の発作のパターンのことですが，現代では大発作を呈するような**ヒステリー**はほとんど報告されていません。

◆6.3◆　ヒステリーの力動精神医学

■ 6.3.1 （心的）外傷とヒステリー

　ヒステリーにおける心因は，単に「嫌なことがあったから，悲しくなる」というような意識的な因果性ではなく，**意識障害や催眠下**といった意識のない状態（ヤスパースはこれを「**意識外の機構**außerbewusste Mechanismen」と表現しています）において言語的な暗示ないし自己暗示によって構成されるような因果性であるということがわかりました。このように，頭部外傷や催眠によって，通常の意識とは別の**第二状態**condition seconde に入ることが，ヒステリーの症状が形成されるための前提条件なのです。

　だとすれば，頭部外傷や**催眠**を経験していない人には，その**第二状態**が生じ

152

ず，ヒステリーの症状形成も起こらないのでしょうか？　そうではない，と考えたのが，次にみる症例を含む『ヒステリー研究』（1895）の著者たちです。

【症例60(1)】　アンナ・O嬢，発病時（1880年），21歳。…十分な詩的才能と空想的才能を有し，それらは非常に鋭く批判的な悟性によって統御されている。この悟性のために彼女には全く暗示がかからなかった。…／その性格の本質的特徴に属していたのは，思いやりのある善意であった。何人かの貧者や病人を看病したり世話をしたりすることが，彼女が病気のときには，彼女自身にとって非常に役立つものであった。というのも，彼女はそのことによって強い欲動を充足させることができたからである。／…女性患者が熱烈に愛していた父親は，1880年7月に肋膜周囲膿瘍に罹患した。それが治癒することはなく，父親は1881年4月に死去。父親が発症して最初の数カ月，アンナは存在の全精力を傾けて献身的に看病にあたった。…徐々に，衰弱，貧血，食べ物を前にしての吐き気といった状態がひどく悪化したので，彼女は，父親の看病から離されてしまう——これは彼女にとって極度の苦痛であった——ことになった。看病をやめさせられた直接のきっかけは極度に激しい咳であり，私が初めて彼女を診察したのもその咳のためであった。それは典型的な神経性咳嗽であった。まもなく，午後に何時間か休みたいという強い欲求がはっきりと現れだし，それに続いて夕方には患者は眠っているような感じの状態となり，更にその後に激しい興奮が起こった。／…それから矢継ぎ早に，一連の重篤な障害が，見かけ上は全く新たなものとして生じてきた。／左側の後頭部痛。内斜視（複視）…。壁が倒れてくるという訴え（傾斜病）。分析困難な視覚障害。首の前部の筋肉の不全麻痺。ついにはこの不全麻痺のために，患者は頭を動かすのに，両肩を挙げてその肩の間に頭を後方へ押しつけ，背中全体とともに体を動かすしかなかった。右上肢に拘縮と感覚消失，しばらくたって右下肢の拘縮と感覚消失。　　　　（Freud, 1895/2008, pp. 24-27）

　アンナ・O Anna Oは，ヒステリー性の咳嗽（咳）症状を呈しています。これは，結核であった父親の咳を模倣しているとも考えられます。ところが，彼女は頭部外傷を経験したわけでも，**催眠をかけられた**わけでもありません。ただし彼女は，毎日夕方になると勝手に催眠をかけられたような状態になっていました。**フロイト**と，共著者である**ヨーゼフ・ブロイアー**（1842-1925）は，これを**類催眠状態**hypnoider Zustandと呼んでいます。

第6章　ヒステリーと解離（変換症と解離性同一症）　　*153*

【症例60(2)】 このような状況で，私〔＝ブロイアー〕はこの女性患者の治療を引き受けた。まもなく，そこで起こっているのが重篤な心の病的変質だと確信することができた。2つの完全に分けられた意識状態が生じており，両者は非常に頻繁にかつ突然に交代し，病気が経過していく中で一層鮮明に切り離されていったのである。一方の意識状態では，彼女は周囲を認識していたし，悲しそうで，不安げではあったものの，比較的正常であった。他方の意識状態では，彼女は幻覚を起こし，「無作法」であった。即ち，罵り，周囲の人々に向けて枕を投げつけ，上に述べたような拘縮があっても，できるときには，あるいはできる程度で，動かすことのできる指で掛け布団や下着のボタンを引きちぎるなどした。／…田舎では，…私は夕方に訪れた。その時間帯に彼女が催眠下にあるのを知っていたためである。私は彼女から，私の前回の訪問以来溜め込んでいる幻想の蓄積すべてを奪い去った。…そうすると彼女は完全に落ち着き，翌日には愛嬌があり，御しやすく，勤勉で，陽気でさえあった。2日目になると，だんだんと気まぐれになり，手に負えなくなり，不愉快な様子となり，それが3日目になると一層ひどくなるのであった。…この手続きについて，彼女は「お話療法 talking cure」という的確で真面目な名前や，「煙突掃除chimney sweeping」というユーモラスな名前を考案した。／…夕方の催眠下において，偶然に，促されてしたわけではない語り尽くしによって，すでに長い間続いていたある障害が初めて消失したとき，私は非常に驚いた。それは夏のひどく暑い時期で，患者はのどの渇きにたいへん苦しんでいた。というのも彼女は，理由を言うことはできぬものの，突然飲むことができなくなったからである。彼女は欲しくてたまらない水の入ったグラスを手に取るのだが，グラスが口唇に触れると，水恐怖症患者のようにグラスを押しやるのであった。…この現象が約6週間持続したとき，彼女は一度催眠下で，自分が決して好きではなかったイギリス人の女性家庭教師について悪口を言ったことがあった。そのとき彼女がありとあらゆる嫌悪の身振りをしながら語ったのは次のような話であった。彼女がその家庭教師の部屋を訪れたところ，そこで女の飼う小さな犬が，あの吐き気をもよおすようなけだものが，グラスから水を飲んでいたというのである。彼女は失礼なことはするまい，と考えて何も言わなかったのだという。彼女は，自分の中に詰まったままになっている怒りを更に力強く表現した後，飲みたいと言い，何の制止もなく大量の水を飲み，グラスを口唇につけたままで催眠から目覚めたのである。この障害は，このやり方でもって，永久に消失した。…このこんがらがった病像の，すべての個々

の症状は，それぞれ個別に取り扱われた。こうした病像が出現してくるきっかけのすべては，時間的に逆の順序で語られた。最初に，彼女が寝たきりになる前の日々から始まり，時間をさかのぼり，最初に症状が出現したときの誘因にまで達する。これが語られると，それによって症状は永久に取り除かれたのである。

(Freud, 1895/2008, pp. 27-41)

　アンナ・Oのヒステリー症状のひとつである「グラスから水を飲むことができない」という症状は，イギリス人の女性家庭教師が犬に人間用のグラスで水をあげているのを見て，あまりに不快で耐えられない，と思ったことから生じていたわけです。たしかに，人によっては非常に不快な場面です。しかし，アンナ・Oは「彼女は失礼なことはするまい，と考えて何も言わなかった」というふうに，自分の嫌悪感を抑圧しました。ところが，抑圧というメカニズムは，抑圧されたものを心の奥底にずっとしまっておくことができず，別の形に加工されたものとして——多くの場合，身体において転換 Konversion された症状として——あらわしてしまいます。アンナ・Oの場合，それが「グラスから水が飲めない」という症状だったのです。

　ところで，この症状形成の間，アンナ・Oの意識は比較的保たれていたと考えられます。だとすれば，ヒステリーの症状形成ははっきりとした第二状態に入ることなしに生じるのであって，本人も気づいていないうちに第二状態のような心の流れが意識と並行して働いているのだと考えることができるようになります。

　フロイトは，シャルコーが生命の危機や存在の脅威といったものと結びついた外傷性ヒステリーのメカニズムだけを論じ，非外傷性ヒステリーにおける症状の成立を明らかにしなかったという問題意識から出発しました。この症例，すなわちフロイトの友人のブロイアーが治療したヒステリー患者アンナ・Oは，病気の父親を看病している間にヒステリーを発症した非外傷性ヒステリーの症例ですが，その症状形成のメカニズムは外傷性ヒステリーと類似しています。

　すなわち，アンナ・Oは，外傷や暗示によらずとも，「2つの完全に分けられた意識状態」，すなわち理性的な状態と非理性的な状態の間を行き来しており，その一方の非理性的な意識状態の際に，幻覚を体験したり，夢の中にいたりするような状態になっているようなのです。そして，類催眠状態と呼ばれる非理性的な意識状態においては，他の意識内容との連想交通が遮断されており，心的表象は独自の連想関係の中で結びつきあうとされます。その結果として，外傷や暗示が

なくとも，ヒステリーの症状が形成されるのです。

　さらに，アンナ・Oの症状が催眠下での「お話療法」によって解消されうるのは，催眠下においては，症状を形成した類催眠状態と同じ意識状態が生じており，その中で意識内容の連想関係を処理しなおすことができるからだと考えられます。つまり，自分が何を抑圧し，それをどう加工したのかを「お話療法」によって理解することが可能になったときに，症状は消失するのです。こうして発見された新しい治療法は，後に精神分析の中心的な治療技法とされる解釈を生み出し，さらには意識内容を連想関係に基づいて処理する非理性的な意識状態という考えから無意識という概念が生まれることになります。

　後にラカンは，アンナ・Oが病気の父の看病をするようになったことと関係してヒステリーを発病したことや，フロイトの症例ドラ Dora が不能の父の欲望の支えとなることを自らの行動において実現していたことを参照しながら，ヒステリーは父の欲望を支えようとする病であると述べていました。つまり，ヒステリーの患者さんにとって，大文字の他者／大他者 l'Autre（＝本人のコミュニケーションや症状の第一義的な宛先となるもっとも重要な他者）における欠如（つまり父の病気，父の不能）がきわめて重大な発症の契機となり，その症状は大他者における欠如との間に結ばれる関係の中で展開されていくと考えられるのです。一般的に，ヒステリーの患者さんは，自分にとって重要な他者——組織や社会の体制でも構いません——，つまりはひとつのシステムに穴が空いたり欠陥が出てきたりすることに非常に敏感であり，一方では，その欠陥をみつけだす名人であり，他方では，その欠陥ないし欠如を自分で埋めようとする態度をとる傾向にあります。

■ 6.3.2　症状がもつ意味

　次に，ラカンが「精神病」をめぐる講義の中で言及した，ハンガリーの精神分析家ミシェル゠ヨーゼフ・アイズラー（生没年不詳）による，男性ヒステリー患者の記述をみてみましょう。無意識において，抑圧された意識内容が連想関係に基づいて処理されることをはっきりと示してくれる症例です。

【症例61】患者は，ハンガリーで路面電車の運転手をしていたが，あるとき走行中の車両から地面に転倒し，左脇腹を打って意識を失ってしまう。彼は病院へ運ばれたのちに意識を取り戻し，複数回のレントゲン検査を受けたが，皮膚の擦過傷以外には目立った異常はみられなかった。三週間の入院のの

ちに彼は仕事に復帰するが，その頃から肋骨の周囲に周期的な腹痛を感じるように
なった。その腹痛の間隔は次第に短くなり，規則的な発作となっていった。彼
が表現するところによれば，その痛みは「硬い物体が出現しようとしているかの
ような」感じであったという。彼は病院を何箇所も受診するが，それでも腹痛の
原因ははっきりしなかった。ある日，腹痛発作の最中に意識消失がみられたため，
神経内科を受診したが，やはり異常はみつからなかった。そのため，彼は「外傷
性ヒステリー」という診断のもと精神分析家のもとへ送られることになった。／
分析の結果，次のことが明らかになった。彼が生後九カ月でハイハイをはじめた
とき，祖母が彼の親指を誤って踏みつけたことがあった。この出来事は，彼に
とってはじめての去勢の脅威として体験されていた。そして，この男性患者の神
経症の発病のきっかけとなったのは，車両からの転落事故ではなく，レントゲン
検査であったことがわかった。幼児期の去勢の脅威が，成人後のレントゲン検査
と結びつき，神経症の発病契機となることができたのは，先にも述べたように，
うつ伏せになって体に感光板を押しつけるというレントゲン検査の出来事が，ハ
イハイをしている状態で祖母に親指を踏みつけられるという幼児期の去勢の脅威
の経験と類似していたためであろう。／さらに詳しく分析をすすめると，彼はそ
のレントゲン撮影の際に「医師の前で服を脱ぐことについての不安のまじった期
待」を感じていたことがわかった。その「不安のまじった期待」とは，彼がうつ
伏せで検査台に寝ている際に，「彼の腰部〔＝陰部〕に医師が器具を突然つっこむ
かもしれない」ということである。すなわち，彼はこの症状形成のなかに後背位
での（肛門）性交の空想を持ち込んでいたのである。精神分析の最中にも，この
症状形成との関連をうかがわせる仕草がみられた。彼は分析中にカウチから突然
立ち上がり，ぎこちなく体の向きを変え，うつ伏せになって足をぶらぶらさせる
誘惑的な仕草をとった。これは明らかに，一連の症状形成と関係した，同性愛的
受動性のサインである。
(Eisler, 1921, pp. 255-286 より要約)

　この患者さんの症状は，そのすべてが「妊娠」という**無意識**の空想に結びつい
ています。たとえば，彼の腹痛の周期性は陣痛を巧みに表現したものですし，脇
腹の腹痛が「硬い物体が出現しようとしているかのように」彼に感じ取られるの
は，その物体が胎児であることを彼の無意識が知っているからにほかなりませ
ん。さらに言えば，彼の腹痛が脇腹の肋骨から始まっているのは，神がアダムの
肋骨をとり，その肋骨からイヴをつくったという創世記神話と関係しているとも

捉えられますし，車両から落下するという出来事は「産み落とされる」という意味を刺激したとも考えられるでしょう。ヒステリーの症状形成においては，これらの複雑な象徴化の作業が，本人も知らない（無意識の）うちに行われています。

「妊娠」をめぐるこういった一連の意味作用は，子どもがなかなかできないことに彼が悩んでいたことと関係していました。いわば，この患者さんは，自分の症状の中でアダムのように自らの肋骨からたったひとりで子どもをつくろうとしていたのです。つまり，この患者さんは，「私は子どもをつくることができるか（私は男なのか女なのか？）」という問いを，さまざまな象徴を用いて表現していたのです。ラカンは，これをヒステリーの問いquestion hystériqueと呼んでいます。

■ 6.3.3 ヒステリーと摂食障害

次に，摂食障害の症例をみていきましょう。先に述べたとおり，摂食障害（特に神経性食欲不振症）は，成熟拒否や女性らしさの拒絶を身体において表現する，ヒステリーの一種とみなされていた時期があります。

【症例62】　初診時33歳の未婚の女性，S子。／両親ともに朝鮮籍。…大阪市にて出生，本人が物心付いた頃から父が民族解放運動に参加していたため生活は苦しかった。…／昭和44年頃，20歳のときに，父の経営する喫茶店で働いていた，S子の友人でもあった従業員と父が親密な仲となり，その女性のアパートで父が浮気をしている現場をみて，非常なショックを受けた。そして，その女性と父との間に子供が生まれたのを契機に，S子は家を飛び出し，都内の喫茶店でウェートレスをしながらアパートで自活を始めた。自活は6カ月間足らずでやめて自宅に戻った。そのときすでに，その女性は子供を彼女の家において行方不明となっていた。S子は父と一緒に生活するのはどうしても耐えられないと自宅近くにアパートを借り，父の紹介で商工会の事務の仕事をするようになった。／この頃から下剤を乱用するようになり，24歳時には顔がむくみ，某医科大学でバーター症候群と診断され，3カ月間の通院治療を受けるが，下剤乱用は治らず，1日に30錠も常用していた。昭和54年頃からは身体も痩せ，栄養障害も著明となった。家族もようやく食行動の異常（拒食期と過食期の交代）に気がつき，…内科を紹介されて6カ月間入院し，体重はいくぶん回復して退院したが，退院後しばらくすると食べては吐くという状態が続き，昭和57年に入ると急激に痩せ始め，本人が通院を好まないので母だけが近医に相談するようになった。母か

らみて，みるに耐えないほどガリガリに痩せてしまい，相談をうけた近医からは
…大学病院への入院を勧められた。／母の説得でS子もようやく入院してもよい
という気持ちになり，昭和57年9月24日，同大学病院内科に入院となった。入
院後，自分で作為的に体温計の温度を上げたり，他患の化粧水，現金，貴金属を
盗んだり，他患の点滴を早めたり，徘徊したりするため，内科から精神科への転
科依頼がなされた。　　　　　　　　　　　　　　　（黒木，1988，pp. 529-535）

　摂食障害は女性に圧倒的に多く，「女性性（妊娠）の拒否」「成熟拒否」といっ
た事柄の象徴的表現として理解されてきた歴史があります。それと関連して，女
性として欲望されること，あるいは自分が女性であると自覚することが摂食障害
の発病のきっかけとなっているケースも多くみられると考えられてきました。そ
れは，女性にとっての思春期が，自らの身体が性的なものであることを，事後的
に（後になってから）再発見する契機だからです。つまり，女性は，自分がこれま
でもすでに女性の身体を生きていたことに後になって初めて気づかされることに
なり，その際に性的な（豊満な）身体という問題や，子ども時代の他者との関係
がふたたび問題となり，そこから摂食障害の発病に至ると考えられたのです。こ
の患者さんの場合も，父親の不倫相手の妊娠が発病契機になっています。
　また，彼女の家庭背景は，実際にはもっと複雑なものであったことが治療経過
の中で判明するのですが，摂食障害の治療は，こうした複雑な家族関係の中での
本人の存在という問題に行き着くことが多いように思います（このような考えはシ
ステム論的アプローチsystems theory approachや家族療法family therapyの中で詳細に展開
されています）。
　摂食障害の患者さんには，下剤などの薬物や過酷な運動などを含むあらゆる手
段を使って，自分の体重をコントロールしようという強い志向が認められます。
その背景には，家族の中にある自分というものに対する根本的な自信の欠乏と，
そこに由来する不安があります。摂食障害（特に神経性食欲不振症）の患者さんに
は，自分の身体を太っていると考える認知の歪み（ボディ・イメージの障害body
image disturbance）がありますが，それもまた不安と関係していると考えられます。
体重のコントロールはそれらの不安を解消するために用いられているのです。
　不安に対する防衛という観点から考えると，摂食障害の経過の中でみられる過
食は，目の前にある食物という対象を自分の中に取り込み，そして吐き出すこと
によって不安を解消する，という仕方でのコントロールを行っていると考えるこ

第6章　ヒステリーと解離（変換症と解離性同一症）　　159

とができます。拒食には「痩せたい」という意志が認められますが，過食は「太りたい」という意志によって行われているわけではなく，むしろ「痩せたいのだが，食べずにはいられない」ことからくる不安をコントロールしようとしているのです。力動的な精神療法では，そのような不安に向きあうことを促しつつ，喪の作業（＝失われた対象との関係を処理すること）を行っていくことが肝要となります。ただし，そのような病の過程の中で，不安が行動に転化されると，この症例のような逸脱行動が頻繁にみられるようになります。これを行動化／アクティング・アウトacting-outと呼びます。

　摂食障害の治療では，低体重からの回復を安全にめざす身体管理としての治療と，精神療法的な治療の両面が必要になりますが，行動化が目立つ患者さんの中には，境界性パーソナリティ障害を合併している方も存在し，そのような場合は小此木啓吾（1930-2003）が発案したA-TスプリットA-T splitという方法が採用されます。これは，病棟管理医administrative doctorと精神療法医／心理療法家psychotherapistを分けて，治療上の適切な役割分担を行うことを指します。このようにすると，管理上の問題が問われる病棟での問題行動などに左右されずに精神療法を行うことができるわけです。

◆6.4◆ 解離の記述精神病理学

■ 6.4.1 離隔と区画化

　フロイトが類催眠状態への注目を経て，無意識へと理論の重心を移動させたことは，通常の意識とは異なる状態が前景化するような現象への注目を衰退させていったきらいがあります。反対に，「ある種の心理現象が特殊な一群をなして忘れさられる」メカニズムを解離と呼び，解離それ自体が生み出す病理や，解離されたものがふたたび前景化してくる病理に注目していたのがピエール・ジャネ（1859-1947）です。身体的虐待や性的虐待のような意識に留めておくことが難しい体験は，解離によって処理され，意識とは別の場所に留め置かれることがあります。そのような状態，つまり自分が意識すべきものが意識できない状態が恒常化すると，解離性健忘（＝過去の一時期の記憶，あるいは過去のすべての記憶を失うこと）や遁走fugue（＝記憶を失った状態で家を離れ放浪すること）が生じることになります。そして，通常スポットライトが当たっている意識とは異なる部分（下意識Unterbewusstsein）にスポットライトが当たり，そこに蓄積されていた恐ろしい記

憶などが前景化すると，それはいわゆる**フラッシュバック**flashback として体験されます。さらには，解離された部分がある程度のまとまりをもつと，**交代人格**alternierende Persönlichkeit が生じることになります。

　なお，ヨーロッパの研究者は，解離にこのような精神症状だけでなく，**ヒステリー**の転換症状のような身体症状を含め，前者を**精神表現性解離症状**psychoform dissociative symptoms，後者を**身体表現性解離症状**somatoform dissociative symptoms と呼ぶ場合があります（というよりも，彼らはかつてヒステリーと呼ばれていた病態を「解離」として引き受けなおしている，と言ったほうが正確かもしれません）。現代的な解離の研究は，『構造的解離──慢性外傷の理解と治療』(2006) を著した**オノ・ファン・デア・ハート**(1941-)，日本では精神病理学者の**野間俊一**や**柴山雅俊**(1953-)，そして精神分析家の**岡野憲一郎**(1956-) らによって進められています。

　ここでは，柴山雅俊が記述した2つの症例をみておきましょう。

【症例63】　幼少時から現実感がなく，自分のことを他人事のように感じていた，中学に入学して2カ月たった頃から登校しなくなった。中学3年になって父親との仲が悪化し，会えば罵り合うようになった。その頃から，「夢と現実の区別がつかない」といった離人症状，不潔恐怖，強迫症状などの症状が見られた。「斜め左後に誰かがいて自分を客観的に見ている。その人が考えたことが入ってくる。その人は自分が泣き喚いているときも，なぜ泣いているのかを分析している」など実体的意識性を思わせる症状もみられた。

(柴山，2010，p. 61)

【症例64】　「20歳前後から別人格がいた。それを自分では狂子と名前をつけていた。前は明るく振る舞うマリエがいたけど，最近マリエはいない。狂子はいま20歳。狂子は怖い存在なんです」と言う。治療者は交代人格に会わずにこの症例の治療を進めることに限界を感じていたため，思い切って交代人格と会うことにした。／面接室で狂子を呼び出した。すると表情が変わって，狂子が出現した。「私はいつもうしろからKを見ていた。Kは我慢ばっかりして情けないからぶっ殺してやりたい」と言う。治療者は狂子の話を聴いて次のような話をした。「交代人格はもともと天使だと思う。それが使命を忘れてサタンのような存在になることがある。キミはもともとKを助ける使命をもって生まれた天

第6章　ヒステリーと解離（変換症と解離性同一症）　*161*

使だ。これからはKを助けてほしい」と説明した。…そして狂子は最後に「私も
できるなら天使になりたい」と付け加えた。治療者は，K本人に対しても，「交代
人格はもともと天使のような存在だから怖い存在ではない。だから交代人格とコ
ミュニケーションをするのがいい」と指示した。　　　　　　　（柴山，2010，p. 75）

　症例63では，自分を外部から観察するような審級があり，そこから自分の正常
な意識が影響を与えられています。他方，症例64では，あるときには自分の正常
な人格があるのですが，別のときには**交代人格**があらわれています。**エミリー・
ホルムズ**（生年不詳）は，解離という現象を**離隔** detachment と**区画化** compartmen-
talization に分割しましたが，症例63と症例64はそれぞれこの離隔と区画化に対
応しています。前者の離隔とは，「日常経験からの分離」であり，症例63のよう
に，自分を外から観察するような意識のあり方，すなわち離人，現実感喪失，情
動麻痺，体外離脱体験，自己像幻視などとしてあらわれます。症例によって**対話
性幻聴**や**行為言表性幻聴**のような体験としてあらわれる場合もあります。区画化
とは，「通常なら制御できる活動が自分の意志では制御できないこと」であり，症
例64のように人格交代のほかに，**遁走**，**催眠**，**健忘**，そして**身体表現性解離症状**
が含まれます。**柴山雅俊**は，この離隔と区画化という2つの病理を，解離症／解
離性障害にみられる空間的変容と時間的変容であると整理しています。

第7章 強迫神経症（強迫症）

◆7.1◆ 概　説

　本章では，神経症の下位分類において**ヒステリー**と並べられることもあった**強迫神経症**を扱います。ヒステリーとは，**葛藤**が（転換性ヒステリーの場合）身体に，あるいは（解離の場合）精神にあらわれる病だということを前章で説明しましたが，強迫神経症は，葛藤が**不安**を伴った思考（**強迫観念**Zwangsidee）やイメージ（**強迫表象**Zwangsvorstellung）としてあらわれる病です。そして，その不安を解消するために何らかの行動（**強迫行為**Zwangshandlung）がなされることになります。

　DSM-5における**強迫症／強迫性障害**の診断基準の概略を確認しておきましょう。

強迫症／強迫性障害　300.3（F42）

A．強迫観念，強迫行為，またはその両方の存在。

　強迫観念は以下の(1)と(2)によって定義される：

　　(1)　繰り返される持続的な思考，衝動，またはイメージで，それは障害中の一時期には侵入的で不適切なものとして体験されており，たいていの人においてそれは強い不安や苦痛の原因となる。

　　(2)　その人はその思考，衝動，またはイメージを無視したり抑え込もうとしたり，または何か他の思考や行動（例：強迫行為を行うなど）によって中和しようと試みる。

　強迫行為は以下の(1)と(2)によって定義される：

　　(1)　繰り返しの行動（例：手を洗う，順番に並べる，確認する）または心の中の行為（例：祈る，数える，声を出さずに言葉を繰り返す）であり，その人は強迫観念に対して，または厳密に適用しなくてはいけないある決まりに従ってそれらの行為を行うよう駆り立てられているように感じている。

163

(2)　その行動または心の中の行為は，不安または苦痛を避けるかまたは緩
　　　　和すること，または何か恐ろしい出来事や状況を避けることを目的と
　　　　している。しかしその行動または心の中の行為は，それによって中和
　　　　したり予防したりしようとしていることとは現実的な意味ではつなが
　　　　りをもたず，または明らかに過剰である。
Ｂ．強迫観念または強迫行為は時間を浪費させる（1日1時間以上かける），また
　　は臨床的に意味のある苦痛，または社会的，職業的，または他の重要な領
　　域における機能の障害を引き起こしている。

　さらに，これらの症状のほかに，患者さん本人に社会的・職業的生活上の障害
が生じていること，そして薬物などの物質の影響や他の障害ではうまく説明でき
ないことが確認された場合に**強迫症／強迫性障害**と診断されます。

7.1.1 歴　史

　今日において**強迫症**と診断されうる症例が初めて綿密に記載されたのは，**エス
キロール**の『精神疾患提要』（1838）であったといわれていますが，**強迫**Zwangと
いう概念そのものは，1867年に**リヒャルト・フォン・クラフト＝エビング**（1840-
1902）が用いた**強迫表象**の語や，その語に対して**カール・ウェストファル**（1833-
1890）が「強迫表象について」（1877）で与えた定義に遡ることができます。ウェ
ストファルの定義によれば，「強迫表象とは，知能は正常で，感情状態或いは感
動状態に関係がなく，当人の意志に反して，或いは意志に矛盾して意識の前景に
あらわれ，追い払うことができず，観念の正常な流れを妨げ，当人にとって異常
で無縁なものに思われ，健康な意識に対立している」ものです。この定義からわ
かるように，強迫にとって第一義的なのは強迫表象ないし**強迫観念**であって，**強
迫行為**には二義的な意味しか与えられていませんでした。他方，強迫表象や強迫
観念は，その背景に何らかの**不安**があり，その不安に対する**防衛**として生じてい
るようにみえることから，しばしば感情の病理が第一義的であるという議論もな
されてきました。
　フランス語圏では，**強迫**を一種の「狂気délire」とする見解もありましたが，後
に紹介する**フロイト**らの精神分析的な研究は，強迫を**神経症**の一種とみなす傾向
を強めました。ただし，精神病理学の中でも，**ゲープザッテル**は強迫を神経症か

ら切り離しています。DSM-5でも，それまでは**不安障害**anxiety disordersという大分類の中で**転換症**などと一緒に並べられていた**強迫症**が大分類として独立させられています。これは，強迫症の生物学的な基盤が近年はっきりとしてきたことをうけ，かつての「神経症」とは区別して捉えようというニュアンスをもった変更です。

　また，近年の傾向としては，強迫を単一の定まった精神障害としてではなく**強迫スペクトラム障害**obsessive-compulsive spectrum disorderとして捉え，**醜形恐怖**dysmorphophobiaや心気症，**摂食障害**，抜毛症，強迫買い物症，さらには**妄想性障害**や自閉症の一部を含むものとして考える動きも出てきています。もちろん，**力動精神医学**のように，強迫を**不安**に対する**防衛**として考える立場をとれば，症状としての強迫はそれらのどの病態にも出現しうると考えることができるでしょう。

◆7.2◆ 強迫神経症の記述精神病理学

■ 7.2.1 強迫症状の形式

　では，強迫神経症の症状がどのようなものなのかをみてみましょう。

【症例65】 頭は上にあって足が下にあるのはなぜかという考えがしじう浮かんできて，こんなことはどうでもいいことではないか，こんな考えにとりつかれるのは意味がないと思っても，どうしても考えざるを得ず，他の仕事も勉強も娯楽もできなくなってしまって，じゃまである。むりに考えまいとするとじっとしていられないぐらい居ても立ってもいられなくなって苦しいので，またその考えをくりかえしてしまう。

(西丸・西丸，2008，p. 130)

　この患者さんは，自分の頭の中に浮かんでくるこのような**強迫観念**が無意味であることを十分に自覚しています。しかし，それでもその考えを振り払うことができないのです。このように，己の自我と調和しておらず受け入れることができないという特徴は，**自我違和的**ego-dystonicと言われます（対義語は**自我親和的**ego-syntonicです）。また，こういった観念を強迫観念と呼ぶときには，観念の内容（どういう内容の観念が頭に浮かんでいるのか）はまったく問題ではありません。無意味であることが自分でもわかりきっているような考えが，強いられるようにして頭の中に浮かび，それを振り払おうとしても振り払えないという**形式**Formが問

第7章　強迫神経症（強迫症）　　*165*

題なのです。

| 【症例66】 | 手に黴菌がついて汚いから洗おうという意向が迫ってくる。そして十分に洗うと，まだついていはしないかと気になり，また洗わずに |

居られない，また洗うと，まだついているから洗わなければならないと思い，また洗う。このようなことを1時間も2時間も繰り返している。洗わずに我慢すると不安になってじっとして居られない。　　　　　　　　　（西丸・西丸，2008, p. 130）

| 【症例67】 | 学校へ行くときにスニーカーを履くのだが，一度履くと紐がうまくむすべていないのではないかと，また紐をほどいて結びなおす。そ |

うするとまたうまく結べていないのではないかと，また結びなおす。こんなことを何十回となくやっているので学校に遅れてしまう。

（西丸・西丸，2008, pp. 130-131）

　症例66には洗浄強迫 Waschzwang が，症例67には確認強迫 Kontrollzwang がみられます。そのほか，自分が汚れているのではないかと不安になる不潔恐怖 mysophobia，自分が不注意によって他人に危害を加えたのではないかと不安になる加害恐怖 blaptophobia，自分に被害が及ぶのではないかと不安になる被害恐怖，重大な病気にかかってしまったのではないかと不安になる疾病恐怖 illness phobia などもしばしばみられる強迫観念として知られています。また，重大なものを捨ててしまうのではないかと思い，ありとあらゆるものを溜め込んでしまい，結果として家がゴミ屋敷のようになってしまう強迫的ためこみ compulsive hoarding も知られています。

　さて，洗浄や確認といった強迫行為は，必ず強迫表象や強迫観念の後に生じます。先に「手が汚い」と思うから「手を洗う」のであって，先に「手を洗う」という行為が生じているのではありません。強迫行為は強迫表象や強迫観念に対して二次的に出現するという知見は，診断にも役に立ちます。強迫表象や強迫観念なしに強迫行為が一次的に出現している場合は，脳炎 encephalitis などの器質性精神障害を考えるべきです。

　強迫神経症の治療には，大きく分けて薬物療法と精神療法があります。薬物療法では，主としてセロトニン再取り込み阻害薬が用いられます。強迫神経症の精神療法は，かつては力動的なアプローチがなされていましたが，現代では薬物療

法に加えて**行動療法**behavioral therapyや**認知行動療法**cognitive-behavioral therapyが行われます。特に，**暴露反応妨害**exposure and response preventionという方法がよく用いられます。この方法では，まず患者さんが**不安**に思っていることを多数書き出し，それらを不安の強さに基づいて階層化します。そして，なるべく不安の強さが低いものから順に，不安を引き起こす事柄に「暴露」されても，**強迫行為**を行わない（「反応妨害」する）ようにトレーニングしていきます。このような作業を反復的に行うことによって，徐々に不安が低減されるようになっていきます。たとえば，**不潔恐怖**がある場合には，トイレの床を10秒触って，その後手を洗わないでいる，ということをやっていくわけです。

■ 7.2.2 自己完結型と巻き込み型

成田善弘（1941-）による，**自己完結型**と**巻き込み型**の区別を紹介しましょう。ここまでの症例は，ひとりで強迫観念に悩み，ひとりで強迫行為を行っている，自己完結型の症例でした。では，次の症例はどうでしょう。

> **【症例68】** 〔48歳女性〕神経質で気が小さかったが，人前では明るく社交的にふるまい職場では好かれていた。2人目の子供を妊娠中，葬式をみて，その手で顔をなでると生まれてくる子どもにアザができると言われ，恐怖症的になったことがある。昭和X－1年末夫の弟が酒に酔って轢死したので，不安になり，夫は酒飲みで困らせはするが，死んでは困る長生きしてほしいと思った。昭和X年ごろから家族の手相とくに生命線が気になり，夫が出勤前になるとひきとめ，30分も手相を見ないとおさまらない。夫に迷惑をかけるから止めたいと思ってもどうしても止められず，「もっとシワをよせろ」とか注文をつけて何回も見てしまう。夫が「今までお前に苦労をかけた」と言って禁酒してくれたが，症状はよくならず，馬鹿らしく思っても止められず，泣けてしまう状態となり，精神科受診。
>
> （成田，1998, pp. 41-42）

この患者さんは，強迫観念を自分ひとりだけで処理することができず，強迫行為の際に他者を巻き込んでいます。これが，**巻き込み型**です。

成田によれば，この2つの類型は，すでに児童期から価値観や対人態度の特徴が異なっているといいます。

自己完結型では，「すでに児童期から明白な価値観や人生設計をもっており，

彼らの現実の行為の選択は，それに基づいてなされている（たとえば進路や　流校
への志向など）」といいます。つまり，いわば強い自我をもっているわけです。人
からのアドバイスもあまり受け入れないタイプの，「人格が固い」人です。また，
自己完結型では，「他者との関係もそれによって規定され，価値意識にてらして
上下に位置づけられ，競争的ないし軽蔑すべき他者に分けられ，共感的かかわり
あいに乏しく，他者との交流によって価値観を柔軟に広げたり，変更したりする
ことが乏しい」とされています。

　他方，巻き込み型の人はその逆です。つまり，「確固とした価値観や独自の内
的世界や人生設計をもっていることは少なく，周囲の他者に依存しつつ，その他
者を独占し，自分の思うがままに支配し動かそうとする傾向がある。一方，自分
自身にひけ目を感じていたり，対人緊張が強く，心を開いたかかわりあいや共感
的関係は持ち得ない」のです。

　このような考察をみると，強迫神経症を精神療法的に治療する際にも，単に症
状をとるだけではなく，本人のこれまでの生き方や対人態度などが症状に影響し
ているということを考慮に入れるべきだということがわかるでしょう。

◆7.3◆ 強迫神経症の現象学的精神病理学

■ 7.3.1「うち」と「そと」

　次に，強迫神経症を現象学的（人間学的）立場から検討していきましょう。ハイ
デガーの『存在と時間』（1927）の影響下に書かれたビンスワンガーの「観念奔逸
について」（1931）という論文は，数多くの精神病理学者を刺激しました。なかで
も，ゲープザッテルやエルヴィン・シュトラウス（1891-1975）は，うつ病の人間
学的研究から強迫の研究にも手を広げ，ゲープザッテルは「強迫病者の世界」
（1938），シュトラウスは「強迫現象への病理学への一寄与」（1938）や『強迫につ
いて』（1948），『感覚の意味について』（1956）を上梓しています。

　ここでは，次の短い症例をもとに，彼らの理論を紹介していきます。

【症例69】　20歳　女。強迫は高校生のとき始まる。他人に面する時，陰部（膣）
へ手を突っこんで何かほじくり出したいという衝動を覚える。「私
は不潔な女だ」と感じ，堪えきれない。そのため昼間は外出せず寝て，夜間起床
する。深夜になるにつれて強迫体験は消えて行くが，しかしどこか遠くからがら

がら雨戸を動かす音が聞えて来ると，とたんに強迫体験を覚える。

(浦島, 1965, p. 96)

　シュトラウスによれば，生きられる空間は「うち Drinnen」と「そと Draußen」
に分かれており，前者は自分の攻撃性が及びうる領域で，後者は及ばない領域で
あるとされています。人間が空間の中に安全に生きうるということは，「うち」に
他者が侵入してこないということです。そして，「うち」に他者が侵入してくると
き，「うち」は落ち着くことができない領域になり，そのことが意識されたときに
強迫体験があらわれるのです。この症例では，高校生のときに生じた衝動的観念
は，自我違和的な「そと」のものが「うち」を侵食する，おそらくは初めての経
験となっていたのでしょう（もちろん，このような強迫の始まりには性的なものとの
関連があると考えられますが，そのような考察は力動精神医学の仕事です）。強迫はそ
の「そと」による「うち」の侵食が起こってから始まっており，深夜（すなわち
音や光という「そと」が少ない空間）には「そと」を意識せずに済ませることがで
きますが，わずかな音の侵入が「そと」を意識させ，強迫体験が生起するわけで
す。
　強迫神経症の患者さんにしばしばみられる秩序愛（規則やルールを過剰に愛する
傾向）も，秩序を乱しに来る「そと」の他者から「うち」を守ろうとする試みと
して理解されます。
　さて，シュトラウスは強迫を論じたモノグラフの中で，「声」についても考察を
行っています。自分の声は，頭の中で考えているかぎりは自分の持ち物であり，
自分の「うち」にあるものですが，実際に発声した瞬間に「そと」の世界に出て，
他者性を帯びたものへと変化します。たとえば，自分が頭の中で考えていること
を口にするとき，言い間違いをしてしまったとします。その声は，私にとっては
言い間違いにすぎないのですが，誰か他人に聞かれてしまったが最後，私の本心
とは無関係に，「そと」を流通してしまいます。さらには，他者にとっては，その
「そと」を流通する声こそが，私の「うち」つまり本心にほかならないと考えられ
もするのです。この意味で，「うち」と「そと」の対立，あるいは「私のもの My-
Own」と「他者のもの The-Other」の対立は絶対的なものではありません。
　実際，対人恐怖 Anthropophobie の一種である吃音恐怖の患者さんが恐れている
のは，まさにそういった「私のもの」と「他者のもの」の対立の崩れです。同様
に，視線恐怖の患者さんは，自分が他者を見るまなざし／視線 gaze/regard が，他

第7章　強迫神経症（強迫症）　　169

者から「にらんでいる」と思われるのではないかということを心配しますから，声だけでなくまなざしも同様の構造をもっていると考えられます。対人恐怖の精神病理学的な研究では，常に**強迫神経症**との近縁性が指摘されてきましたが，それは強迫神経症の患者さんもまた，こういった「私のもの」と「他者のもの」の対立が曖昧になることを嫌い，そこに秩序性をもちこむことに専念しているという特徴の共通性ゆえのことです（なお，対人恐怖の**精神病理学**では，**統合失調症**や**パラノイア**との異同もしばしば問題とされてきました）。

■ 7.3.2 パターン逆転の不在

　ゲープザッテル，シュトラウスらの研究は，**強迫**を時間意識との関係からも論じています。シュトラウスは，強迫においては**うつ病**と同じく時間が**生成停止**するため，何事にも決着がつけられない（ゆえに，「そと」に対する対処行動にも終わりがなくなる）と述べています。また，ゲープザッテルによれば，この時間の生成停止によって，あたかも「よどむ水がくさる」かのように，世界におけるネガティヴな要素（死，腐敗，汚れなど）がどんどん侵入してくることになりますが，強迫の患者さんはそれらのネガティヴな要素の侵入にたえず目を凝らし，それに対する**防衛**を行っていると述べています。

　このような**防衛**のあり方がよく描写されているのが，**安永浩**の次の症例です。

【症例70】　若い男性の強迫者が自らメモしたものを引用しよう。…「1　電気をつける時（明確でないので不安）体が壁を通りぬけて移動しなかったか？／2　大きな音（意識不明確不安），体の移動？／3　口の中にきたないものがはいりそう（すいこみそう，とんできそう）／4　きたないものに近づいたか，もしくはとんできたか？／5　薄暗く，いやで近よりたくない所を見れば，なにか自分が行ったような気になる。／6　きたないものを見てつばをのみこむと，そのものを飲んだようになる。／7　イメージ　いやなイメージがうかぶので本など読めない。明確にできないことに関係したことで病気が広がるようだ。／明確病といっても良いかも。／視力だけに意識が集中されているから，明確でなくなると強迫観念が起こる。…なぜ明確にしたがるのか。よごれるのがいやだ，完全でないとたまらない性質か，安全であるかどうか。／普通の人は，いやな感じでも洗えばおちると，強迫観念にならずうけながすことができる。そうできない所に何かある。」

(安永，1992, p. 113)

安永浩は主として統合失調症を対象としてファントム空間論と呼ばれる大理論をつくった精神病理学者ですが，その理論の始まりは**パターン逆転**論にあります。彼は，哲学者**オズワルド・ステュワート・ウォーコップ**（1897-1956）の議論を参照しながら，人間の体験には一定の「パターン」があると論じました。私たちは通常，「自」-「他」，「質」-「量」，「全体」-「部分」，「統一」（全体）-「差別」（例外）などの対となるカテゴリーを用いていますが，これらは必ずその前者（A）が先に立ち，前者（A）があって初めて後者（B）が存在しうるのであって，その逆はありません。これが「パターン」であり，前者（A）は自明なものとして議論の出発点となりうるが，後者はそうなりえないと安永は考えます。つまり，人間の通常の体験には，A＞Bという「パターン」があるのだ，ということです。ところが，統合失調症ではB＞Aとなるパターン逆転が生じ，「自」より「他」が強くなっていると安永は指摘します（つまり，**自我意識が他者によって侵される自我障害**などはまさにパターン逆転として理解できるわけです）。

　さて，**強迫神経症**では，統合失調症のような**パターン逆転**は起こっていませんが，死，腐敗，不潔，失敗といった何かよからぬもの（**安永の言い方では「B」**）が起こらないように常に身構え，世界に警戒心をもって臨み，何か正体のわからないものが侵入してくるのを常に警戒し**防衛**しているようなあり方をしています。つまり彼らは，Aの世界の中にBが侵入してくることに警戒しているのです。ところが，そのBの侵入に対する防衛のためには，Bそのものをなるべく明確にみつめなければならなくなります。それは，精神活動の全精力をあげてBを増大させようと努めていることでもあり，これは一種の悪循環を形成することになります。たとえるならば，それは，ゴキブリが嫌いな人が，自衛のためにゴキブリが出てきそうな場所をじっとみつめるがゆえに，余計にゴキブリを目にすることになり，さらにゴキブリが嫌いになるような逆説的な悪循環です。

◆7.4◆　強迫神経症の力動精神医学

■ 7.4.1　象徴的系譜

　最後に，強迫神経症を**力動精神医学**（精神分析）の観点からみていきます。

　1890年代の**フロイト**は，ヒステリーと強迫神経症の両方を**防衛**という観点から理解しようとしていました。ヒステリーでは，症例60（**アンナ・O**）のように，不快な表象を抑圧（防衛）し，その抑圧された表象の心的な興奮量が身体におい

てあらわれることが**転換**と呼ばれていました。他方，強迫神経症では，不快な表象（仮に表象Aとしましょう）に出会ったとき，その表象Aから苦しい情動が切り離され，その情動はまったく別の表象（表象B）と結びつくようになります。この防衛のメカニズム（別なものに意識を移すこと）をフロイトは**配転**Transpositionと呼んでいます。この配転によって，苦しい情動が新たに結びついた表象Bは，相容れない表象Aそのものではないため，苦しい情動を伴いながらも心的生活の中に頻繁に顔を出すことができます。強迫神経症者が，自分の**強迫観念**が無意味なものであることを自覚しながらも，その観念にとらわれつづけているのはそのためであると考えられます。

　さらに**フロイト**は，1900年代の後半になると，詳細な症例報告をもとにより洗練された**強迫神経症**の理論を打ち立てるようになります。次に紹介するのは，「鼠男Rattenmann」と呼ばれる有名な強迫神経症の症例です。

【症例71(1)】　　学術的な教養のある比較的若い男性が自己紹介して，こう告げる。「私は，すでに子供の頃から強迫的表象に悩まされていますが，しかし最近の4年間はそれが特にひどくなっています。苦悩の主たる内容は，私がとても愛している2人の人物，父親と敬愛するある婦人に何か起こるのではないか，という恐れです。その他にも，例えば自らの喉を剃刀で掻き切るといった強迫衝動を感じていたり，どうでもよいことにまで関係した禁令を定めていたりします。私は，自らの観念との戦いで数年を空費していて，そのために人生で遅れをとっています。…」/「すでに6歳の時に勃起に悩んでいました。…私がとても気に入っていて，どうしても裸を見たいと思う人たち，女の子たちがいました。しかし私にはこうした欲望とともに，私がそのことを考えれば何かが起こるに違いないという不気味な感情があり，それを阻むためには，あらゆることをしなければならないと考えていました」。/（質問に対して彼は，こうした恐れの例として，「例えば私の父が死ぬのではないか」ということを挙げる。）…その本来の意味にしたがって復元するなら，強迫的な恐れは，「女性の裸を見たいという欲望を抱けば，私の父が死ぬに違いない」となる。
　　　　　　　　　　　　　　　　　　　　　　　（Freud, 1909/2008, pp. 182-187）

　この患者さんは，幼年期から性的好奇心が強かったようですが，自分が「女の子の裸が見たい」と思うと，すぐさま罪責感が生じ，「父親が死んでしまうのではないか」などのような**不安**を伴った**強迫観念**もあらわれています。そんなことは

ありえないとわかっているのにもかかわらず，です。ここに**フロイト**はすでに，**強迫神経症**の特徴である，「性愛的な欲動とそれに対する反抗，（まだ強迫的ではない）欲望と，（すでに強迫的な）それに抗おうとするおそれの気持ち，不快な情動と防衛行動への衝迫」がみられることを指摘しています。

【**症例71(2)**】「今日は，私にとって，先生のところを訪れる直接のきっかけとなった体験から始めようと思います。それは8月に…兵器訓練を受けていた最中のことです。…その休息の折りに私は，自分の鼻眼鏡をなくしました。簡単に見つけることができたのでしょうが，私は出発を遅らせたくなかったので，諦めることにして，私が利用するウィーンの眼鏡商に，折り返し代わりのものを送ってくれるよう電報を打ちました。同じ休息の際に私は，2人の将校の間に座りました。2人のうちの1人はチェコの名前の大尉でしたが，その人が私にとっては重要な人物となるのでした。私はその男にある種の不安を抱いていました。というのも，この男は明らかに残酷なものを好んでいたからです。…大尉は，東方のとても恐ろしい刑罰について読んだことがある，と語り始めたのです……」。／彼はここで中断し，立ち上がり，細部の描写は勘弁してほしいと私に頼む。〔フロイトは抵抗を克服させ，次のように告白させる。〕「お尻の上にかめをかぶせ，このかめの中に鼠たちを入れます。鼠たちは――彼は再び立ち上がり，恐怖と抵抗を示すあらゆる徴候を自ら発した――食い入っていくのです」。「肛門の中にですね」，そう補ってあげてよいように思われた。／語りが比較的重要な瞬間を迎えるといつも，彼がとても奇妙に複合された表情をしているのが見て取れる。その表情は，私には，彼自身知らない快に対する恐怖としか解明できない。彼は…こう続ける。「その瞬間に，このことが私にとって大切な人に起こりはしないかという表象が思い浮かびました」。…少し推測したあと私は，その「表象」が関係しているのは，彼の敬愛する婦人であったと分かる。…／彼は，彼の中に同時に別の観念が現れていたということを認めざるを得ない。それは，この刑が彼の父親をも見舞うというものである。彼の父親は数年前に亡くなっており，従って，この強迫的な恐れは最初のものよりもさらに一層ナンセンスなので，この恐れはなおも暫くの間，告白に対して身を隠そうとしていたのである。／次の夜，同じ大尉が郵便で着いた小包を彼に手渡して，こう言った。「A中尉が着払いの代金を君の代わりに立て替えてくれたよ。君はそのお金を彼に返さないといけない」。…しかしこの瞬間，彼に対してある「罰則」が形作られた。「お

金を返すな，さもないとあれが起こるぞ」（つまり，鼠の空想が父親と婦人に対して現実のものになるということである）。この罰則と戦うために直ちに，彼には馴染みの一つの型に従って，まるで宣誓のようなある命令が生じてきた。「お前はＡ中尉に 3.80 クローネを返さないといけない」。彼はこれをひとり小声で口に出して言いそうになった。

(Freud, 1909/2008, pp. 190-193)

　鼠男のこのような語りは，精神分析で一般的に採用される**自由連想** freie Assoziation という方法によって可能になっています。自由連想は，患者さんに対して，「頭に浮かんだことは，たとえ不快なことであっても，重要でない，それには関係ない，馬鹿げていると思われることであっても，すべて言うように命じる。そして，どういったテーマから報告を始めるかは彼に任せる」という規則のもとで行われます。患者さんにとって，自由連想は実際にはかなり困難な作業であり，この症例でも鼠男が途中で語るのを中断しているように，しばしば語ることへの**抵抗** Widerstand が生じます。そこで**フロイト**は介入――今日的にはやや拙速なものとも評価される介入――をし，彼の語りの内容を明らかにしています。

　さて，ここでみえはじめているのは，**鼠男**は，一方では「そんなことは絶対に起こってほしくない」と言いつつ，実はそれが起こってほしいとも思っており，その2つの力が**葛藤**しているという構造です。お金を返さなければならないが，お金を返してはならないというアンビヴァレント（両価的）な命令の間で彼は引き裂かれていますが，同じ構造は父に対する愛情と憎悪の葛藤としても展開しているようです。そのことは，次の箇所でより明瞭になってきます。

【症例71(3)】 次の診療では，彼は始めるに当って，こう切り出す。「子供の頃に実際にあったことをお話しなければなりません」。…十二歳で彼は，友人の妹である幼い女の子のことが好きになった。…しかしこの女の子は彼に対して，望んだほどは情愛深くはなかった。その時彼に，もし自分に不幸が起これば，彼女は自分に優しくなるだろう，という観念が生じた。そして，そのような不幸として，父親の死が頭に浮かんだ。彼はこの観念をすぐに力強く退けた。…「二度目に非常によく似た考えが閃光のごとくやって来たのは，父親の死の半年前のことでした」。彼はすでに例の婦人を愛していた。しかし，経済的な事情があって，一緒になることは考えられなかった。「その時に抱いた観念は，ひょっとしたら私は，父が死んだら裕福になり，彼女と結婚できるかも知れな

174

い，というものでした」。〔この観念に対する〕防衛が働いて，その後彼は，彼を
ぞっとさせるこうした損失が利益によって埋め合わされることのないように，父
親は全く何も残さないでほしいと願うまでになった。

(Freud, 1909/2008, pp. 202-204)

　鼠男の強迫神経症は，このように父親と愛する女性をめぐる愛情と憎悪の**両価
性**のもとで繰り広げられていることがわかります。ところで，このような**葛藤**は
どこから生じたのでしょうか。**フロイト**は，それを鼠男が聞き知っていた父親の
歴史へと還元しています。

【症例71⑷】　真っ先にくる謎は，明らかに，チェコの大尉の2つの話，鼠の話
題と，A中尉にお金を返しなさいという要請とが，どうしてあれ
ほど彼の心を騒がせ，あれほど激しい病理学的な反応を引き起こしたのかという
点である。…彼は，軍隊の環境にいる時はいつも，父親との無意識の同一化の中
にいた。…父親はかつて，下士官として任されていたはずの少額のお金をカード
ゲームで失ってしまい（賭け事好きの鼠〔Spielratte〕），同僚が立て替えてくれてい
なかったら，ひどい苦境に陥るところだった。…こうした父親の若い頃の過ちを
想起することは，彼にはつらいことだった。彼の無意識が父親の性格に対する敵
意に満ちた非難で満たされたからである。「君はA中尉に3.80クローネを返さな
いといけないよ」という大尉の言葉は，彼には，父親の返さなかった負債をほの
めかすもののように聞こえた。

(Freud, 1909/2008, p. 236)

　鼠男のさまざまな**葛藤**をたどっていくと，すべては父親にまつわる葛藤に帰着
することになります。彼の父親は，かつて軍隊にいたときに，集めていたお金を
賭け事で浪費してしまったことがありました。そのお金は同僚が立て替えてくれ
たのですが，その同僚が戦争で死んでしまったために，その負債を返すことはで
きずじまいでした。このような「もはや返せなくなってしまった負債」，つまり埋
めようのない負債は，罪責感の象徴たるエピソードだと言えるでしょう。鼠男は
幼少期から，家庭の中で父親のこのようなエピソードが語られるのを聞いて育ち
ました。「鼠刑」のような残酷話を好む大尉が，彼に対して「立て替え払いの代金
を返さないといけないよ」と言ったとき，その言葉は彼にとって自分の父親の負
債と象徴的な結びつきをつくることになります。さらにはそこから，「鼠Ratten

（鼠が肛門の中に食い入ってくる鼠刑）」–「分割払いRaten（鼻眼鏡の代金）」–「賭け事好きの鼠Spielratte（父親の賭け事）」–「結婚するheiraten（結婚によって裕福になること）」といった一連の言葉遊びのような象徴的系列が，彼の知らないうちに次々とつくりだされ，それが彼の強迫症状を決定づけているのです。

　なお，**フロイト**は，子どもの性愛生活は口唇から始まり，次に肛門に移り，それから性器へと移っていくと考えましたが，**鼠男**は明らかに肛門性愛に**固着**している人です。なお，この症状形成における欲動論的な側面について言えば，フロイトは，幼少期からつづいた回虫（寄生虫）の刺激によって肛門性愛が維持されたことをも指摘しています。

神経症の周辺

不安神経症とストレス反応
（不安症群と心的外傷およびストレス因関連障害群）

◆8.1◆ 不安神経症の概説

　神経症の中でも，ヒステリーや強迫神経症はその症状が何らかの象徴的な意味をもっていることを特徴としていました。反対に，そのような象徴的な意味があまりみられず，むしろ不安がダイレクトに身体にあらわれてくるような病態をフロイトは**不安神経症**Angstneuroseと呼び，以後，慣例的にそのような名称が用いられてきました。

　現代のDSM-5では，かつての不安神経症はおおむね**全般性不安症／全般性不安障害**generalized anxiety disorderと**パニック症／パニック障害**panic disorderに分けられます。まずは，全般性不安障害の診断基準の概略を確認しておきましょう。

全般性不安症／全般性不安障害　300.02（F41.1）

A．（仕事や学業などの）多数の出来事または活動についての過剰な不安と心配
　　（予期憂慮）が，起こる日のほうが起こらない日より多い状態が，少なくとも6カ月間にわたる。

B．その人は，その心配を抑制することが難しいと感じている。

C．その不安および心配は，以下の6つの症状のうち3つ（またはそれ以上）を
　　伴っている（過去6カ月間，少なくとも数個の症状が，起こる日のほうが起こらない日より多い）。

　　(1)　落ち着きの無さ，緊張感，または神経の高ぶり

　　(2)　疲労しやすいこと

　　(3)　集中困難，または心が空白になること

　　(4)　易怒性

　　(5)　筋肉の緊張

　　(6)　睡眠障害（入眠または睡眠維持の困難，または，落ち着かず熟眠感のない
　　　　睡眠）

177

パニック症の診断基準の概略は次のとおりです。

パニック症／パニック障害　300.01（F41.0）

A．繰り返される予期ないしパニック発作。パニック発作とは，突然，激しい恐怖または強烈な不快感の高まりが数分以内でピークに達し，その時間内に，以下の症状のうち4つ（またはそれ以上）が起こる。

(1) 動悸，心悸亢進，または心拍数の増加

(2) 発汗

(3) 身震いまたは震え

(4) 息切れ感または息苦しさ

(5) 窒息感

(6) 胸痛または胸部の不快感

(7) 嘔気または腹部の不快感

(8) めまい感，ふらつく感じ，頭が軽くなる感じ，または気が遠くなる感じ

(9) 寒気または熱感

(10) 異常感覚（感覚麻痺またはうずき感）

(11) 現実感消失（現実ではない感じ），または離人感（自分自身から離脱している）

(12) 抑制力を失うまたは“どうかなってしまう”ことに対する恐怖

(13) 死ぬことに対する恐怖

B．発作のうちの少なくとも1つは，以下に述べる1つまたは両者が1カ月（またはそれ以上）続いている。

(1) さらなるパニック発作またはその結果について持続的な懸念または心配（例：抑制力を失う，心臓発作が起こる，“どうかなってしまう”）

(2) 発作に関連した行動の意味のある不適応的変化（例：運動や不慣れな状況を回避するといったパニック発作を避けるような行動）

さらに，これらの症状のほかに，患者さん本人に社会的・職業的生活上の障害が生じていること，そして他の障害や薬物などの作用ではうまく説明できないことが確認された場合に，**全般性不安症**や**パニック症**と診断されます。

また，バスや電車などの公共交通機関の利用や，開けた場所や周りを囲まれた場所にいるなどの「逃げるに逃げられない」状況についての強い恐怖や不安（広場恐怖Agoraphobie）をもつ病態は，DSM-5では広場恐怖症agoraphobiaとして独立させられています。

　さて，これらのほかにも，DSM-5の不安症群／不安障害群anxiety disordersという大分類には，社交不安症／社交不安障害social anxiety disorderと呼ばれる精神障害も収められていますが，これは日本の精神病理学において対人恐怖と呼ばれてきたものの一部に対応します。この社交不安症についても，診断基準の概略を確認しておきましょう。

社交不安症／社交不安障害　300.23（F40.10）

A．他者の注視を浴びる可能性のある1つ以上の社交場面に対する，著しい恐怖または不安。例として，社交的なやりとり（例：雑談すること，よく知らない人に会うこと），見られること（例：食べたり飲んだりすること），他者の前でなんらかの動作をすること（例：談話をすること）が含まれる。

B．その人は，ある振る舞いをするか，または不安症状を見せることが，否定的な評価を受けることになると恐れている（すなわち，恥をかいたり恥ずかしい思いをするだろう，拒絶されたり，他者の迷惑になるだろう）。

C．その社交的状況はほとんど常に恐怖または不安を誘発する。

D．その社交的状況は回避され，または，強い恐怖または不安を感じながら耐え忍ばれる。

　これらの症状が6カ月以上持続し，患者さん本人に社会的・職業的生活上の障害が生じていること，そして他の障害や薬物などの作用ではうまく説明できないことが確認された場合に，社交不安症と診断されます。

8.1.1　歴　史

　アメリカの神経内科医ジョージ・ミラー・ビアード（1839-1883）は，彼の土地の産業革命の影響が人々の精神と身体を蝕んだ19世紀中盤に神経衰弱という病を発見します。それは，当時の長時間にわたる非人間的な工場労働によって生じる，疲労，不安，頭痛，神経痛，抑うつ気分などを特徴とする病でした。19世紀

末から20世紀初頭にかけて，この疾患概念はひろく受け入れられ，多様な患者さんにこの病名がつけられるようになりました。

　フロイトは1895年の論文の中で，当時漠然と神経衰弱と呼ばれていたものの中から，彼が不安神経症と名づける独特の一群を取り出すことに成功しました。不安神経症の症状は全般的な易刺激性 irritability，予期不安 anticipatory anxiety，不安発作（動悸，呼吸，発汗，振戦，食欲，下痢，めまい，うっ血，感覚異常），夜間恐怖による覚醒などであり，これは現代においてパニック症と呼ばれている精神障害にほぼ相当します。パニック症の「公式」の発見は，1950年代後半から60年代にかけてドナルド・クライン（1928-）が行った精神薬理学的な分類に帰されることが多いのですが，フロイトの貢献は無視できるものではありません。

　フロイトは，神経衰弱と不安神経症をあわせた診断カテゴリーを現実神経症／現勢神経症 Aktualneurose と呼びました。彼によれば，このタイプの神経症は，ヒステリーや強迫神経症などの精神神経症 Psychoneurose とは異なり，抑圧のような心理的なメカニズムによって生じたものではなく，むしろ現実におけるトラブルや欲望の不満足によって生じます。それゆえ，現実神経症は精神分析のような方法では改善せず，むしろ現実的な問題を解消することによって改善すると考えられました。

　かつて神経衰弱と呼ばれた病態においては，不安や抑うつ，あるいはさまざまな身体の不定愁訴 indefinite complaint がみられ，現代では全般性不安症ないし適応障害 adjustment disorder という診断が与えられます。これらの精神障害は，他のものよりも「軽く」みられることも多いのですが，その一部は難治であり，発病の原因になったと考えられる現実的な問題は，どれだけ些細なものにみえても実際には「最後のワラの一本」（＝それまでの外傷やストレス stress の積み重ねを耐えられなくさせる最後の軽微な出来事）でありうることを中井久夫が指摘しています。

　対人恐怖は，「恥の文化」とも称される日本の文化的風土や心性と強く関連するものとして長らく論じられてきました。対人恐怖には，パニックや広場を恐れるのではなく，人や人との社交状況を恐れるという特徴がありますが，西欧ではジャネが1900年代初頭に，閉所や広場などの具体的状況に対する恐怖症と社交状況の恐怖症 phobie des situations sociales を区別しています。さらにアイザック・マークス（1935-）もモーズレイ病院の患者群において広場恐怖と社交恐怖 social phobia が異なることを示し，マイケル・リーボヴィッツ（生年不詳）が実証的なデータを用いてパニック障害と社交恐怖を区別する総説を1985年に発表したこ

180

とを契機として，いわゆる対人恐怖が西欧でも広くみられることが認知されるようになりました。

なお，日本では，対人恐怖に**自己臭恐怖**fear of emitting body odor，**醜形恐怖**，村上靖彦（1937-）のいう**思春期妄想症**adolescent paranoiaなども含める場合があり，さらにはそれらと統合失調症との異同がしばしば問題とされてきましたが，DSM-5ではそれらの病態のほとんどは**妄想性障害の身体型**somatic typeや**醜形恐怖症／身体醜形障害**body dysmorphic disorderという診断になります。

◆8.2◆ 不安神経症の精神病理学

■ 8.2.1 パニック発作

まず，フロイトが不安神経症として報告している症例をみてみましょう。

> 【症例72】　K氏，24歳。／…少し前まで健康，9カ月前から睡眠不良，2月[と]3月に心悸亢進を伴う夜間の驚愕による覚醒が非常に頻繁，次第に強まる一般的な過敏性，次いで軍事訓練による中断。軍事訓練は彼を大変元気にした。3週間前の晩に突然内容のない不安の発作，その際に胸から頭へ上る充血の感覚を伴っていた。何か恐ろしいことが起こるに違いないという解釈，その際息苦しさはまったくなく，心悸亢進はわずか。このような発作がその後昼にも，昼食時にあって，2週間前医師に相談。ブロム剤によって改善。まだ存在，しかし睡眠は良好。それに加えて最近の2週間には深い抑うつならびに完全な無関心の短い発作，これは2，3分ほどしか続かない。ここR［ライヒェナウ］では比較的良好。その他にまだ後頭部の圧迫感の発作。（Freud, 1985/2001, pp. 82-83）

不安神経症（パニック症）の患者さんは，初めての発作（突然心臓がドキドキしたり，息が苦しくなったりする，「死ぬかと思った」と表現されるような発作です）のことをほぼ全員がよく覚えています。そして，ある程度の時間が経った後に，もう一度同じ発作が起こるのです。すると，また同じことが起こるのではないかと心配する**予期不安**や，さまざまな外界からの刺激に敏感になる**易刺激性**，あるいは不安発作によって目が覚めてしまう**夜驚**pavor nocturnus，さらには発作が起こりそうな場所や状況を**回避**avoidanceするといった行動の変化もみられるようになります。

フロイトが現実神経症を現実におけるトラブルや欲望の不満足によって生じるものと考えていたことはすでに紹介したところですが，彼は，**神経衰弱**は**自慰**や夢精によって生じ，**不安神経症**は禁欲や**中絶性交** coitus interruptus（膣外射精）によって生じると考えていました。こういった見解は，時代の価値観（症例44でも自慰が非常な悪徳とされていたことを思い出してください）や，当時のウィーンの潔癖主義的な考えに基づくものとして批判されることもありますが，現代的な視点からは，むしろすぐれて身体にまつわる事柄が現実神経症の病因として想定されていることに注目すべきであると思われます。

■ 8.2.2　対人恐怖

自験例から，典型的な**対人恐怖**（社交不安症）の症例を紹介します。

【症例73】　40代成人男性。主訴は，「あがり症。人前でしゃべるのが苦手。職場の朝礼で立って個人的なことを話すのがつらい」である。彼は，人前で「あがる」という体験がすでに小学生のときから頻繁にあったことを記憶している。例えば，小学5年生のとき，頑張って学級委員長となったが，学校集会で話すときにあがってしまい，自分はダメだと思ったのだという。しかし，それでも調子を崩すことはなく，私立大学を卒業後，民間企業に勤め，結婚し，子どもも授かり，平凡な生活を送っていた。小学校くらいから人前で話すときにあがることを自覚していたが，特に調子を崩すことはなかった。社会人になってからも，あがることが続いた。自分でも，声が震えていることがわかり，それを抑えようと思って余計に緊張してしまった。ひとから「緊張してたね」と指摘されたことも何度かある。一人だけで喋る，立って喋る，自分の個人的な内容を喋るときが特につらく，そのような状況をなるべく避けるようにしてきた。昇進すると人前でしゃべる機会が増えるので試験を受けなかったりした。就職してから研修などでも困っていた。転機となったのは，X年4月に上司が変わり，朝礼で個人的なことを交えながら話せと言われたことである。この朝礼は，10日に1回くらいまわってくるため，頭のなかがそのことでいっぱいになってしまった。大丈夫だと自分に言い聞かせて朝礼に望むが，いざ喋りだすと想像以上に緊張してしまった。そのようなことが続いて，徐々に自信をなくしてきている。X年5月，初診。

この患者さんは，幼少期からすでに臨床的閾値以下の**社交不安症**の特徴がありながらも，**不安**を引き起こすような状況を避けることによってなんとか学校や職場へ適応してきたが，「朝礼」での発表が強制されるようになったことから適応が破綻し，緊張・不安状態を回避できなくなって受診に至っています。このように，社交不安症は人生のある時点に突然生じるものではなく，それまでの長い人生の中にすでにその萌芽がみられ，それに対する適応行動（**コーピング**coping）が破綻する際に顕在化するのです。

　ところで，この患者さんが小学生のときには学級委員長という人前に立つ仕事をむしろ進んでやっていたという点も注目に値する事柄です。**山下格**（1929-2014）などが指摘するとおり，**対人恐怖**では一方には「相手に受け入れられたい」と考えて他者の面前に立ち交流しようという側面が，他方には「相手に不快な思いをさせたくない」と考えて緊張を強いられる他者関係から退却する側面がみられます。この2つの相矛盾する側面の相克がうまくいかなくなり，後者が完全に優位になる際に適応行動が破綻するのです。なお，山下はこのような特徴を**クレッチマー**の**敏感関係妄想**（症例44）に近づけて理解しており，敏感関係妄想であれば自己の能力や倫理的行為の欠陥が問題になるところが，対人恐怖では相手に悪い感情を与える自分の態度や容貌が問題になっているとみています。このように，**不安**を主とする精神障害がそれぞれの患者さんの人生の中で果たしている役割を捉えることができるようになることも，精神病理学を学ぶ意義のひとつです。

◆8.3◆　ストレス反応の概説

　大災害や虐待，**性暴力**sexual violenceなどの出来事や，あるいはより一般的にストレスとして捉えられるような出来事に暴露されたときに，さまざまな精神的苦痛が生まれることがあります。そのような精神障害は，これまで**外傷性神経症**traumatic neurosisと呼ばれてきましたが，現代のDSM-5では，成人の外傷性神経症は，大きく分けて**心的外傷後ストレス障害**posttraumatic stress disorder（PTSD）と適応障害に分類されるに至っています。

　PTSDの主症状には，以下の3つのものがあります。

(1) **再体験**re-experiencingないし**侵入**intrusion：外傷的な出来事が，イメージ・思考・知覚の形で反復的かつ侵入的に想起されること，あるいは夢の中に

苦痛を伴いながら反復的にあらわれることを指します。外傷的な出来事を思い出させるようなものがきっかけになって，強烈な精神的苦痛や，生理的反応が生じることもあります。

(2) **回避ないし鈍麻**numbness：外傷的な出来事に関連する物事を避けようとしたり，興味を感じなくなったりすることを指します。そのような行動が繰り返されることによって，人間関係が疎遠になることもあります。

(3) **過覚醒**hyperarousal：睡眠障害（特に入眠困難や中途覚醒），あらゆる方向を絶えず気にしてしまうがゆえの注意集中の困難，過剰な警戒，極端な驚愕反応などを指します。

この3つの症状の関係は，**再体験**が起こるがゆえに，それを避けようとして**回避**が起こり，回避を達成するために常に覚醒していなければならなくなる（**過覚醒**），と理解してもよいでしょう。

この3つの主症状に，認知と気分の変化が追加されたものが，下記に示すDSM-5における**心的外傷後ストレス障害**の診断基準の概略です。

心的外傷後ストレス障害　309.81（F43.10）

A．実際にまたは危うく死ぬ，重傷を負う，性的暴力を受ける出来事への曝露。

B．心的外傷的出来事の後に始まる，その心的外傷的出来事に関連した侵入症状の存在。

C．心的外傷的出来事に関連する刺激の持続的回避。

D．心的外傷的出来事に関連した認知と気分の陰性の変化。

E．心的外傷的出来事と関連した，覚醒度と反応性の著しい変化。

A基準に示されている心的外傷的出来事には，自分が経験するほかに，他者が経験している現場を目撃する場合や，家族や親しい友人が経験したことを聴取する場合なども含まれています。そして，B～E基準の症状が1カ月以上持続し，さらに患者さん本人に社会的・職業的生活上の障害が生じていること，そして他の障害や薬物などの作用ではうまく説明できないことが確認された場合に，**心的外傷後ストレス障害**と診断されます。

次に，DSM-5におけるもうひとつの**ストレス反応**である**適応障害**の診断基準

の概略を確認しておきましょう。

適応障害　309.0-309.9（F43.20-F43.25）

A．はっきりと確認できるストレス因に反応して，そのストレス因の始まりか
　　ら3カ月以内に情動面または行動面の症状が出現。
B．これらの症状や行動は臨床的に意味のあるもので，それは以下のうち1つ
　　または両方の証拠がある。
　(1)　症状の重症度や表現型に影響を与えうる外的文脈や文化的要因を考慮
　　　　に入れても，そのストレス因に不釣り合いな程度や強度をもつ著しい
　　　　苦痛
　(2)　社会的，職業的，または他の重要な領域における機能の重大な障害

　さらに，他の障害やその悪化ではうまく説明できず，正常な死別反応でもない
ことなどが確認された場合に，**適応障害**と診断されます。
　ここからもわかるように，**適応障害**の場合，ストレス因はどんなものでもよ
く，**ストレス**に対する反応としてあらわれる症状も非特異的で不均一であってよ
いとされています。「過労でやる気を失ったため，会社に行けない」というものも
適応障害になりえます。このように，適応障害という診断はしばしば曖昧であ
り，**ゴミ箱診断**wastebasket diagnosisと揶揄されることもあります。臨床では，適
応障害と診断する前に，他のありうべき診断の可能性を検討するべきでしょう。

8.3.1　下位分類

　PTSDの原因は，災害，戦闘，一般的災難（レイプなどの**性暴力**，自動車事故，
職業上の危険，致命的な病気），その他（人質，拷問）などが代表的ですが，実際に
はこのような単回性の出来事だけではなく，反復性の出来事（虐待など）が外傷と
なる場合もあります。その場合は，**ベセル・ヴァン・デア・コルク**（1943-）らの
いう**複合型PTSD** combined-type posttraumatic stress disorderや，**ジュディス・ハー
マン**（1942-）のいう**複雑性PTSD** complex posttraumatic stress disorderに相当し，
しばしば自傷や**解離**，慢性抑うつを伴うことが知られています。
　また，PTSDとほぼ同様の症状がみられるものの，それが心的外傷への暴露に
つづく3日～1カ月に限定されているものは，DSM-5では**急性ストレス障害**acute

第8章　神経症の周辺　　*185*

stress disorderという診断になります。

8.3.2 歴 史

西洋医学における**ストレス反応**の歴史は，1867年にイギリスの外科医**ジョン・エリック・エリクセン**（1818-1896）が**鉄道脊椎症候群** railroad spine syndrome（＝蒸気機関車の事故後に，**不安**，記憶障害，集中力困難，**焦燥**，睡眠障害，驚愕反応，悪夢などの身体症状を呈するもの）を記述したことに始まります。アメリカでは，1861〜5年の南北戦争後の兵士にみられた動悸，胸痛，頻脈，息切れ，頭痛，悪夢，睡眠障害，めまいなどの症状が注目され，発見者の名前をとって**ダ・コスタ症候群** Da Costa's syndromeと呼ばれました。これらの症状は，鉄道や兵器など，それまでの人間の力では不可能な強い力を生み出す機械が登場したことと関係していると考えられます。しかし，当時は，これらの症状が補償金目当ての詐欺ではないのか，あるいは**ヒステリー**なのか，それとも実際に器質性病変がみつかるのか，という論争も生じました。

20世紀に入り，第一次世界大戦後の頃から，戦争を経験した兵士たちが**不安**や破壊的行動，自己嫌悪などの多彩な症状を示す**戦争神経症** war neurosisが認知されるようになります。**フロイト**は，『快感原則の彼岸／快原理の彼岸』（1920）において，戦争神経症の患者にみられる外傷的な夢の反復は，外傷体験を何度も繰り返すことによって，それを能動的に支配するためになされていると考えました。

なお，**ストレス**という今日では人口に膾炙した概念は，生理学者**ハンス・セリエ**（1907-1982）が1936年に『ネイチャー』に発表した学説（ストレスを，外部環境からの刺激によって起こる歪みに対する非特異的反応とするもの）に始まるものです。

1941年，**エイブラハム・カーディナー**（1891-1981）が『戦争ストレスと神経症』を出版し，**戦争神経症**がふたたび注目されるようになります。また，第二次大戦後の**ストレス反応**に関する研究や，ベトナム戦争（1955-1975）の帰還兵に対する補償問題を受けて，1980年のDSM-IIIにようやく**PTSD**が記載されるに至ります。この間に，1970年代のフェミニストたちは，**性暴力**の被害者にみられる症状が帰還兵のそれと同一であることをみいだしており，その結果，現代のPTSDの診断基準には災害や戦争とならんで性暴力が併記されるようになっています。日本では，1995年に起こった阪神淡路大震災と地下鉄サリン事件が主な契機となり，**中井久夫**らによって心的外傷の概念の精神病理学への導入が進められました。

◆8.4◆ ストレス反応の精神病理学

■ 8.4.1 心的外傷と回復

PTSDの実際の症例をみておきましょう。

> 【症例74(1)】　30歳代女性妊娠22週／…会社員の夫と二人暮らしをしていた。
> 4月X日（妊娠12週）朝，夫が消費者金融で借金を作っていたことが露見し，口論となった。彼女もパート勤めであったため，決着の付かないまま双方出勤した。夕刻，彼女は帰宅し，そして夫が2階で縊死しているのを発見することとなった。動転した彼女は，検診を受けていた総合病院の産婦人科に救急搬送された。その日は産科的検査のあとbrotizolam〔睡眠導入剤〕を処方され帰宅。しかし上述の添書と共に，縊死発見から3カ月後の7月，精神科に院内紹介受診となった。／睡眠は2時間おきに覚醒するような状態で，産科主治医から処方された睡眠導入剤も「薬がやめられなくなったらこわいし，この子にも悪いと思って…」と胎児移行を心配して服用しなかったという。すでに実家に戻って両親と暮らしていたが，父母は「しっかりしろ，前向きになれ。おまえが帰ってきてから家が暗くなった」と，彼女が涙を見せるたびに怒る。／…。自分の部屋は実家の上階にあるが，階段を上ると，自室に入るときに夫がぶら下がっているような気がして，自室で過ごせず常に居間にいるという。ブラインドの紐を見ても怖くなる。しかし居間にいると父母が来て「また泣いているのか，家が暗くなる。前向きになれ」と言われるのが，とてもつらいとのことであった。／…「夫を発見したときの光景が，急に浮かんでくるんですよね。夜に。目を閉じたとたんに出てくるので，目を閉じるのが怖い」。気分転換に，夫の実家に行ったりすると，向こうでは優しくしてくれる。でも行く途中，車の中で急にたまらなくなって「どうして死んだの」と叫んだりしてしまう，とのことであった。
>
> (樽味，2004，pp. 88-89)

自殺した夫の遺体の第一発見者になるという外傷的な出来事の体験以後，**再体験**（夫を発見したときの光景が，急に浮かんでくる），**回避**（自室に入るときに夫がぶら下がっているような気がして，自室で過ごせず常に居間にいる），**過覚醒**（中途覚醒，目を閉じるのが怖い）という3つの症状が出現しています。なお，**岩井圭司**（1961-）

は，心的外傷後ストレス障害におけるフラッシュバックは，細部まで詳細であり，ありありとした感覚要素をもつ**真性幻覚** echte Halluzination の特徴をもつという点で，頭の中の表象や内言語などとの間に移行がある**統合失調症の仮性幻覚** Pseudohalluzination とは異なることを指摘しています。

　この患者さんは，どのように回復していくのでしょうか。

【症例74(2)】　面接では「ついつい夫のことを思いだしてしまうんです」「ごめんねえ，つらかったねえ，わたしも連れて行ってくれたらよかったのにと考えてしまう」といった言葉が私に向けられた。私〔＝主治医〕は「無理に忘れようとはせずに，とにかく大事に覚えておくように，どんなお父さんだったかこの子に上手に話せるように」と繰り返すほかなかった。〈ちさと〉の存在が，私には非常にありがたかった。それだけが，彼女にとっても私にとっても「次」に繋がる命綱であった。〈ちさと〉の成長曲線やエコーでの様子は，数少ない，安らげる話題であった。／９月中旬，彼女の悲哀と自責がある程度落ち着くきっかけとなったのは，私や彼女の友人の支持的な言葉ではなく，かんしゃくを起こした父の乱暴な言葉であった。「あの男は最悪だ。おまえも悪いんだ。おまえがあの男を殺したんだ」と父が怒鳴ったという。／「ひどいとは思ったんですけど，逆に今まで空いていた部分にしっくりくるような感じもあって，変な話ですけど，わたしが責められて，ほっとしたような気もしたんですよね」と涙を流しながら，彼女は少し笑った。／９月の終わり「夫のお墓に行ったとき，『わたしも連れて行ってくれればよかったのに』といつも言っていたのが，このごろは『見守っていてくださいね』って言ってるんですよね。わたしが彼を見つけたのも，彼はわたしに最初に見つけてほしかったんだなあ，と思って。だから大事に覚えておいてあげようと思う。〈ちさと〉は最近，よく動くんですよ。でも〈ちさと〉のことばっかり考えると，彼に対して冷たいかな悪いかな，彼のことばっかり考えると〈ちさと〉に対して悪いかな，とか考えます。でも結局は背負っていくんだろうな…と思って」。／10月に入り，睡眠は５時間から６時間ほど確保できるようになっていた。／「夫の顔が浮かんできても，あまりひどい顔はしていない。最近は，写真に話しかけている。わたしの気持ちに合わせて，彼の顔がいろんな風に見える。親は相変わらずまだ精神科に行くの，と言うんですけど」。／11月初頭，妊娠38週で彼女は〈ちさと〉を無事に出産した。その後は育児で忙しく，数回の受診キャンセルの電話の後，通院は中断した。翌年４月，彼女は

ひょっこり外来に挨拶に訪れた。事務職をみつけて働き始めること，実家そばに
アパートを借りて住む予定のことなど，近況を語った。　　　　（樽味，2004，p. 90）

　この症例では，本人がPTSDという病名を自分では用いておらず，また妊娠
中であったこともあり，薬物療法は行われずに外来での精神療法のみが行われま
した。患者は，「週に一度診察室を訪れ，ひとしきり状況を話しながら，崩れすぎ
ない涙を流し，しかし最後にきちんと居ずまいを正してから，退出した」といい
ます。主治医であった樽味伸は，この症例において，「症状」をみきわめ，「診断」
をつけて，薬物などによる「治療」を行うことは第一義的な意味をもたず，むし
ろ患者のつむぐ〈物語〉に耳を傾けることが精神医学的な「治療」であったのだ
と述べています。
　また，DSMにおいて因果性が想定されたほぼ唯一の精神障害と言えるPTSD
に対しては，診断という行為それ自体が，患者が語る因果関係の物語について判
断を下すことにもなるため，患者を現在おかれている状況から解き放つことも可
能であるが，他方では医療者が因果関係を「裁定」し，患者がつむごうとする〈物
語〉に侵入することにもつながると樽味は指摘しています。この症例以外にも言
えることですが，精神療法を行うにあたっては，症例に対して既存の理論や治療
法をあてはめるのではなく，それぞれの患者さんの病がその人の人生において占
める位置や意味などに十分な注意を払いながら，ひとつの症例ごとに新しい精神
療法を発明していくつもりで臨む態度こそが臨床的なものであると言えるでしょ
う。

■ 8.4.2 フラッシュバックとしての（非統合失調症性）幻聴

　心的外傷とフラッシュバックへの注目は，他の病理に対する見方も変化させま
した。次に示す症例は，PTSDという概念の導入が中井久夫の理論に与えた影響
をまざまざと示しています。

　【症例75】　母子家庭に育ち，慢性の統合失調症と診断されて十数年来治療され
てきた男性である。治療と服薬とをしばしば中断する。母親から時
に救援の電話がかかったが，本人が現れてみると拍子抜けするほど穏やかである
のが常であった。母親がパニックになるのは患者が大声を挙げる時と「もう治ら
ないから死ぬ」という時であった。この患者がかつて統合失調症であった可能性

はあるのだが，私の初診時に残っていたのは主に解雇される時の上司および周囲の人のやりとりと罵りの声であった。音調は過去のなまなましさを失わず，彼を巻き込む数人の会話を劇的に話した。話に臨場感があり，内容も常に同一であった。ただ，内容に飛躍や夢幻様状態の残滓かと思われるものがあると私は思った。かなりクレッシェンドに進行した精神失調の挙げ句の解雇なのであろうが，当人はこの幻聴自体について「今誰かが声を送り込んでいる」のではなく「過去に起こった事件が今なぜか頭の中で声として聞こえる」ことがわかっており，聴覚性フラッシュバックであると判断できる。…彼が発する大声もこのフラッシュバックに対して彼が発見した対抗法である可能性がある。なお，私の退職時に以上のことを告げた。以後，毎年きちんと年賀状が来る。（中井，2004，pp. 99-100)

　この患者さんは，かつて統合失調症と診断されていたのですが，「幻聴」は実は聴覚性のフラッシュバックであり，異常行動と思われていた大声もフラッシュバックに対してなされたコーピングであったと再解釈されました。

　中井によれば，統合失調症の幻聴は「消える」という形で治癒していきますが，外傷性の幻聴の場合は「間遠になり」「打撃力が少なくなる」という形で治癒していくのであり，しかも「呼び出そうと思えば出てくる」といいます。この違いは，フラッシュバックが記憶に由来する病理であり，統合失調症の幻聴が思考に由来する病理であることを反映していると考えられます。

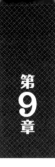

認知症（神経認知障害群）

◆9.1◆ 概　説

　認知症dementia/Demenzは，一般的には「物忘れ」が目立つ状態として理解されていますが，精神医学においては，一度獲得された認知機能が，脳の器質的病変によって持続的に変化したもののことをいいます。以前は「痴呆」と呼ばれていましたが，差別的な名称であるという2004年の老年精神医学会からの提言によって，現在までにほぼ完全に「認知症」という名称に置き換えられました。また，認知症において起こる変化は，知能の低下や人格機能の喪失を思わせる「痴呆」ではなく，むしろさまざまな認知機能の変化なのだという知見が明らかになったことを承けて，DSM-5では以前の認知症dementiaという名称が**神経認知障害群** neurocognitive disordersへと改められました。物忘れのような記憶の障害は，数ある認知機能障害の中のひとつにすぎないと考えられるようになったのです。

　まず，DSM-5における**認知症（DSM-5）**major cognitive disorderの診断基準の概略を確認しておきましょう。なお，「認知症（DSM-5）」という一見奇妙な訳語は，「うつ病（DSM-5）」という訳語選定と同様の事情からつくられたものです。

認知症（DSM-5）　294.10-294.11（F02.80-F02.81）

A．1つ以上の認知領域（複雑性注意，実行機能，学習および記憶，言語，知覚-運動，社会的認知）において，以前の行為水準から有意な認知の低下があるという証拠が以下に基づいている：
　(1) 本人，本人をよく知る情報提供者，または臨床家による，有意な認知機能の低下があったという懸念，および
　(2) 標準化された神経心理学的検査によって，それがなければ他の定量化された臨床的評価によって記録された，実質的な認知行為の障害
B．毎日の活動において認知欠損が自立を阻害する（すなわち，最低限，請求書

を支払う，内服薬を管理するなどの，複雑な手段的日常生活動作に援助を必要とする）。

さらに，他の精神障害や，次章で扱う**せん妄** Delirium ではうまく説明できないことなどが確認された場合に，**認知症**（DSM-5）と診断されます。認知欠損によって自立が阻害されていない場合は，**軽度認知障害** mild neurocognitive disorder という診断になります。

9.1.1 下位分類

認知症にはさまざまな下位分類がありますが，一般的な臨床では下記のものを知っておけば十分でしょう。

(1) **アルツハイマー病**：血管性認知症 vascular dementia とともに多くみられる認知症であり，脳の全般的な萎縮，神経原線維変化，アミロイド β 蛋白の沈着などの脳病理所見が確認されています。主な症状は，記憶や学習を中心とする認知機能の慢性かつ進行性の低下ですが，その具体的なありようについては症例をみながら解説していきます。

(2) **血管性認知症**：脳梗塞などの脳の血管の変化によって生じた脳実質の障害による認知症です。発症は脳梗塞や脳出血などと時期を同じくすることが多く，症状としては，かつて「まだら痴呆」と呼ばれたように，認知機能の低下が起こる部分と保たれている部分に差がみられ，同じことをするにしても一日の中でも差がみられることがあります。脳血管障害が起こっていますので，身体の麻痺や嚥下障害などもみられる場合があります。

(3) **前頭側頭型認知症** frontotemporal dementia：前頭葉や側頭葉の萎縮によって起こる認知症であり，**ピック病** Pick's disease とも呼ばれます。記憶の障害よりも，**脱抑制**や人格変化が目立ち，典型的には，礼儀を欠いた行動や悪ふざけ，万引きや痴漢などの行動の障害がみられることがあります。

(4) **レビー小体型認知症** dementia with Lewy bodies：**小阪憲司**（1939-）らが発見した認知症であり，進行性の認知機能の障害のほかに，認知機能の動揺（＝短いスパンでの**日内変動**），幻視（＝具体的で，人物や小動物が家に入ってくると訴えられることが多い），**パーキンソニズム**（＝寡動や筋固縮，振戦など），

レム睡眠行動障害REM sleep behavior disorder（＝レム睡眠の時期，つまり夢をみている時間帯に体が動いてしまうこと。本人は夢の内容のとおりに行動しています）という4つの中核症状がみられます。パーキンソン病において中脳への沈着がみられるレビー小体と呼ばれる細胞質封入体が，レビー小体型認知症では大脳皮質やマイネルト基底核に沈着しています（パーキンソニズムがみられるのもそのことと関係しており，レビー小体型認知症では抗精神病薬の投与によって容易にパーキンソニズムが増悪します。というのも，抗精神病薬は薬剤性パーキンソニズムを惹起する薬剤だからです）。

　そのほか，認知症によく似てはいるけれども区別されるものに，治りうる認知症treatable dementiaがあります。これは，正常圧水頭症や慢性硬膜下血腫，内分泌・代謝異常などによって認知機能の障害が起こったものであり，原疾患を治療することによって認知症を改善することができます。また，高齢者のうつ病の症状は，あらわれ方によっては認知症のようにみえてしまうことがあり，そのような場合は仮性認知症pseudodementiaと呼び，これを治りうる認知症に含める場合もあります。ただし，仮性認知症は本物の認知症へと移行することもあり，小林聡幸（1962-）らは両者の間のスペクトラムをうつ病－認知症移行領域depression-dementia mediusと名づけています。

9.1.2 歴　史

　認知症の歴史は，クレペリンの弟子であったアロイス・アルツハイマー（1864-1915）が，後述するアウグステ・Dという症例をみいだしたことに始まります。アルツハイマーは，彼女がまだ若年であるにもかかわらず高度の認知機能の障害を呈したことに注目し，彼女が亡くなるとその脳を入手し，顕微鏡で詳しく調査しました。その結果，大脳皮質の萎縮，および全体に斑状の独特な物質代謝産物の沈着が認められました（これは老人斑と呼ばれていますが，現在ではアミロイドβ蛋白の沈着であることがわかっています）。アルツハイマーは，1906年にこの症例とその剖検所見について学会発表を行い，クレペリンが1910年の教科書第8版でそれを「アルツハイマー病」として記載しました。1970年代後半には，通常の老年認知症とアルツハイマー病の病理がほぼ同一であると考えられるようになりました。

　近年，高次脳機能障害higher brain dysfunctionという言葉が使われるようになりましたが，これは脳の器質的病変に伴って生じる神経心理学的障害すべてを指す

広い概念であり，主として行政用語として用いられています。

◆9.2◆ 認知症の記述精神病理学

■ 9.2.1 記銘力障害

　まず，アルツハイマーが最初に報告した症例をみてみましょう。この患者さん（アウグステ・D）は今から100年ほど前の症例ですが，現代でも，初めて精神科を受診する認知症の患者さんは彼女とよく似た病像を呈します。

【症例76(1)】「あなたのお名前は？」「アウグステ」「姓は？」「アウグステ」「あなたのご主人のお名前は？」「アウグステだと思います」「ご主人ですよ？」「あっそう，主人の…」「結婚していますか？」「アウグステと」…

(Maurer & Maurer, 1998/2004, pp. 9-10)

　この患者さんは，最初に名前を聞かれた際には正しい返答をしています。しかし，その後につづく別の質問にも，最初の答えがずっと出つづけてしまっています。このような症状を保続perseverationと呼びます（保続は，認知症だけではなく，次章で扱う意識障害の際にも広くみられる症状です）。

【症例76(2)】夫の言うところによると，アウグステ・Dは1901年の3月までは全く普通だった。1901年3月18日〔当時アウグステ・Dは50歳であった〕のことを彼はまだ正確に覚えていた。彼が隣人の女性と散歩に出かけた，と突然彼女が言い出したからである。この全く理由のない言い草が，夫が最初に気づいた出来事であった。／この時点からアウグステ・Dは夫とその女性に非常に不信感を抱くようになった。その直後に夫は彼女の記憶力が低下したのに気づいた。2カ月後，すなわち5月に，彼女は食事の用意をしている最中に初めて大失敗をし，落ち着きなく目的もなく部屋の中をあちこちと動き回った。／彼女は日常の家事をおろそかにするようになった。彼女の状態はどんどん悪くなる一方だった。そして，家にやって来る荷馬車の御者が自分をどうにかしたいのだ，と言い張るようになった。／彼女は自分が聞いた会話の内容を自分に結び付けた。言語障害や麻痺の症状は全く見られなかった。最近はしばしば死について話した。特に朝方は興奮状態で震え，近所の家々のベルを鳴らし，ものすごい音

をたててドアを閉めた。乱暴だったか，というとそうではないし今でもそうではない。入院の直前に彼女は隠せる物はなんでも隠してしまったため，彼女の家は大混乱をきたした。／アルツハイマーは彼女の夫がこのような状況下で，もはや手に負えなくなり，彼女を1901年11月25日に病院に入れたのは無理からぬと思った。

(Maurer & Maurer, 1998/2004, pp. 40-41)

　記憶力の障害がみられます。**認知症**にみられる記憶力の障害は，「何かを忘れる」というよりも，「新しいことを覚えられない」というものです（これを，脳に記憶を書き入れる能力の障害という意味で，**記銘力障害** disturbance of memorization と呼びます。つまり，新しいことが覚えられないのであって，過去の記憶は病気がかなり進行するまで保たれます）。脳梗塞や脳出血の後に記憶力の低下がみられることは当時から知られていましたが，この患者さんには脳血管障害の存在を示唆する言語障害や麻痺はありません。しかも，まだ50歳と若く，ふつうならまだ記憶力の障害がみられる年頃ではありません。

　物を隠すのは，**物盗られ妄想** delusion of theft があるためです。これも**記銘力障害**から発生します。自分がいつも財布を置いている定位置があるとして，何かのはずみでたまたま違う場所に財布を置いたとしましょう。しかし，記銘力障害のせいで，その「違う場所に置いた」という記憶は残っていませんので，患者さんはもともとの定位置に財布を探しに行くことになります。当然，財布はみつかりません。すると，自分はまだしっかりしていると思いたい患者さん本人としては，「誰かが盗んだ」と考えるしかなくなるのです。

　嫉妬妄想にも同様のメカニズム，ないし症例40のような**投影**のメカニズムが働いている可能性があります。『痴呆老人からみた世界──老年期痴呆の精神病理』（1998）を著した**小澤勲**（1938-2008）は，男性に多くみられる嫉妬妄想では，**認知症**によって配偶者への依存度が高まるにつれ，「妻にとって自分は邪魔者にすぎないのではないか」「そのような自分は妻を失うのではないか」という**不安**が生じ，それゆえに妻への両価的なしがみつきが生じ，自分の喪失感が妻への攻撃性へと転化されるのだとしています。反対に，女性に多くみられる**物盗られ妄想**では，介助者である家族に依存しなければならなくなった「弱者」としての自分の地位に甘んじることができないがゆえに，「強者」とみなされた介助者に対して，自分の喪失感の裏返しである攻撃性が向けられるとしています。総じて，非 - 統合失調症性の**妄想**は，自分の弱さと，それに相反する強さへの希求の相克

によって生み出されると言ってよいでしょう。この点は，症例40，42～44，あるいは一部の**対人恐怖**にもみいだされる普遍的な特徴です。

【症例76(3)】　1902年の2月，アウグステ・Dは絶えず落ち着かず，不安でどうしようもなくなってしまった。彼女が毎日反抗的な態度をとるので診察は不可能になってしまった。…彼女は寝室では寝入ることができず，自分のベッドを離れて他の患者のベッドに行っては起こしてしまうため，夜は大抵隔離室に連れて行かれた。個室では多少の差はあれ長時間の徘徊の後眠りに陥った。／…昼間例外的に落ち着いているときは，彼女は鍵のかかっていない開放病棟に移された。回診が始まると彼女は担当医を途方に暮れた顔つきで迎え，決まり文句しか用いなかった。／「ああ，こんにちは。何でしょうか？」あるいは，「何かご用ですか？」／一時的に彼女は自分が家にいて，お客を迎えていると信じていた。そして「夫はすぐに来ますから」と言う。しかし，現実には思う通りに運ばないのですぐに顔を背けてしまい，再び意味もなく徘徊し寝具を玩ぶのだった。

(Maurer & Maurer, 1998/2004, pp. 44-45)

　認知症の患者さんには，「途方に暮れた顔つき」がよくみられます。それは**見当識 orientation**（＝自分が今どこにいて何をしているのかの自覚）があやふやになっている，あるいは自分が思っている現在の状況と，実際の周囲の状況が違うことに気づいているけれども，なぜその違いが生じているのかが皆目検討がつかないからです。だから，認知症の患者さんはよく「困った，困った」と言います。

　「夫はすぐに来ますから」という発言は，作り話であって，実際にはそんな事実はありません。このような作り話のことを**作話 Konfabulation**と呼びます。しかし，作話は認知症の症状であるというよりも，**見当識障害 disorientation**を，残存する記憶や知性，あるいはその場にある物などを総動員して，なんとかして補填しようとする（取り繕おうとする）試みであると考えたほうがよいでしょう。認知症の患者さんは，どれだけ認知機能の障害が進行しても，「自分がひとりの責任のある主体である」ということをどうにかして死守しようとします。作話は，そのような努力の結晶であり，その意味で作話もまた「回復の試み」なのです。

　なお，**シュナイダー**は，認知症の患者さんには**人格の先鋭化 Zuspitzung der Persönlichkeit**がしばしば認められますと述べています。人格の先鋭化とは，「倹約家はけちになり，易興奮性の者は気が荒くなり，用心深い者は猜疑的になる」よ

うに，もともとあった人格が誇張されることです。これはある意味では患者さん
の現在の状態や，さらにはもともとの人格を貶める概念でもありますので，あま
りよいものではありません。むしろ，後の症例79で検討するように，認知症の患
者さんの生きる世界に入っていけば，「人格の先鋭化」のようにみえているもの
も違ったみえ方をしてくるはずです。

◆9.3◆ 認知症の現象学的精神病理学

■ 9.3.1 時間の遅滞

　認知症を現象学的に検討した研究としては，次のミンコフスキーのものがあげ
られるでしょう。

【症例77(1)】　患者は68歳の女性，軽度の知的減弱徴候，すなわち記憶障害，部
分的な時間的失見当…，判断力障害を示していた。患者の行動は
この欠陥を反映している。彼女はほとんどつねにあちらこちらで拾った糸や紙の
端をもぐもぐと嚙み，最後には呑みこんでしまう。顔や手には引掻き傷をつけて
いる。これらの障害は何年も前から続いている。／…彼女は多少の興奮を示し
た。彼女は一つ所にじっとしておらず，部屋の中を歩き廻り，あちこちを探し廻
り，まったく彼女には無関係なことにも口を挟〔んだ。〕／…しかしながら，臨床
像を支配しているのは抑うつ的基盤であった。彼女は愚痴をこぼし，嘆き，あら
ゆることに不平をもらす。彼女には否定念慮，没落念慮，被害念慮におよぶ心気
念慮が見られる。例えば，目が見えない。便所に行けない。小便が出ない。腹の
中に何もない。紙と屑だけで生きている。頭が空っぽだ。肛門に瘻または癌があ
る。脳がかさかさになっている。何も考えが浮かばない。頭の中には水がある。
ポケットにある40スーを除けば文なしだ。…皆が嫌がらせをする。食事に出すブ
ドウ酒に毒を盛っている。目が見えなくなるような物質を渡す。これには看護婦
がかなり悪く立ちまわっている。だが自分には誰にも悪いことをした覚えがな
い。非難されることも何一つない。自分に恨みを抱いたり，偏見を持ったりする
のは他の人々だ。
(Minkowski, 1933/1973, pp. 161-162)

　病院食として出たワインに毒が入っているというのは，**被毒妄想** Vergiftungs-
wahn です。**抑うつ状態**のようにもみえますが，**うつ病**とは異なり，自責がまった

くみられないことに注目しておいてください。

【症例77(2)】　彼女は数年前から精神病院に入院しており，彼女を引越しさせることなどまったく問題になっていないにもかかわらず，周囲の者にそれを強要されているかのように，それを気にして落着かない。そして自分は出て行ける状態ではないと倦むことなく繰返す。…「(問)あなたはここにいたくないのですか。——(答)いえ，いたいのです。でも，いたくてもおれないようになっているのです。——(問)ここでは退屈ですか。——(答)いいえ，でもやはり私を外に追いやろうとしています。」——患者から離れるさい「さようなら」と言うと，彼女は，「先生，私はどこに行けばいいのですか」と答える。…／…彼女はすべての人が行ってしまう，自分から遠ざかる，自分を一人ぼっちにするという印象をもち，悲嘆にくれる。…彼女は窓から外を眺め，看護婦たちが中庭を行き来しているのを見て言う。「こうしてあなたがたは次ぎつぎと立去っていく。誰もいない。鉄道がどこにあるのかも私はしらない。(問。鉄道とは。)あなたがたが乗る鉄道です。」
(Minkowski, 1933/1973, pp. 163-164)

　ミンコフスキーは，この患者さんの体験を時間論的な観点から分析しています。彼によれば，この患者さんにみられる「自分は何もできない」という無能感，「周囲の世界が立ち去る（自分から遠ざかる）」という感覚，そして「周囲の動きに加わるように勧められながらもそうすることができない」という感覚はすべて，「周囲の生成から自分の生が遅滞する」ことに起因しているのだといいます。このような時間意識のあり方は，**内因性うつ病**における時間の**生成停止**に似ています。しかし，この患者さんのような**認知症**における抑うつ的な訴えは，**うつ病**とは違って，現在のことに限局しており，過去のことはほとんど問題になりません。過去に由来する罪責感の増大があらわれてこないのです。また，「だんだん悪くなる」という訴え，すなわち未来に対する絶望がみられないことも特徴的です。

■ 9.3.2 見当識のフラッシュバック

　認知症には，記銘力障害や見当識の障害といった症状がみられます。このような症状があるがゆえに，彼らは「どこか変だ」と思って困惑しています。「今までふつうにできていたことが，何かうまくいかないが，何がうまくいかないのかが

わからない」のですから，困惑するのは当然のことです。しかし，それでも認知症の患者さんは，責任ある大人として「ちゃんとしなければならない」という思いを人一倍強くもっています。そして，その結果としてなされた「回復の試み」が，「作話」や「妄想」や「行動異常」と呼ばれているのです。だとすれば，次の症例のように，支援者の側はその人の世界の中に入り込むようにして患者さんの言動を捉えなければなりません。

【症例78】 ある患者さんの事例ですが，その方はときどき「働き口を探さないと…」と言って出かけようとする。じつは，この方は中年になって働いていたところでリストラにあい，職安に通って焦っていた時期がありました。そのときのつらかった記憶が突然よみがえってくるらしいことが，家族には容易に理解できました。そこで，一緒に出かけて散歩してくると落ち着く，というような対応ができました。　　　　　　　　　　　　　　　（岩田，2009，p. 34）

　支援者にとって，認知症の患者さんが「働き口を探さないと……」と言って外に出ていこうとすることは，「徘徊」として捉えられます。しかし，患者さん本人にとって，その「徘徊」は，かつてリストラにあった嫌な記憶のために起こっていることであって，非常に切迫したリアリティをもっています。だとすれば，支援者は，本人が言っていることをまず認めて，そのうえで，彼らの世界を想像しながらそこに入り込んでいく作業が必要になるのです。
　このように考えると，認知症とは，「何かを忘れてしまう」病であるというよりも，むしろ「忘れることができない」病，つまり過去の記憶が現在において勝手にあらわれてしまう病だと考えることができるようになります。岩田誠（1942-）が指摘しているとおり，認知症は記憶の障害というよりも「忘却の障害」であり，その病理は過去が現在へと断片的に侵入するフラッシュバックにも似た側面をもっているのです。より明確に定式化しておくとすれば，認知症における過去は，（うつ病にみられるように）罪責感を惹起させるパーツとしてではなく，見当識として現在に侵入すると言うことができるでしょう。認知症における見当識の障害とは，見当識を失っているのではなくて，過去の見当識が現在に侵入してくるということなのです。
　同様の症例をもうひとつみてみましょう。

第9章　認知症（神経認知障害群）　　199

【症例79】　ある〔グループホームの〕男性の老人が，毎日夕方になると廊下に出てきてウロウロなさるので，介護の職員は忙しい時間帯のことでもあり，対応に困っていました。そこで，その方がまだ自宅に住んでおられたときの様子をご家族に聞いてみたら，と助言したら，その方は毎日夕方になると家じゅうの戸締まりを見て回るのが習慣になっていた，ということがわかりました。そこで，夕方になると，その記憶が出てくるのでウロウロなさるのではないかと推理して，その方に毎日夕刊を各部屋に配る仕事をお願いしたら，その仕事を引き受けてくださり，落ち着かれるようになりました。　　　　（岩田，2009, p. 37）

　この患者さんは，もともと几帳面な方で，家の戸締りを見て回っていました。しかし，認知症になると，同じことをやっていても「異常行動」と評価されてしまうのです。「人格の先鋭化」という概念も，このようにして生まれたのではないでしょうか。だとすれば，認知症の患者さんの行動を理解するためには，その人がこれまでどういう家庭で暮らし，どういう人生を歩んできたのかを知ることが重要になります。もともと住んでいた家を見に行くことも重要です。

　先ほども述べたように，認知症の患者さんは，「自分がひとりの責任のある主体である」ということをどうにかして死守しようとしているのであり，「人前で恥をかかないようにしたい」，「自分の尊厳をなんとかして守りたい」と思う気持ちが人一倍強くなっている人々です。だから，どれだけ「異常」な言動があったとしても，それを頭ごなしに叱るような対応をとってはいけません。物盗られ妄想を訴える患者さんには，「一緒に探しましょう」と声をかけ，食事をしたにもかかわらず食べていないと訴える患者さんには「足りなかったですか」「何が食べたいですか」と聞くなど，本人が「失敗した」と思って羞恥心を抱かないような対応をとること，さらには本人の自尊心を守るような対応をとることが重要です。

　そういう上手な対応ができないと，どうなるでしょうか。認知症の患者さんは，自分なりの見当識に基づいて行った「適切な」言動を頭ごなしに否定されるという体験を何度も繰り返すことになります。自分にとっては真剣で差し迫った事柄であるにもかかわらず，周りがまったくとりあってくれないのです。さらに，周りの誰もそのことを理解してくれないだけでなく，強い口調で怒られたりもするのです。そのような体験が繰り返されると，周囲からの疎外感を抱くようになるのは当然のことです。いわゆる「異常行動」や「妄想」や「易怒性」や「攻撃性」は，そのような自己の無力感に裏打ちされてあらわれてくるのです。

近年，認知症の症状を，記憶障害，見当識障害などの中核症状と，それ以外の症状である周辺症状に分け，後者を認知症の行動・心理症状 behavioral and psychological symptoms of dementia（BPSD）と呼ぶ理解が広まっています。しかし，認知症の患者さんにみられる妄想的言辞や興奮，徘徊，易怒性，不機嫌さなどをすべて BPSD という「症状」とみなす理解は，ひとりの責任ある主体として生きようとしている認知症の患者さんの「回復の試み」を無視してしまうことにもつながりかねません。実際，現在では，抑肝散という漢方薬が BPSD の「治療薬」として処方されています。ここには——きわめて雑な概念である BPSD の中に同薬剤が効果をもつ症状があることは否定しませんが——「回復の試み」であるものを治療する，という転倒があります。もちろん，抑肝散の投与が広まる以前には，認知症の患者さんの BPSD に対して抗精神病薬が投与されることも多く，それゆえにパーキンソニズムや転倒・骨折などの副作用が数多く生じていたことは事実です。しかし，抑肝散もまた鎮静的な薬であり，投与量によっては患者さんの自発性を大いに阻害してしまいます。それは，中井久夫の言葉を借りれば，「座敷牢のような目に見える鉄格子の代わりに，目に見えない薬理学的拘束」を行うに等しくなる場合もあるのです。

　では，どうすればよいのでしょうか。支援者の側が，認知症の患者さんの体験している世界を理解し，適切な対応をとることができれば，不要な薬は減らせます。転倒や誤嚥のリスクも減らすことができます。患者さんの主観的体験を重視する精神病理学も，そこにコミットすることができるでしょう。もっとも，このような認知症に対する理解は，精神病理学よりも看護の領域（たとえば，阿保順子『認知症の人々が創造する世界』〈2011 年〉）や，ケアの領域（たとえば，上野冨紗子『認知症ガーデン』〈2016 年〉）において，すでに独自の発展をみせています。また，近年，「見る」「話す」「触れる」「立つ」という動作の中に徹底的に「あなたのことを大切に思っています」というメッセージをいれるというシンプルかつ体系化された取り組みによって BPSD を大幅に減らすことのできるユマニチュード humanitude という技法が，日本にも徐々に導入されてきています。

第10章 その他の外因性精神障害
（他の医学的疾患による精神障害）

◆10.1◆ 概　説

　前章では，外因性精神障害のひとつである認知症について論じました。本章では，その他の外因性精神障害，特に症状精神病などについて，意識障害と絡めながら論じていきます（なお，本章では，内因性精神病に分類される非定型精神病についても，意識障害との関連から論じていきます）。

　症状精神病とは，身体疾患があり，その結果として種々の精神症状を呈したものを言います。外因性精神障害の中でも，器質性精神病という言葉は脳自体に病変が存在するものに用いられますが，実際には，症状精神病と呼ばれる病態は脳に病変がある場合でも出現しうるものであり，フーバーも指摘しているとおり，症状精神病・器質性精神病・外因性精神障害という言葉は，それぞれを広義に捉えた場合にほぼ同じ外延を指すことになります。

　DSM-5 では，これらの病態は主に「他の医学的疾患による○○障害 due to another medical condition」と表記されるルールとなっており，独立した大項目としては立てられていません（つまり，身体疾患や脳自体の病変によって診断基準を満たすような躁病エピソードを呈したとすれば，「他の医学的疾患による双極性障害」と診断されるのであり，この診断は双極性障害の中に位置づけられています）。

　しかし，精神病理学の立場からは，外因性精神障害は，ひとつのまとまりとして論じたほうがよいと考えられます。というのも，すぐ後で説明するように，外因性精神障害は，基礎となる身体疾患は違えども共通の症状を呈するものとして捉えたほうが実情にあっているからです。

10.1.1　下位分類

　ここでは，外因性精神障害の臨床でよくみられる意識障害の分類について説明しておきます。

　意識障害は，意識混濁 Bewusstseinströbung と意識変容に大別されます。

(1) **意識混濁**：これは意識の明るさの低下ないし刺激に対する反応性の低下を言います。**見当識**は保たれるが精神活動全般がぼんやりして注意やまとまりを欠いた状態である**昏蒙**Benommenheit，呼びかけると断片的に応答するが放置するとすぐに入眠する状態である**傾眠**somnolence，ほとんどの精神活動が失われる重度の意識混濁である**昏睡**coma などが区別されます。ごく軽度の意識混濁と正常意識の間の中間状態のことを**明識困難状態**Schwerbesinnlichkeit と呼ぶ場合もあります。

(2) **意識変容**：これは，比較的軽い（傾眠や昏睡までいかないほどの）意識混濁に多彩な精神刺激症状が加わったものを言います。まとまりのない言動と錯覚，幻視がみられる**せん妄**Delirium（特に**術後せん妄**postoperative delirium や**夜間せん妄**night delirium は高齢者によく観察されます），まとまった行動ができないことに気づいており自ら**困惑**している状態である**アメンチア**Amentia，意識野の狭窄（＝意識する対象が狭まること）が起こる**もうろう状態**Dämmer-zustand，夢の中にいるように知覚が混乱し目的にあった行動がとれなくなる**夢幻様状態**dreamy state などが区別されます。また，これらの状態は，後になってその状態から回復した際には忘れ去られています。それは，夢の中の出来事が，覚醒した後には（よほど気をつけて記憶したり記録したりしていないかぎり）きれいさっぱり忘れ去られてしまうことと似ています。

　意識障害に関して，臨床的にも有用な概念として，**原田憲一**（1929-）の**軽い意識混濁**を紹介しておきましょう。軽い意識混濁とは，一見すると意識障害はないようにみえるけれども，診察をしているうちに「どこかおかしい」と思わせるような軽微な意識障害のことであり，原田は**100-7連続課題**serial seven subtraction test によってこの軽い意識混濁を鋭敏に検出することができると言っています。100-7連続課題とは，「100から7を順に引いて下さい」という指示を与え，93と答えたら「それからまた引いたらいくつ？」と問うことを繰り返す課題です。軽い意識混濁の患者さんでは，93の次に86ではなく83と答えたり，86の次に79ではなく69と答えたりするように，計算は行えているにもかかわらず位取りに注意をとられて全体を間違えるという特徴があるのです。なお，認知症の評価尺度である**長谷川式認知症スケール**revised Hasegawa's dementia scale（HDS-R）にもよく似た課題があるのですが，そちらでは「93」と答えが返ってきた後に「それからまた7を引くと？」と問うのに対して，原田の100-7連続課題では，「それから

第 10 章　その他の外因性精神障害（他の医学的疾患による精神障害）　*203*

また7を引くと？」や「93から7を引いたらいくつ？」などの問題を教えるような質問はせず、単に「それからまた引いたらいくつ？」「その次は？」と聞いていく点に違いがあります。

　また、ハンス・ハインリッヒ・ヴィーク（1918-1980）の通過症候群 Durchgangs-syndrom という概念は、今日でもときおり使われることがありますが、これは特に器質性精神病の場合に使われる用語であり、意識障害がほぼみられない（あるいは軽いものしかない）にもかかわらず、種々の精神症状を呈する可逆性の状態のことです。この状態は、意識障害からの回復過程にみられることもありますし、ここから意識障害に移行したりすることもあります。つまりは、意識障害の通過地点なのです。

10.1.2 歴　史

　症状精神病に相当する病態は、フランスではエスキロールの急性痴呆 démence aiguë、ルイ・ドゥラシオーヴ（1804-1893）の精神錯乱 confusion mentale のように、早くから論じられていました。フィリップ・シャスラン（1857-1923）は、1895年に原発性精神錯乱 confusion mentale primitive の概念をモノグラフとしてまとめ、症状精神病を含む外因性精神障害一般にみられる独特の症状と経過のパターンを明らかにしています。彼は、原発性精神錯乱は内因性精神病 folie endogène とは異なる外因性精神病 folie exogène であるとし、その初期段階には「知的な衰弱と解体」（軽い意識混濁や、それと同時にあらわれるさまざまな認知機能障害）がみられること、後には興奮と発動性低下の不規則な交代——今日で言うところの緊張病／カタトニアです——に加えて幻覚や妄想や気分の症状もみられるけれども、病態の中心は見当識障害を伴う錯乱であること、短期間で回復に至ることも多く、その場合は急性期における記憶がすっぽりと抜け落ちることなどを記載しています。つまり、症状精神病を含む外因性精神障害は、他の精神障害でみられるようなさまざまな症状を呈するけれども、その本質は意識障害であり、その他の症状は意識障害に対して二次的に生じると考えたのです。

　同様の概念はドイツにもあり、特にボネファーの外因反応型 exogene Reaktions-typen の概念が有名です。ボネファーは、症状精神病は基礎となる身体疾患の種類とは無関係に共通の症状を呈し、共通の経過をたどることに注目しました。つまり、症状精神病では、その原因が何であれ、急性期には意識障害があらわれ、それを中軸として、せん妄、もうろう状態、錯乱、幻覚、アメンチア、躁状態な

どが順不同にあらわれ，後に健忘を残して回復する，というわけです。この一連の症状と経過のセットに対して，ボネファーは外因反応型という名称を与えています。彼は，症状精神病の原因を身体の基礎疾患から二次的に生じる未知の代謝産物（病原的中間体ätiologische Zwischenglieder）だと考えています。

このように，**症状精神病を含む外因性精神障害**は，原因となる身体疾患や物質（中毒物質など）によって分けるよりも，ひとつのまとまりとして論じたほうがよいものです（ただし，原因の違いによって生まれる個別的特徴も軽んじることはできません。そのことについては，やはり原田憲一の総説論文「症状精神病の個別的特徴性について」が簡潔にまとめているとおりです）。その点で，DSM-5の分類は，臨床的には少々使いにくいものとなっていると言えそうです。

◆10.2◆ その他の外因性精神障害の記述精神病理学

■ 10.2.1 意識障害を診わける

ここでは，広義の**症状精神病**の例として，自験例の**抗NMDA受容体脳炎** anti-NMDA receptor encephalitisの症例を紹介します。この疾患は，近年注目された**傍腫瘍性脳炎** paraneoplastic encephalitisです。その発病のメカニズムについてのひとつの仮説は，次のようなものです。まず，（多くの場合）先に卵巣奇形腫や睾丸奇形腫などの腫瘍性病変があります。このような病変は身体にとっては異物であるため，それを攻撃して排除するための自己抗体がつくられますが，奇形腫という腫瘍はその内部に皮膚や歯や骨，そして神経組織を含んでいることが多いのです。すると，その自己抗体は，患者さん本人の中枢神経系を異物とみなして攻撃するようになってしまうのです。

実際の症例をみてみましょう。

【症例80(1)】 X年4月下旬より発熱と関節痛を認め，近医にてインフルエンザと診断されoseltamivirを内服し軽快した。1週間後頃より，倦怠感，めまいを認め，電車を何度も乗り間違えるなど注意散漫となり，日常の行為をうまく行うことができなくなった。5月中旬より，不安，恐怖感，不眠が生じた。同じ頃から乱暴で攻撃的な口調となり，飲料水を口から吐き出して友人に吹きかけるといった異常行動がみられ，周囲からは急激に性格が変わったように思われた。5月下旬のある日の深夜，突如としてインターネットに「今の政治が良

第10章　その他の外因性精神障害（他の医学的疾患による精神障害）　*205*

くないので，世直しをする」などといった攻撃的な書き込みをした。また，友人に電話をかけたり，警察に通報したりすることを翌日早朝まで繰り返した。／翌日の早朝，「空が晴れているのを見て，テレビ局が仕組んだということがわかった」（妄想知覚）。つづいて，めったに電話しない父親の携帯に電話をかけた後に，友人宅にブロックを投げ込むなどの異常行動がみられた。／翌々日，両親が本人を引き取ったが，本人の口調も普段とはまったく異なり，まるで別人のようにみえたという。実家へ戻って来る途上では，服や布をすべて結ぼうとずっと手を動かしており，常同症と思われる状態であった。声掛けに答える事もあったが会話にはならず，「バンド仲間が……」「ナナ（漫画の登場人物）が……」などと，あたかも漫画の物語のなかにいるかのような言辞を繰り返し，夢幻様状態を思わせた。

(松本他，2011，p. 1036)

　この症例は，最初の感染症や注意散漫（軽い意識混濁）などのエピソードを除けば，**緊張型**の統合失調症の典型例であると考えられます。「空が晴れているのを見て，テレビ局が仕組んだということがわかった」という**妄想**も，正常な知覚に対して妄想的な意味づけがなされる，という明瞭な**二節性**をもった**妄想知覚（一級症状）**です。しかも，大学進学という**出立**のイベントの後に発症しており，そこには人間学的な意味を考えたくもなります。

　しかし，早合点してはいけません。実際，**シュナイダー**も，妄想知覚を含む**一級症状は統合失調症だけでなく器質性疾患にも等しく認められうる**ものであり，統合失調症の診断は器質性疾患が除外されるという前提のもとで「謙虚さをもちつつ in aller Bescheidenheit」なされるべきであると述べています。特に，この患者さんの発病のエピソードの初期に意識障害がみられるという点は，統合失調症の診断をためらわせる重大な要素です。その後の経過をみてみましょう。

【症例80(2)】　同日，A病院精神科を受診したが，インフルエンザの既往や意識障害の存在から脳炎などの器質性疾患を疑われ，総合病院であるB病院に搬送となった。到着時は見当識障害と健忘に加えて，漫画に登場する固有名詞を含んだ意味不明な言辞や，「カメラで監視されている」等の注察妄想を思わせる言辞を認め，興奮が著しかったが，すぐに亜昏迷状態となり，以後は興奮と亜昏迷のあいだを揺れ動いた。全身に筋固縮を認め，四肢は他動的に動かすとその位置を保持するカタレプシーを呈していた。舌を出したり，ひっこめたり

を繰り返す軽度の不随意運動もみられた。…器質性疾患と精神疾患の両方を考慮して、精査加療目的にＢ病院神経内科入院となった。入院時に髄液中の抗NMDA受容体抗体の測定を依頼した〔が、結果が出るまでのあいだは統合失調症として抗精神病薬や電気けいれん療法によって治療された。〕…退院後、抗NMDA受容体抗体陽性であることが判明し、…Ｂ病院神経内科および精神科へ再紹介となった。…精神症状としては、妄想や幻覚などの産出性症状はみられなかったが、発動性減退と易疲労感、集中力低下が目立った。次第に抗精神病薬を減量中止するとともにそれらの症状は軽減されたが、それでも以前に比べて社交性が低下し、穏やかな性格となった。しかし、知的能力には大きな変化はみられず、Ｘ＋１年４月より大学に復学し、その後再発なく経過した。（松本他, 2011, pp. 1036-1038）

　この患者さんは、何らかの器質性精神障害なのか、それとも緊張型の統合失調症なのかに大いに迷った症例です。抗NMDA受容体脳炎にしばしばみられる中枢性低換気（＝呼吸抑制）もみられず、脳脊髄液やMRIの所見からは器質性精神障害であるという確証を得られなかったため、当初は統合失調症として、抗精神病薬や修正型電気けいれん療法によって治療されています。実際、修正型電気けいれん療法は緊張病状態や精神病症状を改善する効果がありました。しかし、退院後にようやく得られた検査結果によって、抗NMDA受容体脳炎であったことが明らかになったのです。

　この患者さんの経過は、統合失調症としてみるよりも、意識障害を中心とする症状精神病としてみたほうが適切です。すなわち、初期には軽い意識混濁（特に「折り紙の折り方がわからなくなる」「携帯の使い方がわからない」などといった、個々の身体動作はできるのに複合的な行為ができなくなるものが多く、患者さん自身がそのことに困惑して症状を訴えることも多いとされています）が中軸をなし、後に精神病状態に至ったとしても、幻覚や妄想は状況依存的であり、まるで漫画の世界の中に紛れ込んだような夢幻様状態であったと考えられるのです。精神運動興奮から亜昏迷 Substupor（＝昏迷の少々軽いもの）までの両極をゆれ動く経過も、統合失調症の一亜型としての緊張型ではなく、症候群としての緊張病／カタトニアと考えればよいでしょう。だとすれば、この患者さんは、かつてシャスランが原発性精神錯乱として記載した、中毒や感染による意識障害を基盤として錯乱状態から夢幻様状態に至るものと同じ経過をとっていることになります。同様のことは、ボネファーの外因反応型という概念を用いても言えるでしょう。

第10章　その他の外因性精神障害（他の医学的疾患による精神障害）　　207

意識障害のほかに，自律神経症状の性質も**統合失調症**との鑑別点となりえます。**抗NMDA受容体脳炎**の69%に自律神経症状がみられ，とりわけ不整脈，頻脈，徐脈，高血圧，発汗促進，唾液分泌亢進などが多いとされています。もちろん，統合失調症にも自律神経症状は観察され，フーバーらの言う統合失調症の**基底症状**には発作性頻脈・徐脈，呼吸促迫，若年性高血圧，唾液過小・過多，悪心，嘔吐，睡眠・覚醒障害，体温調節障害などがあげられています。しかし，抗NMDA受容体脳炎の自律神経症状は，その多くが精神病症状の発現後にみられるのに対して，統合失調症の自律神経症状は発病前駆期からすでにみられ，挿間的かつ発作性に出現すること，および過剰と低下の間で動揺する（頻脈と徐脈が繰り返し起こるなど）ことが特徴的であるとされています。

　抗NMDA受容体脳炎が興味深いのは，これが**統合失調症**の生物学的研究とも結びついている点です。かつての生物学的研究では，統合失調症は**ドパミン仮説**dopamine hypothesis（＝脳内のドパミン受容体のシグナル伝達が過剰化することが統合失調症の原因であるとする説）に基づいて考えられていましたが，最近の研究ではNMDA受容体を中心とする**グルタミン酸仮説**glutamate hypothesisが注目されています。そして，非競合的NMDA受容体拮抗薬である**フェンサイクリジン**phencyclidineの作用にも注目が集まり，この薬剤によって引き起こされる精神病をモデルとした統合失調症の研究がひろく行われています。また，フェンサイクリジンを新生児の時期から投与したマウスが統合失調症のモデル動物として用いられることも増えています。それと前後して登場したのが，統合失調症の**神経発達障害仮説**neurodevelopmental hypothesisです。この仮説では，将来的に統合失調症を発症する患者さんは，遺伝子や母胎内での環境要因などによって，すでに幼少期から神経細胞や神経回路網の発達障害（**神経発達障害**neurodevelopmental disorder）が生じており，その神経細胞のシステムが思春期以後に利用されるようになった際に統合失調症が顕在化すると考えられています。

　神経発達障害仮説は，精神障害の病理を解明するために，これまでの内因・心因・外因という古典的な分類とは異なる，「発達」という観点を導入するものであり，新しい精神病理学を生み出すためのヒントとなるものかもしれません。しかし他方では，そのような生物学的な研究において，**フェンサイクリジン**によって引き起こされる**症状精神病**と**統合失調症**がほぼ同一視されている点には一抹の危惧を感じずにはいられません。現代において行われている統合失調症の生物学的な研究のいくつかは，もしかすると統合失調症とは無関係な症状精神病の研究

なのかもしれないのですから。

　いずれにせよ，精神病理学の立場をとる者は，個々の症例を仔細に検討する精神病理学的方法をとりながら，生物学的精神医学との対話をよりいっそう深めていかなければならないでしょう。

◆10.3◆　その他の外因性精神障害の力動精神医学

■ 10.3.1　夢作業が幻覚をつくる

　次に，症状精神病にみられる幻覚について，力動精神医学（精神分析）の立場から検討を加えてみましょう。紹介するのは，ステロイド精神病の症例です。なお，医学の領域で単に「ステロイド」と言った場合，そのほとんどは副腎皮質ホルモンである糖質コルチコイドもしくはその合成アナログ（類似物）のことを指します。ステロイドは，身体的・心的ストレスに対抗する作用があり，もともと生体内にはなくてはならないものですが，さまざまな身体疾患において絶対的ないし相対的に不足することがあり，そのような場合には薬剤として投与されることになります。ただし，ステロイドには副作用もあり，ステロイド精神病はそのひとつです。ステロイド精神病では，抑うつ状態や躁状態がしばしばみられ，ときには幻覚や妄想を伴う場合がありますが，やはり意識障害が頻繁にみられます。

【症例81】　75歳女性。皮膚筋炎，ステロイド精神病。皮膚筋炎に対するステロイド治療以後，まとまらない言動と抑うつ，希死念慮をみとめたため入院となった。動揺性の意識障害がめだっていたが，軽い意識障害下で次のような現象を観察することができた。患者は，「検温の時間です」という病棟の放送を聞いて，あたかもすでに脇の下に挟んでいたかのように，空想上の体温計を取り出すしぐさをした。
（松本，2012，p. 196）

　この患者さんの不思議な行動は，どのように理解すればよいでしょうか。

　フロイトは『夢判断／夢解釈』（1900）の中で，睡眠中の人に外部から刺激を与え，その際にどのような夢が生じているのかを記録する実験を参照しています。ある被験者をベッドに寝かせ，彼が十分な睡眠に入っている最中に「唇と鼻先を羽毛でくすぐる」という刺激を加えます。すると被験者はむずかりますが，そのときに彼を目覚めさせ，「今どんな夢をみていた？」と尋ねるのです。すると，彼

は「恐ろしい拷問を受ける」夢をみていたことがわかります。つまり，睡眠中に与えられた刺激は，夢の中ではその刺激の性質を残した何らかのイメージに変換されており，それが夢の内容の一部を形作っているのです。このような変換の作業を，夢作業 Traumarbeit と呼びます。

この患者さんには，夢作業とほぼ同じことが生じていると考えられます。つまり，ステロイド精神病によって意識障害があるということは，夢をみているのとほぼ同じ状態にあるのです。その状態のときに，この患者さんに「検温」という言葉を含む聴覚刺激が与えられます。すると，患者さんの夢の中では，その「検温」という言葉が加工され，今まさにここに「体温計」があるかのように視覚的に感じられるようになるのです。このように，症状精神病にみられる幻覚には，フロイトが夢にみてとったメカニズムとほぼ同一のそれによって形成されたものが数多くみられます。

フロイトは，このような幻覚がみられる病態を統合失調症（彼の言い方では「パラノイア」ないし「パラフレニー」）と区別して，アメンチアと呼んでいます。フロイトによれば，アメンチアでは無意識や前意識に蓄えられている表象（＝言葉やイメージ）が知覚にまで逆戻り（退行）するのだといいます。この症例では，「検温」という言葉の表象（語表象 Wortvorstellung）が「体温計」という物の表象（物表象 Sachvorstellung）にまで退行することによって，空想上の体温計の幻覚がつくりだされていると言えるでしょう。

なお，ラカンは，1954-1955 年のセミネール『フロイト理論と精神分析技法における自我』（1978）の中で，フロイトの言う夢作業を「象徴をイメージ化する」ものとして捉え，その反対の「イメージを象徴化する」ことが夢の解釈であると整理し，その両者を「iS」「sI」と表記しています。

■ 10.3.2 非定型精神病における呈示可能性への顧慮

さて，夢作業による幻覚は，症状精神病においてだけではなく，いわゆる非定型精神病にも観察されます。というのも，非定型精神病は精神病理学の中では躁うつ病＋統合失調症（＋てんかん）の要素をもつと考えられてきましたが，実際には躁うつ病＋意識障害として考えたほうがよい場合もあり，いずれにせよ意識障害が幻覚や妄想の形成に大いに関係していると考えることができるからです。

まず，次の症例にみられるひとつの短いエピソードを紹介しましょう。

210

【症例82】 急性一過性精神病と診断された40代女性の症例。彼女は、器質性疾患の検索のためのCT検査を入った数時間後に、「〔自分は〕骨壺に入っている」と述べた。 (松本，2014, p. 61)

「骨壺に入っている」という言葉は、ともすれば「自分はもう死んでいる」ないし「死すべき存在である」という妄想であると思われるかもしれません。しかし、この患者さんは、数時間前に自分が体験したCTの機械の中に入ったことを、夢作業によって「骨壺に入っている」と加工しているのです。たしかに、白いCTの機械の中に入ることは、大きな骨壺の中に入ることと似ているかもしれません。

次の症例も同様です。

【症例83】 〔初診時19歳の若年周期精神病の女性。〕1986年3月25日…ころ、何となく元気がなく、口数も少なく、不眠を訴えるようになった。家族には、一晩中眠れないと言ったという。3月28, 29日には、午後9〜10時ごろになると、『ドアの陰に鬼がいる』と言い、おびえたように祖母にとりすがったりした。…祖母の印象では、とくにねぼけた様子ではなかった。29日からは、ときに口数が増し、不機嫌でイライラすることがあり、母親や他人の悪口をいい、父親や祖母に喰ってかかるなど、普段みられない行動があらわれた。…〔5月8日に入院。以後、1カ月ごとに発作的な精神病状態になることが確認された。その状態の際に、〕不安そうな顔で看護師に『ひっつき虫』の状態になる。睡眠もとぎれがちである。その後もサイレンや電話の音を気にして、『私に関係のあることだ。よくない知らせ…』と受けとってしまう。TVで『犯人は…』と言うと、『私が犯人？』と言い、料理番組が入ると、『私、料理されちゃうの？』と真剣な表情で聞いたりする。…ほぼ同様の周期的変化が6回繰り返されたが、カルバマゼピン1,000 mg/日を服用してから全く消失して、22歳3カ月の現在に至っている。 (山下，1989, pp. 40-49)

この患者さんは、月経周期に一致した精神病状態を繰り返しています。山下格は、若年女性にみられるこのような精神障害を若年周期精神病 periodic psychosis of adolescence と名づけ、軽い意識混濁を基調として、さまざまな不安や困惑、一過性で浮動性の幻覚や妄想を示すことを記述しています。

この患者さんは、テレビから聞こえた「料理」という言葉を迫害的な方向で加

工し,「自分が料理される」と考えるに至っていますが,ここでもやはり「料理」という語表象が夢のように加工されていると考えられます。

次の症例では,より複雑な夢作業によって妄想的言辞がつくられています。

> 【症例84】〔不安恍惚精神病(Leonhard)と診断された30歳女性。〕「調子よく幸せです。今朝も歌を五つつくりました。ドクター夫妻が家に居られたので三角関係になり,夫を入れて四角関係になり,それにEという人物がはいってこられて五角形になり,さらにFという人を抜かしてGがはいってきてベンゼン核になりました。Gは神です。それで幽玄の世界へいったわけです」。
>
> (橋本, 1981, p. 253)

一見,意味不明な妄想です。しかし,夢を解釈するようにして読み解けば,どのような夢作業がなされた結果なのかは一目瞭然になります(図7)。この夢作業は,3,4,5,6という数字の配列によって方向づけられています。最初は,ドクター夫妻と自分がいるので三角関係になった,と言っていますね。次に,そこに自分の夫が入ってくるので四角関係になります。さらに,「E」という人物が入り五角形になります。なぜここで「E」が出てきたかと言えば,それは「E」が5番目のアルファベットだからです。ついで,「G」が入ってきて「ベンゼン核」になったのはなぜでしょうか。ベンゼン環は六角形をしているからです(「F」が抜かされた理由は,「F」よりも「G」のほうがベンゼン環に視覚的な形態が似ているからでしょう)。「G」が最終的に「神」になった理由は,「G」から「God」へと連想が進んだことであり,さらに「神」から「幽玄の世界」へと連想は進んでいます。

なお,この一連の系列の最初に「ドクター夫妻」との三角関係が置かれているという点は,この患者さんが主治医(「ドクター」)のことが好きであるか,転移を起こしている可能性も想像させます。だとすると,睡眠中や意識障害の際には,

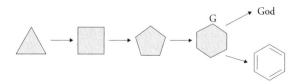

図7 非定型精神病における呈示可能性への顧慮

外界からの刺激だけでなく，自分の心の内部からの刺激（「三角関係」）もまた**夢作業**によって処理されていると考えることができます。

　夢作業では，この症例の「ベンゼン核」のように，複数の刺激の中でも視覚的なイメージになりやすいものが優先されます。そのようなメカニズムを，**フロイト**は**呈示可能性への顧慮** Rücksicht auf Darstellbarkeit と呼んでいます。

　みなさんがみる夢も，多くの場合はこのようにして加工されたものです。夢は意味不明だったり，荒唐無稽な要素があったりしますが，それはまさに今みてきたようなロジック（夢作業）によって夢がつくられているからです。そして，**外因性精神障害**や**非定型精神病**のような**意識障害**を伴う精神障害にも，**フロイト**が論じたような夢作業が関わっているという点で，それらに対しても**精神分析**の見方が役立つことがあるのです。

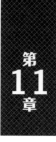

第11章 自閉症スペクトラム
（自閉スペクトラム症）

◆11.1◆ 概　説

　自閉症スペクトラムautistic spectrumは，これまで自閉症autismやアスペルガー症候群Asperger syndromeと呼ばれてきたものを連続体として捉える概念です。かつては，これら自閉症やアスペルガー症候群は稀な障害とされており，有病率は1％以下と見積もられていましたが，最近では概念自体の変遷や，理解や啓発活動が進んだことなどから，数％程度の有病率があるという研究結果が各国から発表されはじめています。日本でも「浜松母と子の出生コホート研究」によって，新生児の時期から縦断的な検討がなされていますが，同様の結果が得られているようです。

　さて，DSM-5における**自閉スペクトラム症／自閉症スペクトラム障害**autism spectrum disorderの診断基準の概略を確認しておきましょう。

自閉スペクトラム症／自閉症スペクトラム障害　299.00（F84.0）

A．複数の状況で社会的コミュニケーションおよび対人的相互反応における持続的な欠陥があり，現時点または病歴によって，以下により明らかになる。

(1) 相互の対人的-情緒的関係の欠落で，例えば，対人的に異常な近づき方や通常の会話のやりとりのできないことといったものから，興味，情動，または感情を共有することの少なさ，社会的相互反応を開始したり応じたりすることができないことに及ぶ

(2) 対人的相互反応で非言語的コミュニケーション行動を用いることの欠陥。例えば，統合のよくない言語的と非言語的コミュニケーションから，視線を合わせることと身振りの異常，または身振りの理解やその使用の欠陥，顔の表情や非言語的コミュニケーションの完全な欠陥に及ぶ

(3) 人間関係を発展させ，維持し，それを理解することの欠陥で，例えば，さまざまな社会的状況に合った行動に調整することの困難さから，想像上の遊びを他者と一緒にしたり友人を作ることの困難さ，または仲間に対する興味の欠如に及ぶ

B．行動，興味，または活動の限定された反復的な様式で，現在または病歴によって，以下の少なくとも2つにより明らかになる。

(1) 常同的または反復的な身体の運動，物の使用，または会話（例：おもちゃを一列に並べたり物を叩いたりするなどの単調な常同運動，反響言語，独特な言い回し）

(2) 同一性への固執，習慣への頑ななこだわり，または言語的，非言語的な儀式的行動様式（例：小さな変化に対する極度の苦痛，移行することの困難さ，柔軟性に欠ける思考様式，儀式のようなあいさつの習慣，毎日同じ道順をたどったり，同じ食物を食べたりすることへの要求）

(3) 強度または対象において異常なほど，きわめて限定され執着する興味（例：一般的ではない対象への強い愛着または没頭，過度に限局したまたは固執した興味）

(4) 感覚刺激に対する過敏さまたは鈍感さ，または環境の感覚的側面に対する並外れた興味（例：痛みや体温に無関心のように見える，特定の音または触感に逆の反応をする，対象を過度に嗅いだり触れたりする，光または動きを見ることに熱中する）

　さらに，これらの症状が発達早期から存在していること，さらに本人に社会的・職業的生活上の障害が生じていること，知的障害やその他の発達の遅れではうまく説明できないことなどが確認された場合に，**自閉スペクトラム症**と診断されます。

11.1.1　下位分類

　かつては，いわゆるカナー型とアスペルガー型は区別して考えられていましたが，現代ではそれらは**自閉症スペクトラム**として一括して考えられるようになっています。ただし，古典的なカナー型やアスペルガー型に近い場合は，古典的な概念を用いる場合もあります。

自閉スペクトラム症は，DSM-5 では神経発達症群／神経発達障害群 neurodeve-
lopmental disorders という大分類の中に収められていますが，そのほかにも注意欠
如・多動症／注意欠如・多動性障害 attention-deficit/hyperactivity disorder（ADHD）
や限局性学習症／限局性学習障害 specific learning disorder（LD）なども神経発達症
群の中に収められています。

11.1.2 歴　史

　自閉という言葉は，1911 年にブロイラーが統合失調症論の中で初めて用いたも
のであり，彼はこの言葉を「外的世界からの活動の離反を伴う内的生活の優位」
と定義しています。つまり，自閉とは，単に外の世界に関心をもたないという否
定的な特徴だけでなく，内面生活が優位になるという肯定的な特徴をももってい
ると考えられていたのです。

　1943 年，レオ・カナー（1894-1981）が幼児自閉症 early infantile autism を報告し
ます。カナーは，ブロイラーの自閉を髣髴とさせる特殊な病態をこの病名で取り
出したのですが，この段階では，幼児自閉症は児童期に発症した統合失調症であ
りうると考えられていました。その後，1960 年代には自閉症は統合失調症から切
り離され，神経発達障害であると考えられるようになり，さらにその病態の中心
も言語の障害，ついで社会性の障害へとシフトしていきました。現代では，自閉
症を神経発達障害とみなす見解が主流となりました（興味深いことに，統合失調症
と切り離されることによって精緻化された自閉症という概念は，一周回って，ふたたび
統合失調症と同じ神経発達障害という概念によって理解されつつあるのです）。

　カナーの報告の翌年にあたる 1944 年，ハンス・アスペルガー（1906-1980）は，
子どもにみられる精神病質 Psychopathie（今日的にはおおむねパーソナリティ障害に
相当するでしょう）のひとつとして，やはりブロイラーの自閉の概念を参照しなが
ら，自閉的精神病質 autistische Psychopathie を報告しています。

　1981 年になると，ローナ・ウィング（1928-2014）は，成人の症例（つまり，幼
少期において精神医学的な異常がほとんど気づかれておらず，自閉症や自閉的精神病質
といった診断がなされていなかった症例）にも，アスペルガーの症例と同様の特徴
がみられることを発見し，その一群をアスペルガー症候群と名づけました。アス
ペルガー症候群は，自閉症の診断基準を部分的に満たす症例であり，言語に関し
ては，学校入学以前に会話ができるようになっており，「まるで大人のように話
す」と言われるほどである点に特徴があるとされています（ただし，その話は脈絡

を欠いていたり，空想的であったりすることも指摘されています）。そして，コミュニケーションに関しては，他者の存在を無視するわけではないが，しばしば適切さを欠いており，非言語的コミュニケーションに難がある点に特徴があるとされています。さらにウィングは，1995年に自閉症とアスペルガー症候群を連続体として捉える**自閉症スペクトラム**autistic spectrumという概念を提出しました。その影響もあり，2013年のDSM-5からは，それまで**自閉性障害**autistic disorderや**アスペルガー障害**Asperger's disorderなどと呼ばれていたものを，**自閉スペクトラム症／自閉症スペクトラム障害**と一括することになりました。

　日本の状況に関して言えば，**自閉症やアスペルガー症候群**に関する精神病理学的な研究は（児童精神医学の領域においてなされたものや，現在では「正史」から消されるようになってしまった**ブルーノ・ベッテルハイム**〈1903-1990〉の影響下になされたものを別とすれば）もともと稀だったと言えるでしょう。また，成人のアスペルガー症候群という概念自体が精神科医の間で理解されたのも，2000年代以降のことでした。なお，2005年4月1日には発達障害者支援法が施行されていますが，この法律で言うところの「発達障害」とは，病名や障害名や診断カテゴリーではなく行政用語であり，「自閉症，アスペルガー症候群その他の広汎性発達障害，学習障害，注意欠陥多動性障害その他これに類する脳機能の障害であってその症状が通常低年齢において発現するもの」とされています。

　日本の精神病理学において，**アスペルガー症候群や自閉症スペクトラム**について注目されはじめたのは2000年代の終わりのことです。特に**中安信夫**は，「単純型統合失調症とした初診時の診断がその後の経過のなかで…アスペルガー症候群と訂正されることが続いた」という誤診経験によって，アスペルガー症候群と**統合失調症**との差異を検討する必要に迫られたことを告白しています。実際，中安はアスペルガー症候群の当事者の手記を数多く検討し，その中に多くの**初期統合失調症**の症状が観察されることを確認し，さらには統合失調症との鑑別点についても検討を行っています。同じ頃，現象学者の**村上靖彦**は国立成育医療センターでのフィールドワークをもとに『自閉症の現象学』(2008)を上梓し，多くの精神病理学者に刺激を与えました。その後，**清水光恵**の一連の諸論文や，**内海健**(1955-)による『自閉症スペクトラムの精神病理』(2015)などの目覚ましい成果が発表され，**自閉症スペクトラム**は現在，精神病理学的な研究がもっとも活発に行われている領域になりつつあります。

　なお，本書ではADHDやLDは扱いません。それは，現代的な精神病理学的検

討が十分になされていないためです。ただし，例外はあります。かつて，ADHD
やLDは微細脳損傷minimal brain damageや微細脳障害minimal brain dysfunctionと
呼ばれており，出生前・周産期・出生後に生じた微細な脳障害によってさまざま
な行動や学習上の障害が生じたものと理解されていたのですが，岡田幸夫（1924-
1981）と人見一彦（1940-）は1974年という早い時期に「微細脳損傷症状群につい
ての批判的展望」を著しています。その論文の中では，クルト・ゴールドシュタ
イン（1878-1965）やコンラートのゲシュタルト分析や，ヴィクトーア・フォン・
ヴァイツゼカー（1886-1957）の議論を援用しながら，行動を要素に還元するので
はなく全体として把握し，主体の投企を尊重する方向性が提示されています。

◆11.2◆ 自閉症スペクトラムの記述精神病理学

■ 11.2.1 常同性

では，自閉症の症例をみていきましょう。はじめにみるのは，カナーが1943年
に発表した自閉症の世界初の報告に登場する第1例，ドナルドDonaldです。

> 【症例85(1)】　ドナルド・T.：初診は1938年10月で当時5歳1カ月であった。
> ドナルドは1933年9月8日〔生まれ〕の熟産児で，出生時体重は
> 7ポンド〔＝約3.15kg〕に近かった。8カ月までは大体が母乳，それに若干の人
> 工栄養が補われた。摂食の形式はしばしば変化した。報告によると「摂食のこと
> は常に彼の『問題』であった。彼は正常の食欲を示すことがなかった。他児が
> キャンディやアイスクリームを食べているのを見ても彼は一向にそれに関心を示
> さなかった」由である。生歯は正常で，13カ月目に初歩行した。／1歳の時「彼
> はいろいろの歌を正確にハミングしたり歌ったりすることができた」と報じられ
> ている。
> (Kanner, 1943/2010, pp. 206-207)

ドナルドは，生まれたときは正常であり，その後の身体の発達も正常であった
ようです。ただし，食物摂取や歌に関しては，このときすでに「ふつう」の子ど
も（以下，自閉症スペクトラムではない「ふつう」と目される人々のことを定型発達
neurotypicalと呼びます）とは違っていたようです。ふつう1歳では，「パパ」「ママ」
「マンマ（ごはん）」などの一語文holophrasisを話すので精一杯という時期ですか
ら，「いろいろの歌を正確にハミングしたり歌ったりする」ことができるのは，飛

び抜けた能力であると言ってよいでしょう。このときすでに，ドナルドは一部の
能力だけが驚異的なスピードで突出しているのです。

【症例85(2)】　2歳になる前に「人の顔と名前に関して異常な記憶を持ち，町の
中の家の名前を沢山知っていた」「両親の励ましで短い詩を覚え
たり暗誦したりを始め，讃美歌23番と長老派教会の25の教理問答を覚えてし
まった」などと言われている。両親は「韻文やそれに類すること以外には彼はも
のを尋ねたり，問われたことに返事をすることは覚えなかった。そしてその後彼
はものを尋ねるにしても1単語でしか質問をしなかった」と言っている。発音は
明瞭であった。やがて彼は絵に興味を覚え，「…彼はコンプトン百科辞典のもの
すごい数の絵をみんな知っていた」と言われる。彼は歴代の大統領の写真を知っ
ていたし，「彼の先祖や父方，母方双方の親戚の写真を知っていた」という。アル
ファベットは順唱，逆唱を速かに覚え，数も100まで数えることができた。

(Kanner, 1943/2010, p. 207)

　2歳になる頃には，ドナルドの言語の使用法が定型発達のそれとは違うことが
はっきりしてきます。彼は，詩や歌，あるいは絵や写真や文字や数を覚えること
は，きわめて得意です。しかし，彼はそれらを組み合わせて（分節化して）使うこ
とができません。定型発達の子どもは，1歳頃に一語文を獲得し，2歳頃には二
語文を獲得する——つまり，「パパ，いた」や「ぼく，ごはん」などのように2つ
の言葉を組み合わせて使うことができるようになっている——のですが，どうも
ドナルドは，二語文を使うことができず，最初の一語文しか使うことができない
状態のままで，さまざまな言葉を大量に覚えているようなのです。
　同じ頃には，対人関係にも「ふつう」でない点があることが気づかれています。

【症例85(3)】　早い時期から彼はひとりでいることが最も楽しそうで，母親と一
緒に行きたいと言って泣いたこともなく，父親が帰宅してもそれ
に気付かず，親戚の人が訪ねて来ても全く無関心であった。父は彼が盛装したサ
ンタ・クロースにさえ一片の注意も向けなかったことを強調している。

(Kanner, 1943/2010, p. 207)

　定型発達の子どもなら，父親が家に帰ってきたら，一目散に駆け寄っていくこ

第11章　自閉症スペクトラム（自閉スペクトラム症）　*219*

ともあるでしょう。まして，父親がサンタに扮しているとすれば，興味を抱くはずです。さらには，ドナルドはいわゆる「人見知り」もしません。家族だけでなく，知らない他者からみつめられても，彼はまったくお構いなしなのです。この意味では，ドナルドは他者に興味をもっていない，とひとまずは言えそうです。

では，ドナルドは，他者に興味をもたない代わりに，どんなことに興味をもっているのでしょうか。

【症例85（4）】　2歳になってから彼は「積木，鍋，その他の丸い物体をクルクル回すことに熱中し始めた」と言われている。同時に彼は，「子ども自転車，三輪車，ブランコなどひとりでに動く乗りものが大嫌いであった。今でも彼は三輪車をこわがり，無理に乗せようとすると怒って，乗せようとしている人間にかじりついてそれを止めさせようとする。…彼は自分ひとりで自らを楽しませているときが常に幸せで，何かで遊ぶことをうながされることを嫌った」。／他人が介入してくると，彼は癇癪を起こし破壊的になった。彼は「尻を叩かれたり，ぶたれたりするのを大変にこわがった」。しかし「自分のいけなかったこととお仕置きの関係を結びつけて理解することはできなかった」という。

（Kanner, 1943/2010, pp. 207-208）

ドナルドが好きなのは，丸い物体を自分でグルグルと回すことです。単に，回っている物が好き，というわけではありません。自分で能動的に何かを回すのは好きなのですが，自転車や三輪車のように勝手に動いている物体はむしろ嫌いです。つまり彼は，何かを回して，その回転を自分でコントロールすることが好きなのであって，すでに回っているものに対して受動的に関わることは嫌いなのです（もっとも，回っているものをただながめていることを好む自閉症の子どもも散見されます）。このことは，彼が「何かで遊ぶことをうながされる」ことや，「尻を叩かれたり，ぶたれたりする」といった，他者からの介入によってしばしばパニックになる，という点にもあらわれています。

自閉症の子どもが他者に対してどのような態度をとっているのかについて，もう少し詳しく考えてみましょう。カナーは，この論文の中で非常に興味深い指摘をしています。「自閉症の子どもは抱き上げられるときに，抱き上げられることを予期して姿勢を変化させない」というのです。わかりやすく言い換えるなら「自閉症の子どもは抱っこすると重い」のです。自閉症的ではない，定型発達の子

どもは，両親などの養育者に抱っこされた際に，姿勢を勝手に調整して，相手の腕の中に自然に収まるように最適化された体勢をとります。より正確に言えば，抱っこにおいて，抱っこする側とされる側の**あいだ**では，どのような姿勢をとれば適切であるのかを，言葉を介することなしにお互いに伝えあっているのです。しかし，自閉症の子どもの多くは，それができません。

　同様に，**自閉症**の子どもは目があわない，つまり他者と**視線**を交わすことがない，とも言われます。もし，他者と目をあわせることができるロボットをつくろうとすれば，相手の目の位置を常にカメラで確認しながら，照準を定めるように少しずつその位置へと自分の視線を調整していくようなプログラムを書くことが必要でしょう。しかし，私たちが日常において行っている「目があう」という体験は，そのような調整の繰り返しによって可能になっているわけではありません。むしろ，「目があう」という体験は，そんな調整などなしに**パッと**目があうようにして生じるのです。そして，この「目があう」という体験は，一方の側だけで起こっているものではなく，2人の**あいだ**で一瞬にして同調するようにして起こっています。これは，2人の**あいだ**に何か目にみえない力のようなものが働いていなければ，ほとんど不可能なことではないでしょうか。このような「目がパッとあう」仕組みを2台のロボットで再現しようとすることを考えてみれば，それは大変難しいことであることがおわかりになるでしょう。にもかかわらず，**定型発達**の人々はそれを難なくやってのけているのです。

　定型発達の2人の**あいだ**で働いているこの不思議な機能は，**自閉症**に関する現象学的研究では**志向性**intentionalityと呼ばれています。ここで言う「志向性」とは，他者から自分の側に向けられた一種の**ベクトル**のことであり，他者から**まなざされる**，他者から**呼びかけられる**，といった体験において生じているものがそれにあたります。自宅のリビングでボーっとしているとき，ふと自分のスマートフォンがある方角のことがなんだか妙に気になる。それでスマートフォンのほうを振り向くと，着信ランプや画面が光っていて，誰かから私に向けられたメッセージやメールの着信があることに気がつく。あるいは，電車に乗っていて読書をしているとき，ふと奇妙な感覚がやってくる。それで文庫本から目をあげて，前方をみると，知人が同じ電車に乗っていて彼と目があう……。みなさんは，そんな体験をしたことがありませんか。一度や二度は必ずあるはずです。これらが，ここで言うところの「志向性」と，それによって生じる間主観性の好例です。

　ドナルドは，いま説明してきたような他者から自分に向けられた**志向性**を

シャットアウトしているようです。ひとつ前の引用箇所に出てきた「親戚の人が訪ねて来ても全く無関心であった」というエピソードは，そのことを示しています。また，「他人が介入してくると，彼は癇癪を起こし破壊的になった」というエピソードは，もしその志向性をシャットアウトしている「バリア」を破ってまで他者が侵入してきた場合，彼の世界が破滅的な状況に陥ってしまうということを示しています。つまり，彼らが他者から自分に向けられた志向性をシャットアウトするのは，もし他者が自分の世界に入ってきたとしたら，とんでもないことが起こってしまうからなのです（このような体験については，後に**現象学**と**精神分析**の観点からふたたび検討します）。

　さて，**ドナルド**はついに病院を受診します。そのときの診察の様子は次のようなものでした。

【症例85(5)】　　1938年ジョンズ・ホプキンス大学小児科で初診した際のドナルドは，身体的には健常であった。初診と2週間のメリーランド・チャイルド・スタディ・ホームでのE.S.キャメロンおよびG.ブランクル医師の観察で得られた所見は次の通りである。／自発的な活動は極めて少ない。彼は笑いを浮かべ，指を空で交叉させる常同的な運動をしながら歩き回っていた。彼は頭を左右に振り，三音から成る同じメロディをハミングしたり口ずさんだりしていた。回転させられるものは何でもつかんで回しては大喜びをしていた。いろいろのものを床の上に抛り投げ，どうやらその音を楽しんでいる風だった。ビーズ，棒，積木などを色別けでキチンと類別して並べることを楽しんでいた。何かこうした一つのことを終わる度にキーキー叫びながら飛び跳ねた。それ以上のことは自発的に何らしようとはせず，自分が耽溺している限られた振舞い以外には常に（母親の）指示が必要であった。
（Kanner, 1943/2010, pp. 208-209）

　ドナルドは，病院でも自宅と同じような様子であったことがわかります。他者には興味をもたず，同じ動きや歌をずっと反復しているのです。**カナー**は，ドナルドのこのような反復行動がもつ特徴を次のように描写しています。

【症例85(6)】　　彼の動作の大部分は反復的で，最初に行なったやりかたがそのまま繰り返された。積木を回す場合もいつも同じ面を上にして始めなければ気が済まず，ボタンをかけるにしてもそのかけかたは一つの合理的なパ

ターンということではなく，父親が最初に教えてやったのと同じ順序でかけなけ
ればならなかった。
（Kanner, 1943/2010, p. 209）

　ここは非常に大事な記述です。ドナルドが反復している行動は，彼がそれを初
めて覚えたときと同じやり方で繰り返されているのです。先ほど，彼が一語文し
か使うことができず，覚えた言葉をさまざまに組み合わせて（分節化して）臨機応
変に使うことができないことを指摘しました。それと同じように，彼は最初に覚
えた行動を，まるでテープを再生するかのように同じ形で――つまりは臨機応変
に組み替えたりすることなしに――最初に覚えたときのままの状態で繰り返して
いるのです。このような特徴をカナーは同一性保持maintenance of samenessと表現
しています。
　カナーが記述した，このような常同的な言語使用（言葉を分節化して使うことが
できず，ある言葉はそれが初めて使われた特定の「こ・の・場面」や「こ・の・状況」に一対一
対応する）は，後にバーナード・リムランド（1928-2006）によって閉回路現象
closed-loop phenomenonという名前が与えられています。つまり，自閉症の子ども
は，入力された刺激を「原料のまま」に再生することに専念しており，その「原
料」を混ぜあわせて新しい「化合物」をつくることがないという意味で，閉じた
回路のループを生きていると考えられるのです。
　このような特徴は，行動だけではなく，もちろん言葉にもあらわれます。

【症例85(7)】　彼はいつもかつて自分に話しかけられたことのある言葉をオウ
ム返しをしているように見えた。自分に言われた場合の人称代名
詞をそのまま用い，抑揚までも真似するのであった。靴を脱ぎたい時には彼は
「あなたの靴を引っぱって」と言った。おシッコに行きたい時には「おシッコに行
きたいの？」と言うのであった。／言葉は彼にとって彼だけの意味を持つ応用の
きかない語意をもっていた。彼は1つの表現を他の同様な対象や状況に移すこ
と，つまり一般化ができなかった。…「イエス」という言葉は長い間彼にとって
は，父親に肩車をしてほしいという意味のものであった。これにははっきりした
起源があった。彼に「イエス」と「ノー」を教えようとしていた父親が彼に「肩
車してほしいかい？」と尋ねた。／ドンは父の質問をそのままオウム返しに反復
するという形で，してほしいという意味を表現した。そこで父親は「してほしい
のなら『イエス』，してほしくないのなら『ノーと言いなさい』」と言った。／ド

ン〔=ドナルド〕はそこで「イエス」と返答した。しかしそれ以降彼にとって「イエス」という言葉は，肩車をしてほしいという意味になってしまったのであった。

(Kanner, 1943/2010, p. 210)

　つまりは，こういうことです。ドナルドは，ある日，靴を脱がなければいけない場面に出くわしました。そのとき，彼の母親がドナルドに「あなたの靴を引っぱって」と言いました。そしてドナルドは，母親の手を借りて靴を脱ぐことができました。すると彼は，母親の「あなたの靴を引っぱって」というひとかたまりの言葉と「靴を脱ぐ」という行動を一対一対応するものとして結びつけてしまったのです。彼にとって，「あなたの靴を引っぱって」という母親の言葉は，「あなた／の／靴／を／引っぱって」というふうにいくつかの単語が組み合わされた（分節化された）ものではなく，むしろ「開け，ゴマ！」と同じような「靴を脱ぐための呪文」として扱われているかのようです。このような事情に鑑みると，ドナルドがその「あなたの靴を引っぱって」という呪文のような言葉を，後日自分が靴を脱ぎたくなったときにも使うようになったことも理解できます。

　ドナルドが，おシッコに行きたいときに「おシッコに行きたいの？」と言ったり，「イエス」という言葉で「肩車をしてほしい」という意味を表現したりするのも，同様の現象です。「おシッコに行きたいの？」というのは，おそらく最初は両親が彼に言ったセリフでしょう。そのひとかたまりのセリフを，「おシッコをすること」と一対一対応で結びつけて学習したからこそ，彼はその言葉を反復しているのです。

　このカナーの論文は，次のようなメッセージを私たちに伝えたがっているようです——自閉症の子どもは，一見すると奇妙なことを言ったり，変な行動をとったりするようにみえるけれども，実はそういった言動には必ず何らかの起源や理由がある，というメッセージです。診察室や学校の教室の中でも，ドナルドは先ほどの「イエス」のような言葉の使い方をするでしょう。それは，初めて彼に会う人々を驚かせます。しかし，彼の体験している世界に入り込もうとするならば，彼が最初にその「イエス」という言葉を覚えたときの状況にまで遡ることができたならば，私たちは彼の世界を少しだけでも理解できるようになるのです。

　ドナルドのような自閉症の子どもが生きている言葉の世界は，一語文によって構成されています。反対に，二語文や三語文，あるいはそれ以上の言葉を組み合わせて（分節化して）つくられた文によって構成された世界が，定型発達の言葉の

世界です。しかし，定型発達の人間も，一語文的な言語を使わないわけではありません。たとえば，「こちら温めましょうか？」「ありがとうございました，またお越しくださいませ」などの，いわゆる「コンビニ言葉」は，他の組み合わせ（分節化）をすることができない，ひとかたまりの言葉（定型文）として発せられていますし，それを聞くお客さんの側も，そのようなものとして理解してはいないでしょうか。そのような言葉は，まるで，特定の意味と一対一対応したカードを切っているかのように使われ，流通しているのです。SNSのひとつであるLINEの「スタンプ」も，ほとんどの場合，分節化されうるものとしては使われていないように思います。あるひとつの「スタンプ」はひとつのことを意味していて，同じひとつのことを意味するものとして反復して使われています。むしろ私たちは，その「スタンプ」に描かれたキャラクターとセリフを「召喚」するようにして使ってはいないでしょうか。そういった言語の使用は，一語文的な言語の世界に非常に近いものだと私は思います。

　さらに言えば，二語文や三語文のほうが，**一語文**より優れているということはありません。二語文，三語文を使えるということは，ある日に目の前で起こった新しい出来事を，手持ちの言葉を組み合わせて表現することができるということです。それは裏返せば，その新しい出来事を古い出来事と同じ水準に位置づけることによって，その出来事がもつ，他の出来事とは異なる質や感覚を表現することに関しては失敗してしまうということです。ある意味では，**定型発達**の人々は，言語を節約しているのです。反対に，どこまでも一語文を使いつづけるような**自閉症**の子どもは，ある日に目の前で起こった新しい出来事を「名指す」ということの驚きと喜びを，既存の他の「名指し」に還元してしまうことなく，たえずつづけていくことができるのです。自閉症の子どもが生きている言語の世界は，ある意味では非常に豊かなものなのです。そして，そのなかでも特にお気に入りの言葉（あるいは行動）を，彼らは何度も反復します。それが，精神医学において「**常同言語**」や「**常同運動**」と呼ばれているものの正体です。

■ 11.2.2　自閉的知能

　次に，1944年に**アスペルガー**が報告した症例をみていきます。アスペルガーの名前は，現代でも「**アスペルガー症候群**」という名前で知られていますが，その源流となったのが，次にみる症例を含む一群の「変わった子どもたち」です。

【症例86(1)】 この8歳半の少年〔＝ハーロー・L〕は，学校から私たちのところに監督不能として紹介されてきました。入学3年目でしたが，全科目で落第したため，第2学年を繰り返していました。先生は，彼は「やる気さえあればできる」と信じていました。ときには，年齢以上の成熟したことについて，驚くほど気の利いた意見を述べました。その一方，ことごとに協調を拒んで，場合によっては，例えば「馬鹿らしくてやってられないよ」といった悪い言葉遣いをするので，それがクラス全体の規律を損なう恐れがありました。宿題をしてきたことはまずありませんでした。 (Asperger, 1944/1996, p. 107)

　まず注目してほしいのは，先ほどの**カナー**の症例**ドナルド**（症例85）とは異なり，ハーローは検診で発達の遅れを指摘されたり，病院を受診したりすることなく，普通学校（普通学級）に入学できている点です。つまり，幼児期にすでにはっきりとした異常が気づかれていたドナルドとは対照的に，ハーローは，学校生活の中で初めて「ふつうではない」ことに気づかれたのです。それは，ハーローにドナルドのような**一語文**への固着がみられないこととも関係しているでしょう。というのも，教育は，ある言葉を他の言葉とどう結びつけるかを覚えさせることを多分に含んでいるものであり，そのような言葉の分節化を受け入れなければ教育になじむことはできないからです。つづきをみていきましょう。

【症例86(2)】 それに輪をかけて悪いのは，行動上の問題でした。言われたことをすることはほとんどなく，あまりに生意気な口答えをするので，先生はクラスの中で面目を失わないために，彼に要求することを止めてしまいました。ハーローは，一方で自分に期待されていることはせずに，他方では自分のしたい通りのことを結果を考えずに行いました。授業中に席を離れて，床をよつばいで這い回りました。学校からの紹介の主な理由のひとつは，争いを起こす粗暴な性癖でした。些細なことで分別のない怒りを爆発させ，ほかの子供に，歯を嚙み鳴らし，やみくもに殴るなどの攻撃をしかけました。彼はけんかが巧みでなかっただけに，これは危険でした。けんかが巧みな子供は，どこまでならやれるかをよく心得ていて動きを加減できるので，大事に至ることはほとんどありません。ハーローは，けんか上手どころではなく，ひどく不器用で，動きのコントロールができず，どこまでやるかも考えないために，人を傷つけることが多かったと伝えられます。彼はからかいに対しては極度に敏感だったと言われ，そ

れでも，色々な面で奇妙でコミカルな行動は，すぐにからかいを誘発しました。／彼はまた，常習的「嘘つき」と言われました。自分のしたことを隠すために嘘をつくのではなく――彼は，事実をいつもあけすけに言うので，それはまったく問題ではなく――ところが，長い空想的な話をしていくと，よけい奇妙なつじつまの合わない作り話になってしまうのでした。…／出産は鉗子分娩でしたが，出産時損傷に関わるようなトラブルはありませんでした。知的・身体的発達に，特記すべき点はありませんでした。小柄な子供で，非常に早くから頑固さや不服従が目立ちましたが，それ以外はすべて正常と見られました。この子供を私たちにつれてきた父親は変った人物で，息子と非常によく似ていました。

(Asperger, 1944/1996, pp. 107-108)

　ハーローの父親も，現代であればおそらく自閉症スペクトラムと診断されていたような人物だったのかもしれません。

　【症例86(3)】　　計算　これには，彼の「自閉的独創性」がことに明白でした。いくつか例をあげます。…（この少年はまだ8歳半でしかなかった点に注意！）コルク栓をしたビンの値段が1.10シリングで，ビンの値段はコルク栓よりも1シリング高いとすると，それぞれの値段はいくらか？　5秒後には正答をだし，聞かれると説明しました。「ビンの値段が1シリングといくらかのときは，まず1シリングは別にしておいて，そのときまだ10グロシェン〔1グロシェンは，1/100シリング〕は残っているから，それを2で割ると，コルクは5グロシェンで，ビンは1シリングと5グロシェンになる。」…／自閉症には機械的学習に著しい困難があり，実際のところ，大人からありきたりの方法で学ぶことができないのです。その代わり，自閉症の人たちはすべてを自分自身の思考や経験から創り出すことを必要としています。そのために能力の高い自閉症の人たちでさえ，成績不振に陥ることが少なくないのです。(Asperger, 1944/1996, pp. 116-117)

　アスペルガーが報告した自閉的精神病質は，カナーが報告した幼児自閉症とは異なり，ふつうに言葉を話し，普通学級に就学することができています。しかし，ハーローの会話には，質問に答えないなどの一方通行のやりとりが目立ちます。また，対人場面ではときおり視線があわず，常同行動や強迫的なこだわりや特別なことへの興味の限局もみられるようであり，幼児自閉症と似た部分もある

ことがわかります。

　加えて，自閉的精神病質の子どもたちには，ハーローにみられる独特の計算の
やり方のように，ときおり独創的な自己流の「自閉的知能」がみられることがあ
ります。実際，このアスペルガーの論文は「自閉的精神病質の社会的価値」と題
された節で終えられています。

　ところで，アスペルガーはなぜ，自閉的精神病質の「社会的価値」を強調せね
ばならなかったのでしょうか。この論文が発表された時代のドイツはナチス政権
下にあり，T4作戦 Aktion T4 に基づく安楽死政策の余波がまだつづいていまし
た。T4作戦とは，アウシュヴィッツでユダヤ人を大量虐殺したのと同じように
精神病患者を安楽死させるものであり，精神科医たちは主に統合失調症などの慢
性患者が「生きるに値する」生命かどうかを判断する診断書を作成し，「生きるに
値しない生命」だと判断された人々はガス室などに送られ，安楽死に処されまし
た。先に，自閉症はかつて幼児にみられる統合失調症であると考えられていたこ
とを説明しましたが，このような時代において統合失調症という診断を下すこと
は，その診断を下された患者さんを「生きるに値しない生命」であるとすること
と同義になりえたのです。だとすれば，アスペルガーが「自閉的精神病質」とい
う慎重な言葉遣いをしている理由もわかってきます。アスペルガーの論文は，
「自閉的な性質をもっている人たちは独創的な自閉的知能をもっているのだから，
社会の役に立つのだ」と主張しているわけです。つまり，この論文は，自閉的精
神病質の子どもたちは「統合失調症ではないのだから安楽死の対象にはならな
い」というメッセージと，「社会の役に立つから安楽死の対象にはならない」とい
うメッセージを同時に伝えようとしているのです。

　もちろん，「社会の役に立つから安楽死の対象にはならない」という考え方は，
「役に立たないものは殺してもよい」という考えにつながりうる，非常に危険な
考え方です。そもそも，誰かが生きている価値があるかどうかを他の誰かが判断
することを正当化するような言説が流通する社会は野蛮な社会です。そのような
言説を許しておけば，2016年に起こった相模原障害者施設殺傷事件のような凄惨
な悲劇は何度でも繰り返されることでしょう。しかし，アスペルガーの時代に
は，「社会の役に立つから安楽死の対象にはならない」というメッセージを打ち
出すことが，彼のできる精一杯の抵抗だったのです（ただし，アスペルガーはナチ
スに積極的に協力していたこともあることが近年明らかにされつつあり，彼に対する評
価はゆらいでもいます）。

なお，1932年にナチ党に参加し，1933年からハイデルベルク大学の精神科主任教授を務めた**カール・シュナイダー** (1891-1946) は**T4作戦**に熱心に協力したひとりですが，彼は戦後，獄中で自殺しています。ドイツの精神医学精神療法神経学会は，ようやく2010年になって，T4作戦という国家的犯罪の片棒を担いでいたことなどに対する反省と謝罪の文章を公開しています。

■ 11.2.3「この性」の不在

　今日では，**自閉症**と**アスペルガー症候群**はひとまとまりにされて**自閉症スペクトラム**と呼ばれていますが，やはり両者には異なる点もあります。そこで，先ほどの症例ドナルド（症例85）との違いに注目しながら，成人のアスペルガー症候群と考えられる次の症例をみていきましょう。

【症例87(1)】　X子…／女性，初診時20歳代，大学生。／始語・始歩の遅れは不詳。小学校に上がるまで納豆ご飯ばかりという極端な偏食で，また特定のぬいぐるみはボロボロに傷んでも決して捨てず，道順や座席などは必ず一定でないと気が済まなかった。現在も幼少時のぬいぐるみは保存してあり，道順と座席は一定でないと違和感があるという。　　　　　　　　（清水，2014, p. 129）

　このX子もまた，ドナルドと同じように，お気に入りの同じものをたえず反復しようとする**同一性保持**という特徴がみられます。彼女の場合，小学校に入学した後に，不適応がみられはじめます。

【症例87(2)】　小学校のときはテストの点が思うようでないと教室でいきなりテスト用紙を破り捨てたり，同級生からからかわれると突然同級生を叩いたり教室の窓から飛び降りようとした。現在も，家族との些細な口げんかなどで「イライラをどこにぶつけたらよいかわからな」くなることは度々あり，腕や首をカッターナイフで自傷したり，自室の壁に頭を打ち付けたりする。本人によれば，自責などの意味があると思ってやっているのではなく衝動に任せているという。　　　　　　　　（清水，2014, p. 129）

　自分だけの世界は，他者性がない安定した世界です。しかし，世の中で暮らしていくということは，自分の思い通りにはならない，他者性が侵入してくる可能

性のある世界に身を投じることでもあります。ところが，X子はそのような他者性が侵入してくることが我慢ならず，飛び降りや自傷行為などをしているのだと考えられます。しかも，この自傷行為も，自責の念に駆られたり，自分のふがいなさを恥じたりしたために起こっているというよりも，自分の世界に侵入してきた他者性というノイズを鎮めるために，それよりも強くて，自分でコントロール可能な刺激を入れようとしているかのようです。

【症例87(3)】 自然を好み，学校の勉強では生物が得意だった。花に詳しく，幼少時は「花博士」と呼ばれていた。蝶や蛾をじっと観察するのが好きで，「小学校の頃は2，3時間見ていた」といい，現在も「ずっと見ていたい」と言う。一方，図工と体育は苦手で，ボール投げは3メートルしか飛ばず，腹筋運動は一度もできなかった。友人付き合いは苦手で「基本的に一人でいることが楽」だという。また「"好き"というのはよくわからない」と言い，恋愛をしたことはない。
(清水，2014，p. 129)

　X子にもまた，ドナルドと同じように突出した能力がありました。彼女は，花や蝶に関しては「博士」と周囲から呼ばれるほど詳しかったのです（アスペルガー症候群の学生は，しばしば学校生活の中で「歩く生き字引き」と言われることがあります）。しかも，その興味のもち方も，花や蝶を「2，3時間見ていた」というように，やはり少々変わっているようです。おそらく彼女は，蝶や蛾をひとつのまとまりとして見て楽しんでいるというよりは，羽根の模様などの細部をクローズアップし，その中に自分が没入するような感じで眺めることを楽しんでいたのかもしれません（そのような体験は，自閉症スペクトラムの人々からしばしば報告されます）。

　反対に，X子は恋愛にはまったく興味がないようです。それは，恋愛が志向性によって駆動される最たるものだからかもしれません。「あの人，私に気があるのかしら」という形式の志向性は，多くの場合は勘違いなのですが，そのような志向性から恋愛が始まることは往々にしてあります。

　さて，ここまでX子は，「ふつう」の人たちと少し違ってはいましたが，だからといって病院を受診したり，心理的な支援を必要としたりすることはありませんでした。

　そんな彼女にとっての転機となったのは，大学生活でした。

【症例87(4)】　大学入学後，体育会系の部活動でマネージャーを始めたが，そこで「気を遣うということができない」「自分のことばっかり一方的にしゃべっていると言われる」「暗黙の了解がわからなくて結果としてルールを破ってしまった」などから不適応を起こしたのを機に学内相談施設に来所した。

（清水，2014，p. 129）

　体育会系の部活動でのマネージャー業務は，いわゆる「空気を読む」こと，すなわち志向性に応答しつづけることを求められることが多いものですが，そのような環境が彼女を不適応に陥らせています。この不適応は，**自閉症スペクトラム**そのものの症状というよりも，自閉症スペクトラムの特徴から二次的に生じたものと考えるべきであり，そのような意味を込めて**二次障害**secondary problemsと呼ばれています。自閉症スペクトラムの支援にあたっては，どのようにして二次障害に陥らないようにするかが重要なポイントとなります。

　さて，ここまでみてきた特徴は，成人の**アスペルガー症候群**の多くの症例に共通してみられるものです。ここからは，このⅩ子に独特の――しかし，アスペルガー症候群のある種の本質を示すような――症状が記述されていきます。

【症例87(5)】　3回目の相談日時（以前に別の機会に彼女を診察したこともあるので，筆者が彼女と会うのはその日で4回目だった）に，筆者は相談施設の受付窓口でたまたまⅩ子を見かけたため声をかけたところ，いつも相談室で見る温厚そうな笑顔はなく，やや驚いたモノトーンな，筆者の印象では，未知の他人を見るような表情で筆者を見つめたまま，返事はなかった。筆者のほうではⅩ子に対し既に慣れ親しんだ感情を持っていたので，Ⅹ子の反応に衝撃を感じた。

（清水，2014，p. 130）

　ふつう，4回ほど同じ人物と会っていれば，顔も覚えているはずですが，Ⅹ子の場合は，まったく覚えていなかったのです。

【症例87(6)】　「人の顔と名前を覚えるのは苦手ですか」という筆者の問いかけに対して，「それはすごくあります。毎日のように長く接していないと覚えられない。同じクラスとかで毎日会っていると覚えられる」「名札があればわかる。小学校のときは名札があってよかった」。「（人の顔は）写真として

第11章　自閉症スペクトラム（自閉スペクトラム症）　*231*

頭の中にある。急に髪を染めたり，坊主頭になったりすると，わからない」。筆者が「一瞬わからない？　それともずっとわからない？」と問うと，「わからなくなるので，様子を見ます。その人が他の人との会話で名前を呼ばれると，わかる。部活のマネージャーをしていたとき，合宿で毎日会っていても覚えられなくて，人を間違ってしまった。だから，私のほうからはいつも人の名前を呼ばないようにしている。間違うかもしれないから。顔を覚えられないので，目の形や，鼻の形で覚えている。この人はつり目だったかな，とか。眼鏡とか。毎日会う人も，目や鼻の形で覚える」。筆者「私と会うのは今日で4回目ですね」。X子「そうです」。筆者「私の顔は覚えましたか？」X子「まだです，すみません」。後日，X子は大学の最寄り駅のバス停の列で，最後尾の人とぶつかりそうになった。X子は初めはその人物が誰かわからなかったが，話しかけられてから「表情とか声で段々わかった」。それは以前の部活動での先輩学生だった。「その先輩の顔がわからなかった。前は日焼けしていたけれど色白になっていたし，服装も前と違っていた」が，「顎でわかった」。「その先輩のことは顎で認識していた」「顎が角ばっている。表情……笑ったときの頬っぺたの辺りとか。自分は人の顔を部分で認識しているんだな，と思った」。このように，顔の部分で人を認識すると言っても，目や鼻とは限らないようであった。「顔より，髪の毛の生え際とか，おでこが広い狭い，肌の荒れ具合，出っ歯，なんかで認識しているかもしれません。逆に言ってしまうと，ニキビがいっぱいの人が急に治ると，その人がわからなくなるかもしれません」。

（清水，2014，p. 130）

　ところで，ふつう人は顔をどのように認識しているのでしょうか。**定型発達**の人々は，顔をひとつの**ゲシュタルト** Gestalt（＝まとまり）として認識しています。ところが，X子の場合，むしろ顔をいくつかのパーツ（部分）の組み合わせとして認識しているようです。定型発達の人々は，顔を全体のまとまりとして認識しているため，（髪型や化粧が変わる，あるいは整形手術などで）顔のパーツが一部変わっても，同じ人であると認識することができます。しかし，顔をいくつかのパーツの組み合わせとして認識している場合，パーツが変わってしまえば同じ人であると認識できなくなるのです。言い換えれば，X子は，「この顔」というひとつのまとまりにピンと来るような仕方での認知ができないのです。

　ここで，**自閉症スペクトラム**における「この this」という代名指示詞の働きについて考えてみましょう。

カナーの症例ドナルド（症例85）では，「おシッコに行きたいの？」や「イエス」といった言葉は，それぞれが特定の「この内的状態」や「この場面」と一対一対応したものであり，それ以外の場面に分節化して（応用して）用いることができないという特徴が観察されました。また，自閉症の当事者であり有名な動物行動学者でもあるテンプル・グランディン（1947-）は，「ドア」という言葉を耳にしたときに，抽象的な「ドア」が頭に浮かぶのではなくて，これまでの人生のさまざまな場面でみた特定の具体的な「このドア」が羅列されるように次々と浮かんでくるのだと言っています。Googleの画像検索で「ドア」を画像検索すると，実在するドアがたくさん出てきますが，グランディンは自分にとっての「ドア」という言葉はまさにそのようなものなのだと述べています（自閉症スペクトラムの人々にときおりみられる優れた記憶力は，このような性質と関係しています。実際，ドナルドはX子とは反対に，人の顔を覚えることが大の得意でした）。

　では，X子のようなアスペルガー症候群の場合，こういった独特の指示代名詞の性質——哲学において「この性／このもの性／此性 thisness/heccéité」と呼ばれている機能——はどのように働いているでしょうか。彼女は，他者の顔を認知する際に，顔全体をゲシュタルト（＝ひとつのまとまり）として見たり，「この顔であるならばこの人物である」と判断したりするような，定型発達の人々が通常行っている認知に頼ることができません。その代わりに，彼女は，目や鼻の形や髪型や服装などの身体的特徴の分析や，出会う場所と時間の経験則などによって代償的に人物を特定しようとしています。つまり，彼女は，この性を働かせられない代わりに，データや情報の組み合わせに依拠しているのです。

　このような特徴は，ウタ・フリス（1941-）のいう弱い中枢性統合 weak central coherence，つまり全体を統合的にみるよりも細部に注目してしまう，というあり方からも説明できますが，清水光恵は，この特徴（この性の不在）を，バートランド・ラッセル（1872-1970）やソール・クリプキ（1940-）の固有名 proper name をめぐる哲学的議論から理解しています。固有名とは何か，ということを考える哲学的立場には，記述主義と反記述主義という2つがあります。記述主義の立場では，固有名は確定記述（＝その固有名を定義する属性や説明）の束に還元できるとされます。たとえば，「アリストテレス」という固有名は，「古代ギリシアの哲学者」「アレクサンダー大王を教えた」などの一連の確定記述の束に還元できると考えるのです。ところが，記述主義の立場をとった場合，歴史的調査によって「アリストテレスは実はアレクサンダー大王を教えていなかった」ことが判明した場合

に，「アリストテレスは実はアレクサンダー大王を教えていなかった」という無意味な命題を立てなければならなくなります（「アリストテレス」という固有名は「アレクサンダー大王を教えた」という確定記述によって定義されるのですから，「アリストテレスは実はアレクサンダー大王を教えていなかった」という命題は，「アレクサンダー大王を教えた人物は実はアレクサンダー大王を教えていなかった」という矛盾を孕んだ命題であることになってしまうからです）。他方，反記述主義の立場からは，固有名は確定記述の束には還元できず，むしろ確定記述に還元しようのないこの性こそが固有名を支えているということが帰結されます。

　この意味で，**自閉症スペクトラム**の人々は，一方では（カナー型の場合）他のものに分節化不可能な**この性**にあふれた徹底的に反記述主義的な世界に生き，他方では（アスペルガー型の場合）この性の存在しない領域において確定記述の束によって**固有名**（この性）を代償していると考えることができます（清水が論及しているのは特に後者のケースです）。この2つの特徴は両極端のものにみえますが，自閉症スペクトラムではしばしばこれらの特徴が矛盾なく同居することがあります。また，前者は**グランディン**が言うように「Google画像検索」に似ており，後者は画像による個人識別技術（Facebookの顔認識など）に似ていると考えると，ともにコンピューター技術ともどこか親和性がありそうです。

■ 11.2.4 タイムスリップ現象

　カナーのすぐれた症例記述は，現代において**自閉症**の症状として知られているもののほとんどを1943年の段階ですでに網羅していました。しかし，そこには2つの症状が欠けていました。ひとつは**感覚過敏** sensory hypersensitivity であり，もうひとつは**杉山登志郎**（1951-）が命名した**タイムスリップ現象** 'time-slip' phenomenon です。後者について，次の症例で確認してみましょう。

> 【症例88(1)】　7歳　男児／家族歴に特記すべき問題なし。…周産期，40週3260gで出生，軽度の仮死があったがそれ以外の異常はなかった。始歩10カ月，始語17カ月であった。／1歳6カ月健診にて始語の遅れを指摘され，母子通院施設を紹介された。3歳で自閉症の診断を受け，4歳にて保育園に入園した。このころから集団行動の問題がみられた。また，幼児期から文字や数字への興味の限局，および独語や独笑が認められた。7歳時の知能検査ではIQ85（WISC-R）を示した。
> 　　　　　　　　　　　　　　　　　　　　　　　　（杉山，2011, pp. 41-42）

この症例の男児も，出生時にはほとんど異常はありません。しかし，言葉が出るのが少々遅かった（17カ月）ことがわかります。3歳で**自閉症**と診断されており，集団行動のような他者との関わりが苦手であることもわかります。IQ（知能指数）が85というのは，知的障害がないということを示しています。自閉症には，知的障害が合併しているものと合併していないものがありますが，この症例の男児には知的障害はありません（そして，知的障害があるからといって自閉症を必ず合併しているわけでもありません。専門家の意見によると，IQ50程度の知的障害では，ほとんどの例で何らかの自閉症の特徴がみられるけれども，IQが上がるにつれてみられにくくなるといいます）。

　次のエピソードが，**タイムスリップ現象**です。

【症例88(2)】 保育園では対人的に孤立していることが多かったが，5歳頃から，遥か以前の出来事を突然話し始めて，「悪いことをした」と友人を叩きに行くことが頻発するようになった。小学校は普通学級に進学したが，この行動は小学校入学後も続いた。昔の出来事を理由に，仕返しに行くという行動は，突然に生じることも少なくないが，集団行動に問題を生じやすい患児は，常時何らかの意にそぐわないことが生じており，そのようなときに，怒ったり泣いたりしているうちに，周囲が忘れているような昔のことを突然に言い出して，仕返しに行くというパターンが認められた。患児が述べる出来事は，事実が確認できないものもあったが，大半は数カ月から数年以内に確かに生じた事実であることが多かった。最近の事例をあげれば，学校の帰り道に，突然近所の3年生の帽子を投げ捨てて逃げてきたために，母親が理由を問うと，「Aが僕を叩いていじめた」と3年前の出来事を述べた。この場合も，その直前に学校で席替えの時に，誰も患児と座りたがらず孤立し，患児が怒り出したというエピソードが先行していた。このような記憶想起に基づくトラブルは，現在でも継続して続いている。
（杉山，2011，p. 42）

　私たちの記憶はふつう，過去から現在へと時系列にそって並んでいると考えられています。そして，現在の先には未来があります。この過去→現在→未来へと進んでいく流れは，常に一方向に進んでいるものであり，決して逆転することはありませんし，バラバラに崩れてしまうこともありません。しかし，この症例では「3年前にAという人が自分を叩いていじめた」という過去の記憶が，現在に

とつぜん侵入してきています。すると，この症例の男児にとっては，Ａという人物が自分を叩いた3年前の過去が，「現在」として生きられることになります。しかし，周りの人々が生きている「現在」は，3年前の過去ではありません。そのため，彼が「現在」において帽子を投げ捨てた相手である3年生は，「過去」において彼を叩いたＡとは全然違う人物（仮にＢとしましょう）なのですが，それでも彼はそのいま目の前にいるＢを，Ａだと思って叩いてしまうのです。言い換えるなら，彼は，かつて3年前に自分を叩いてきたＡに対してとるべきであった行動を，3年後のいまＢに対してとっているのです。帽子を投げ捨てるという行動は，もし，3年前に彼を叩いてきたＡに対してなされたものであれば，（褒められはしないでしょうけれども）「適切」な，つまりは状況にみあった行動と言えます。しかし，その同じ行動を，目の前にＡではなくＢがいる3年後の「現在」において行ってしまえば，それは「不適切」な行動とされるわけです。

　ここで起きているのは，きわめて特殊な記憶の想起現象です。自閉症の子どもにみられるこのような自生記憶想起autochthonous recollection（＝きっかけなしに勝手に記憶が蘇ること）を，杉山登志郎はタイムスリップ現象と呼んだのです。そして，杉山によれば，タイムスリップ現象の特徴は，次の4点に集約されます。タイムスリップ現象は，(1)もともと優れた記憶能力をもつ，知的に高い，しかし不安定な自閉症の症例にしばしばみられ，(2)感情的な体験が引き金となり，過去の同様の体験が想起され，(3)その過去の体験をあたかも現在の，もしくはつい最近の体験であるかのように扱う，(4)その記憶体験は，普通児において一般に想起することができない年齢のものまで含まれ，また，患者の言語開始前後の年齢まで遡ることがある，というのです。

　では，どうしてこのような不思議な現象が起こるのでしょうか。タイムスリップ現象を理解するためには，自閉症の人々が生きている時間が，定型発達の人々のそれとは異なるものであるのではないか，と考えてみる必要があります。

　実際，自閉症の当事者の東田直樹（1992-）さんは，自分の時間的記憶体験について次のように述べています。

【症例89】　みんなの記憶は，たぶん線のように続いています。けれども，僕の記憶は点の集まりで，僕はいつもその点を拾い集めながら，記憶をたどっているのです。　　　　　　　　　　　　　　　　（東田，2016a, pp. 18-19）
　僕たちの1秒は果てしなく長く，僕たちの24時間は一瞬で終わってしまうも

のなのです。／場面としての時間しか記憶に残らない僕たちには，1秒も24時間
も，あまり違いはありません。　　　　　　　　　　　　　　　（東田，2016a, p. 84)

　僕は時間の流れを記憶しにくいために，時間そのものが苦痛なのだと思いま
す。時間の流れを実感しにくいと，先の見通しも立たないために，とても不安に
なります。自分の中に何とかして基準を作ろうとあたふたします。そのために，
場面としてのけじめが欲しくなってくるわけです。場面のけじめとしてわかりや
すいのが，開始時間や終了時間です。　　　　　　　　　　　　（東田，2016b, p. 53)

　ふつう，時間は過去→現在→未来へと進むものであり，記憶もまた過去のこと
が現在に至るまで連続的に発展してきたものとして与えられており，未来もまた
現在から連続的に発展するものだと，漠然と考えられています。そして，そのよう
な線のような時間が，現在の自分が何者であるのかを決めています。たとえ
ば，「自分は幼少期から明るい子どもで，学校に入ってからもその性質のため友
達がたくさんできた。でも，友達と遊びすぎてしまったので中学校からは勉強が
あまりできなくなった。だから，これからの高校受験・大学受験が心配だ」とい
う風に。このようなストーリーによって支えられた自己（物語的自己同一性）は，
そもそも時間が過去→現在→未来という一方向にしか進まないという前提がない
と成立しません。ところが，東田さんが言っているのは，自閉症の人々にとっ
て，時間は過去→現在→未来へと線のように進むのではなく，むしろその都度そ
の都度のさまざまな時間が（そしてその際の記憶が）バラバラに，点のように散ら
ばっているのだということです。このような時間構造の中では，ふつうの意味で
の自己は成立していないということになるでしょう。

　実際，杉山登志郎は，「日記の中で現在のことと過去のことをモザイク状に記
述」する自閉症の子どもがときに観察されていることを述べて，そのことを補強
しています。小学生に日記や作文を書かせると，だいたいは時系列で書きます
が，自閉症の子どもはそうではないということです。

　このような不思議な時間の世界をより深く理解するために，ルイス・キャロル
(1832-1898) の『不思議の国のアリス』(1865) を参照してみましょう。アリスは，
不思議な世界を旅する中で，自分の身体が大きくなったり小さくなったりする不
思議な体験をしています。岡南（生年不詳）は，この体験は，作者であるキャロル
（彼もまた自閉症スペクトラムであったと言われています）が，もともと，物を遠近法
的にみることが難しいという認知特性をもっていたことから説明しています。ふ

第 11 章　自閉症スペクトラム（自閉スペクトラム症）　　237

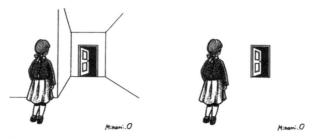

図 8 パースラインのある部屋とない部屋（岡, 2010, p. 257）

つうの視覚の世界では，遠くにあるものは小さく見え，近くにあるものは大きく見えます。ところが，キャロルの視覚の世界は，そのような「遠く」→「近く」へと向かって物を拡大縮小するようなパースラインをうまく引くことが難しい（奥行きを理解しにくい）という特徴をもっていたというのです（図8）。岡は，その証拠としてキャロルの自筆イラストが遠近法を無視した過剰な線描であることや，カメラ——それは，パースラインを固定してくれるものです——を彼が愛したことをあげています。

　ドゥルーズは，『意味の論理学』（1969）の中で，アリスの身体の伸び縮みを「良識＝ちゃんとした方向づけ bon sens」の喪失として説明しています。つまり，空間における「良識＝ちゃんとした方向づけ」とは，事物を遠くにあるものから近くにあるものへと順に縮小・拡大していく遠近法のことですが，そのような「良識＝ちゃんとした方向づけ」を欠いたキャロルの世界では，物が遠くに行って小さく見えるようになると，その物が小さくなったことになり，物が近くに来て大きく見えるようになると，その物は大きくなったことになるのです。

　同じことが，空間ではなく時間において起こるとどうなるでしょうか？　私たちはふつう，過去から現在を経て未来に至る，という時間の「ちゃんとした方向づけ＝良識」があることを前提としています。だからこそ，自己を過去から現在を経て未来へと至るひとつのストーリーの中で把握することができるのです。では，もしそのような時間における「良識＝ちゃんとした方向づけ」が機能しなかったとしたら，どうなるでしょうか。パースラインのない世界と同じように，過去・現在・未来の出来事がすべて等価なものとして扱われるようになるはずです。つまり，東田さんが言うように，ひとつの流れにむかって記憶を方向づける「線」によってまとめあげられていない，「点の集まり」としての記憶の中を生き

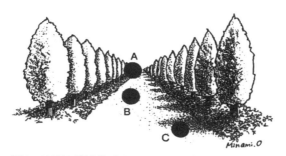

図9 時間の遠近法（岡，2010，p. 260）

ることになるはずです。おそらくは，それこそが**自閉症**の人々の生きる時間なのです。実際，**ドゥルーズ**は，彼が「純粋な出来事」と呼ぶ世界においては，ひとつひとつの出来事は「決して現前しない［＝現在にあらわれない］が，常に既に過ぎ去っており，かついまだ来たるべき jamais présent, mais toujours déjà passé et encore à venir」という時間性をもっていると言っています。つまり，過去から現在を経て未来へと進む方向に整序されていないパラドキシカルな時間の世界こそが，ドゥルーズが描き出そうとした時間なのです（図9）。

　なお，後にとりあげる現象学者の**村上靖彦**は，『自閉症の現象学』（2008）の中で「低機能の自閉症においては時間は流れない」「自閉症児は，時間流の感覚を持たない永遠の現在に生きている可能性がある」と述べています。「時間は流れない」「永遠の現在」と言われると，われわれ精神病理学を学ぶ者としては，それはどんな時間の停止なのかと考えなくてはいけません。なぜなら，これは症例49のような**内因性うつ病**における時間の**生成停止**や，それによって生じる「永遠の現在」とは異なるからです。つまり**自閉症**では，流れていた時間が止まるのではなくて，むしろ過去と現在と未来が一定の方向づけによって統御されずにフラットに存在するがゆえに，「時間が流れない」のだと考えることができるわけです。

　では，このような時間の世界から，**タイムスリップ現象**を考えてみましょう。

　自閉症の子どもの記憶は，過去から現在，そして未来へ不可逆的に進んでいく時間の秩序によって統御されていません。**定型発達**であれば，記憶（出来事）は過去から現在へと向かう方向に従って順番に並べられた状態にあるわけですが，自閉症の子どもにとって，過去の記憶（出来事）は巨大なデータベースの中に，それぞれの記憶が時間によって整序されていない等価なものとして蓄積されているようなものだと考えてください。そして，**カナーの症例ドナルド**（症例85）の

ところでみたように，そのデータベースの中にあるひとつひとつの記憶（出来事）は，それぞれ別々のものとして記録されています。つまり，ひとつひとつの記憶（出来事）がそれぞれ，他のものには還元することのできない・・・性をもっているのです。

例をあげて考えてみましょう。ふつう，私たちは子どものときに食べた一回一回の給食がどういうものだったかなんて，覚えていませんよね。「カレーがたくさん出たな」くらいのことでしょう。しかも，その一回一回の「カレー」がどんなものであったのかまでは覚えていないはずです。それは，私たちが言語を使うことによって，個々の「このカレー」という体験を，抽象的な「カレー」という言葉によって処理したうえで記憶しているからです。しかし，おそらく自閉症の子どもの記憶は，その都度その都度の「カレー1」「カレー2」「カレー3」……が，すべてがデータベースの中に格納されているようなものなのです。つまり，彼らの記憶は抽象化・一般化が施されていないのです。抽象化・一般化をするためには分節化された言語が必要です。定型発達の人々の記憶は，言語を獲得し，抽象化・一般化をすることができるようになった後のものだけであり，抽象化・一般化が可能な言語をまだ獲得していない時期に体験したことは記憶には残らないのですが，反対に，自閉症の子どもの記憶は，そのような抽象化や一般化を経ていない，「純粋な出来事」としての記憶です。杉山登志郎は，タイムスリップ現象における「その記憶体験が，普通児において一般に想起することが出来ない年齢のものまで含まれ」ていることを指摘していますが，それは，彼らの記憶が抽象化・一般化を経ずに記録されたものであるがゆえに，言語獲得以前の記憶をもちうるのだということなのではないでしょうか。

このように考えた場合，なぜタイムスリップ現象が，「自分の隣に誰も坐りたがらなかった」といった不快な体験によって引き金がひかれるのかもわかってきます。つまり，自閉症の子どもたちは，普段から，点状に散在する記憶の群れの中に生きており，それらの記憶を，社会の中でうまく生きていくために――というのは，私たちの社会は，昨日与えられた宿題を翌日（今日）提出しなければならないといけない，といったような線的な時間を要求してくるからです――なんとか「ちゃんとした方向づけ＝良識」に自力でまとめあげている状態にあるのです。そこに，自分自身が揺さぶられるような，不快な体験が起こったとしたら，その仮の「ちゃんとした方向づけ＝良識」は崩れてしまいます。そうすると，過去が現在へと侵入する，つまりはタイムスリップが生じることになるのです。

なお，**自生記憶想起**は，境界例や統合失調症，心的外傷後ストレス障害でもみられますが，境界例では想起された過去の記憶表象との間にまったく心理的距離がとれないことはほとんどありません。つまり，嫌な思い出が蘇ってきても，時間や場所などの**見当識**までその記憶表象に引きずられてしまうことはほとんどないのです。また，統合失調症では，想起される記憶表象が発病前後の出来事的な体験であることがほとんどである，という点に違いがあります（なお杉山登志郎は，心的外傷後ストレス障害の**フラッシュバック**と**タイムスリップ現象**がよく似ていることに注意を促しています）。

◆11.3◆　自閉症スペクトラムの現象学的精神病理学

■ 11.3.1　当事者研究

　次に，現象学的なアプローチと関係するような症例をみていきます。

　近年，テンプル・グランディンの『自閉症感覚』(1986) や，ドナ・ウィリアムス (1963-) の『自閉症だった私へ』(1992) などを皮切りに，**自閉症スペクトラム**の当事者が自分の体験を綴った手記を発表するようになり，自閉症スペクトラムの人々の内的世界の理解が飛躍的に深まりました。「**自閉**」という言葉は，周囲に関心を示さず，他者との意思疎通が困難なありようを指すものとして考えられがちでしたが，もともとの**ブロイラー**による原義では，自閉には「外的世界からの活動の離反」のみならず「内的生活の優位」という意味がありました。この意味で，自閉症スペクトラムの当事者が自己の内的世界を書き記すことは，これまで顧慮されずにいた自閉の豊かな世界を再発見する効果をもたらしたのです。

　ここで紹介するのは，**アスペルガー症候群**の当事者である綾屋紗月 (1974-) さんという方が，**当事者研究**という方法を使って記述したものです。基本的に，精神病理学は患者さんの主観的体験を聞き取った観察者が行う研究です。他方，当事者研究では，当事者（患者さん）が自分で自分のことを研究するのです。このように書くと，変わった研究のように思われるかもしれませんが，実は当事者研究のほうが本来の意味での現象学的研究に近いとも言えます。というのも，**フッサールの現象学**は，こう言ってよければフッサール自身による当事者研究の試みでもあったからです。また，当事者研究によって，自分の中で起こっているよくわからない体験を言葉にして解明し，「自分の取扱説明書」を自分でつくっていくことは，単に興味深いだけでなく，自分が否応なしに巻き込まれている現象に

第 11 章　自閉症スペクトラム（自閉スペクトラム症）　*241*

よって自分自身が混乱させられることを少なくする方向にも働くようです。綾屋さんの当事者研究の一部をみてみましょう。

【症例90(1)】「おなかがすいた」／これは，私の数ある「わかりにくい感覚」のひとつである。／我が子たちを見ていると，いともたやすく，／「あ〜おなかすいた〜。なんか食べた〜い！」と叫ぶ。／彼らは身体が訴える感覚を，一瞬にして「これは空腹の感覚である」と判断し，さらに「食べたい」というひとつの意志をまとめあげているといえる。そして，その意志を行動に移す段階で，「自分でつくる」ことはできないため，「人に訴える」という行動を選ぶことになっている。／一方，私はまず，「おなかがすいた」という感覚がわかりにくい。なぜなら，身体が私に訴える感覚（以下，身体感覚）は当然，このほかにもつねにたくさんあるわけで，「正座のしすぎで足がしびれている」「さっき蚊に刺された場所がかゆい」「鼻水がとまらない」など空腹感とは関係のないあまたの身体感覚も，私には等価に届けられているからである。／…だから，これら大量の情報を絞り込み，「おなかがすいた」をまとめあげ，「食べる」という具体的行動にまで移すというのは毎回とても，むずかしい，ということになる。

(綾屋・熊谷，2008，p. 15)

定型発達の人ならばすぐにわかる「おなかがすいた」という感覚が，綾屋さんにはわかりにくいといいます。しかし，よく考えてみると，人間には「おなかがすいた」という感覚があるわけではありません。「おなかがすいた」という感覚はさまざまな感覚器官や内臓の感覚にも関わっており，それが具体的にどのようなものなのかを説明しようとするとなかなか難しい感覚である一方，説明不要な自明な感覚でもあります。しかし，綾屋さんにはそれがピンと来ないのです。

【症例90(2)】私の場合は，自分が「おなかがすいた」かどうかを知る前に，●ボーッとするなぁ，考えがまとまらない／●う，動けない／●倒れそうだ，血の気が失せる／●頭が重い，ふらふら／という，いくつかの身体感覚の変化を情報として感受する。しかしこのような感覚は空腹時のみに起きるものではなく，風邪をひいたとき，疲れたとき，悩みごとで参っているとき，生理前などにも現れるため，これらの感覚からだけでは「＝空腹である」と判断するのはむずかしい。よって「おなかがすいているのかも？」「また具合悪いのか

も？」「そろそろ生理だったっけ？」と推察しながらやり過ごすことになる。

(綾屋・熊谷，2008，p. 16)

　このような当事者研究から，綾屋さんは，自分は「「大量の身体感覚を絞り込み，あるひとつの〈身体の自己紹介〉をまとめあげるまで」の作業が，人よりゆっくりである」という結論を引き出します。つまり，「ボーっとする」「血の気が失せる」といった身体からの感覚は，定型発達であろうが自閉症スペクトラムであろうが，その人に向かって常にやってきている（つまり自らをあらわしにきている）のですが，定型発達の人々がそのような感覚からすぐに「おなかがすいた」という結論を出すことができるのに対して，綾屋さんは諸々の感覚が「おなかがすいた」という結論にゆっくりとしか結実してこないのです。症例88でみたタイムスリップ現象において観察されたのが「時間のバラバラさ」であったとすれば，綾屋さんに生じているのは「身体感覚のバラバラさ」であると言えるでしょう。

　さて，人間は，日々さまざまな感覚をまとめあげ，そこから何かをわかり，そこから何らかの考えをもって行動しています。「ボーっとする」「血の気が失せる」といった感覚をまとめあげて，「おなかがすいた」ということがわかり，ちょうどお昼なので食事に行ったりするわけです。このような3段構えの人間理解は，哲学者イマヌエル・カント（1724-1804）の『純粋理性批判』（1781）に登場する「感性」「悟性」「理性」という3つ組にもよく似ています。「感性」とは，いまの綾屋さんの当事者研究における，暑い，寒い，ボーっとするといった一次的な感覚，すなわち直観によって把握される「バラバラの身体感覚」にあたります。それらの諸感覚をまとめあげ，ひとつの概念として認識する能力が「悟性」です。「悟性」とは，「それが何であるかわかる」ということであり，まさに「おなかがすいた」という概念がわかることに相当します（カントがいともたやすく「悟性」というものの作動を前提とすることができたのは，彼が自閉症スペクトラムのことを考慮に入れていなかった——もちろん，カントの時代には自閉症という概念は存在しませんでした——からでしょう）。そして，このような「感性」と「悟性」によるお膳立てがあった後で，「理性」は，「おなかがすいた」という「悟性」から得た概念と，現在の時間が昼休みであるといった概念（情報）をあわせて，食堂へ行くことを決定するのです。

　ドゥルーズは，そのキャリアの初期に『カントの批判哲学』（1963）という本を書いています。そこでドゥルーズは，「受動的な感性がどうやって能動的な悟性

と一致するのか」という問いが，**カント**の哲学の中では未解決ないし先送りにされたままであることを指摘しています。つまり，バラバラな諸感覚がどのようにしてまとまってくるのかがわからない，と言っているのです。だとすれば，ドゥルーズの指摘は，奇しくも綾屋さんの**当事者研究**とほぼ同じ内容を扱っていることになります。ドゥルーズといえば**統合失調症**に惹かれた哲学者であると思われがちですが，実際にはこのように，むしろ自閉症的なものに惹きつけられていた哲学者ではないかと私は考えています。

　あるいは，**ウィトゲンシュタイン**が『哲学探究』（1953）において記した「規則は，行為の仕方を決定することはできない。なぜなら，いかなる行為の仕方も，その規則と一致させることが可能だからである」という一節を，綾屋さんの**当事者研究**とつなげて考えてみることも面白いかもしれません。つまり，「バラバラの諸感覚は，「おなかがすいた」という概念を決定することはできない。なぜなら，いかなる「おなかがすいた」という概念も，バラバラの諸感覚と一致させることが可能だからである」と読み替えてみるのです。仕事で疲れた後の空腹と，スポーツで疲れた後の空腹，断食の後の空腹はそれぞれ別の諸感覚をもたらすはずであり，今日の「おなかがすいた」という概念は，昨日の「おなかがすいた」という概念とは異なるバラバラの諸感覚によって構成されているかもしれないのです。だとすれば，どんな諸感覚のパターンをもってしても，それが一意に「おなかがすいた」という概念に結びつくかどうかは決定できないことになります。

　なお，精神分析家の**福本修**（1958-）は，論文「「心の理論」仮説と『哲学探究』」（1996）において**ウィトゲンシュタイン**が**アスペルガー症候群**であった可能性を検討する中で，彼の「規則のパラドクス」をめぐる考察を行っています。私の考えでは，もしウィトゲンシュタインが綾屋さんのように「おなかがすいた」という感覚を分析したとすれば，同じようなことを書いたのではないかと思います。

■ 11.3.2 視線触発の不在

　先ほど，**カナーの症例ドナルド**（症例85）を検討したときに，次のように述べました──**自閉症**の人々が他者から自分に向けられた**志向性**をシャットアウトするのは，もし他者が自分の世界に侵入してきたとしたら，世界の破滅に相当するようなとんでもないことが起こってしまうと感じられており，それゆえ，自閉症の人々はパニックに陥っているのだ，と。次の症例（自閉症の当事者グニラ・ガーランドの記述を，現象学者の**村上靖彦**が引用しているものです）では，まさにそのよ

うな体験が報告されています。

【症例91】「誰かが急に私の方に身を乗り出すと，私はひどく驚いておびえることがあった。上から何かが落ちてきて，押しつぶされる感じだった。それでも私は逃げたりよけたりしなかった。パニックはすべて，私の中だけのことだった。…私の身体はどこ？　上はどっちで，下はどっち？」

(村上，2008, p. 22)

村上は，この体験について次のように述べています。

このとき視線は不気味で侵入的となりうる。視線触発は必ずこちらに向かってくるベクトルであり，つまり境界や秩序を持たないとすなわち侵入的となる。「わけのわからないもの」が「侵入してくる」のである。　　(村上，2008, p. 23)

村上は，自閉症の子どもがまなざしや呼びかけに反応せず，他者の存在に気づかないことや，不意に他者があらわれたときにパニックを起こすといった現象を論じました。彼によれば，「他者の存在に気づかない」ということは，他者のまなざしや呼びかけ（視線触発 affection of contact）を拒絶しているということです。それはつまり，他者のまなざしや呼びかけが自分の中に入ってきたら困るということでもあります。もし，そのような志向性が侵入してきたらパニックになる，自分の世界そのものが崩れてしまうのです。つまり，自閉症の子どもが「他者の存在に気づかない」ことと「不意に他者があらわれたときにパニックを起こす」ことは，実際には同じコインの表と裏なのです。自閉症の子どもは，他者から**まなざし／視線**や呼びかけとして到来してくる志向性をシャットアウトしているのですが，ふとした拍子に，そのバリアの崩れをつくように——境界を侵犯するように——他者からの志向性が彼らに侵入することがあります。まさにその瞬間に，彼らはパニックに陥るのです。

このことは療育において柔軟な対応を必要とする。他者の存在にほとんど気がついていない重度の自閉症児は恐怖を持たないので，五感を使って，つまり手を肩にかけて，声をかけて，相手の存在に気がつかせるようにすることは大事であろう。しかし，すでに対人関係を形成している，特に高機能の成人の場合には，

アイコンタクトを強要することが非常なストレスとなりかねない。

(村上，2008，p. 23)

　アイコンタクトは，まさに他者性そのものの侵入となります。自閉症にはさまざまなスペクトラムがありますが，重度の自閉症では視線触発が立ち上がっておらず，高機能の症例の場合には視線触発がきわめて侵襲的なものとしてあらわれる点に特徴があります。それと関連して，ラカン派の精神分析家コレット・ソレール（1937-）は，自閉症の子どもの唸り声や地団駄や髪をかきむしるなどのパニックは，まなざしや声という他者からやってくる予測できないものとの出会いに対する返答であると述べています。

　内海健は，村上の議論を翻案しながら，『自閉症スペクトラムの精神病理』（2015）の中で次のように論じています。定型発達の人々は，視線触発（＝他者からまなざされること）への応答として自己を立ち上げています。つまり，自己がまずあって，それが外の世界の対象（物事，人）を認識するのではなく，むしろ対象である物事や人からまなざされることによって初めて自己が立ち上がるのだ，ということです。先にあるのは他者で，他者がいるからこそ自己が——少なくとも近代的な自己が——立ち上がってくる。そのように考えられるのです。

　内海によれば，他者からまなざされることによって自己が立ち上がる，その最初の徴候は，生後9カ月ごろから観察される「人見知り」です。「人見知り」が面白いのは，それは単に他者を無視しているのではなくて，他者からまなざされた結果として立ち上がった自己が，他者を避けている，という複雑な構造をもっているからです。他者があらわれる以前には，自己は存在しないのです。もし，世界に養育者と自分だけしか存在しなければ，「自己とは何か」を考える必要はありません。なぜなら，その二者関係においては，常に充足があり，そこから超越するような問いを立てる必要がないからです。しかし，そこに他者があらわれてきたときに，初めて自己が意識されるようになります。そして，自己があらわれてきた後において，人は初めて他者を避けること（人見知り）が可能になるのです。この意味において，自閉症スペクトラムの子どもたちは，視線（他者からこちらに向かってくる志向性）に触発されない存在であると言えます。他方，定型発達の人々にとっては，こちらをみつめてくる他者はこちらの自己のうちに痕跡（φ）を残します。この痕跡（φ）が自己の形成の核となりますが，この自己の起源は経験を超出したもので，自己自身は知りえないものであるとされています。

246

このような考えは，哲学や現代思想の今後の展開にとってもきわめて重要な意義をもっています。というのは，カントの定言命法kategorischer Imperativ からフロイトの超自我，さらにはルイ・アルチュセール（1918-1990）における「おい，そこのお前」という呼びかけに至るまで，近代以降の思想は，他者から触発されることによって立ち上がる自己のことをずっと問題にしつづけてきたからです。だとすれば，自閉症スペクトラムは，そのようなものではない自己のありようを提示している点でも，非常に興味深い対象だと考えられます。

◆11.4◆ 自閉症スペクトラムの力動精神医学

■ 11.4.1 ブラックホール体験

同様の現象を精神分析の立場から考えてみましょう。次に紹介するのは，自閉症当事者であるドナ・ウィリアムスの手記です。

> 【症例92】 ある感覚が，波のようにわたしに押し寄せ続けていた。…首筋がゾクゾクして，それがちょうど地震の地割れのような勢いで，体中の組織と神経に広がってゆくのだ。この怪物の正体を，わたしは知っていた。あの，真っ暗な底なしの無の世界の主。そしてそれが，ひたひたと，死に神のように，わたしに近づいてくる。／まわりじゅうに壁がせり上がり，耳が痛くなってくる。出なくちゃ。わたしは出なくちゃ——この部屋から。わたしを押さえつけ，体という殻の中で窒息させてしまおうとするものから——。のどの奥から悲鳴がわき上がってくる。
> (Williams, 1994/2001, p. 225)

これは，他者のまなざし／視線が侵入的に入ってきた結果，自分の安心できる秩序が壊されて，パニックになっている状態です。自閉症の人々に他者からの触発が不意打ちのように到来したときに起こる体験が，すぐれて緻密に描写されています。

クライン派の精神分析家であるフランセス・タスティン（1913-1994）は，このような体験をブラックホールblack hole というメタファーで表現し，不在absenceとの関係からそのメカニズムを明らかにしました。どういうことかと言うと，不在を象徴化する能力をまだ獲得していない自閉症の子どもが，母親の身体における不在に遭遇したとき，その欠如は底なしのブラックホールとして体験されるの

です。

　このことを，もう少し詳しく説明してみましょう。「不在がある」とわかるということは，実はけっこう高次の能力です。「ものがあること」には誰でも気づけます。昆虫だって，何かがあることには気づくことができます。しかし，「そこにあるべきものがない」ことに気づくことができるのは，おそらくは人間のような高度な象徴化の能力をもっている動物だけです。金魚にエサをあげることを考えてみてください。金魚は，「エサがあること」に気づいて，水槽の上まで泳いでいって，エサを食べはじめます。では，金魚がエサを食べはじめた後で，少しの間その金魚を別の水槽に移し，水槽に浮かぶエサを全部片付けてみます。そして，金魚をまたもとの水槽に戻してみます。すると金魚はどうなるでしょうか。金魚は，そこに「エサがなくなった」ことに気づくでしょうか。おそらく，できません。金魚は，エサがあったときに「エサがある」と気づいているだけであって，「あるべきはずのエサがなくなった」ということに気づく能力はないのです。つまり，「ある」ものを認識する能力と，「ない」ものを認識する能力はまったくの別物なのです。われわれは基本的に，自分たちの目の前にある事物を「なくなることが可能なもの」として認識しています。たとえば，私たちが図書館に行って，借りたいと思っていた本がそこになかったとしたら，私たちは「本がない」と言いますが，それは「あるべきはずのところにない」という意味です。このように，何かを不在という形で認識できるのは，かなり高次の能力なのです。

　古代ギリシアの**パルメニデス**（BC515頃-？）という哲学者は，存在とは「ありてあるもの」であると言いました。それは，「あらぬもの」など存在ではないのだ，ということです。このような世界観は，**自閉症**の人々の世界観とよく似ていないでしょうか。世界には，「ありてあるもの」しか存在しない。そこには，**不在**は存在しないのです。そのような世界，「ありてある」ものだけで構成されているような世界を想像してみても，**定型発達**の人はなかなかうまく想像できないでしょう。というのも，定型発達の人は，「ある」と言われた段階で，それが「なくなる」可能性を想像してしまうからです。しかし，「ありてあるもの」だけが存在するパルメニデス的な世界に生きている人々もいるのです。そのような世界の中に，その世界を切り裂くようにして，不在が侵入してくると，どんなことが起こるでしょうか。そのとき，その不在は，世界そのものを存亡の危機に陥れることになります。定型発達の人々のように，「現前」と「不在」という二項対立によってものを認識している人々にはなかなか想像しにくいことですが，「ありてある

もの」しかない世界に生きている人にとって，不在は，これまで体験したことの
ないものとしてあらわれてくるしかないのです。その不在は，世界すべてを破滅
させる底なしのブラックホールとして体験されるのだ，とタスティンは言ってい
るわけです。

　自閉症の研究において，精神分析は非常に評判が悪かったのですが，それは，
精神分析家たちが自閉症の原因を母親の子育てに帰している，と考えられてきた
からです。しかし，現代の精神分析家たちはそのような単純な理論はすでに乗り
越えています。もっとも，本章でみてきたように，自閉症の人々が，他者から自
分に向けられた志向性や，他者との関係の中であらわれる不在に対して非常に脆
弱であるという特徴は，やはり養育者との関係の中ではっきりとあらわれてくる
ものです（そして，養育者——特に「母親」——が自閉症と関連づけられた時期があっ
たのは，子どもに対して志向性を向け，子どもにとっての不在としてあらわれやすい人
物が，これまでの子育ての伝統においては，やはり母親であったということと関係して
いるのでしょう）。だとすれば，精神分析の見方は，先の現象学的な見方とあわせ
て，自閉症の人々が養育者を含む身の回りの他者たちとの関係の中で生きている
世界を，よりよく理解するための格好のツールとなるはずです。

■ 11.4.2　ひとつきりのシニフィアン

　次は，ラカン派の精神分析家ロジーヌ・ルフォール（1920-2007）が提示した症
例（を筆者が要約したもの）です。

【症例93】　　精神分析家ロジーヌ・ルフォール（以下，ルフォール夫人）がラカン
　　　　　　のセミネールのなかで提示した症例ロベール…は，適切な養育を受
けることができなかった，今でいうところの被ネグレクト（育児放棄）児である。
ルフォール夫人がロベールに初めて出会ったとき，彼はまとまった文章を話すこ
とができず，単語を発することしかできなかった。なかでも，不安を感じた際に
「狼！」という単語を叫ぶ姿が頻繁に観察された。例えば，彼は扉が開いているこ
とが我慢できず，扉をルフォール夫人に閉めさせては「狼！」と叫んでいた。ま
た，彼は糞便や尿を排出する（自分の身体から切り離す）ときにも不安になり，お
まるに溜まった糞尿を捨てる際にも「狼！」と叫んでいた。総じて，この「狼！」
というシニフィアンは，なんらかの否定的な穴trouが彼の前にあらわれるときに
決まって叫ばれるものであった。つまり彼は，扉が開いて空間に穴があくこと

や，おまるの中身が捨てられて無の空間ができることにひどく不安を感じており，その不安を「狼！」というシニフィアンで表現していたのである。ルフォール夫人らは，この「狼！」というシニフィアンは「ひとつの現実的な穴にみあうシニフィアン」であると述べている。後に，この「狼！」というシニフィアンが，ロベールにとっては「破壊」を意味していることが明らかになった。ネグレクトによって，住居や施設や病院を転々としながら生きることを余儀なくされてきたロベールにとって，ドアから出ることや排泄物を捨てること（＝棄てられること）は破壊を意味しており，ロベールはそのトラウマ的出来事に対して「狼！」というシニフィアンをあてていたと考えられるのである。　　（松本，2015，pp. 361-362）

　ロベールが用いている「狼！」という言葉は，症例85でみた**一語文**と同じものです。そして彼は，否定性があってはならないと彼が考えている世界の中に否定性が出現しようとするときに，この一語文を発声しています。ロベールにとって，「扉が開く」こと——これは彼にとっては自分が捨てられることとつながっていました——は，自分を守るたったひとつのシステムの防御壁が壊れてしまうことに相当します。また，彼にとって，おまるの中の糞尿が捨てられるということは，今までそこにあった自分の身体の一部がなくなるということと等しいのです。そのような状況に対して彼はパニックを起こし，それに対して補修を行うために，「狼！」という言葉をあてていたのです。

　ラカン派の精神分析の立場からみるならば，内海健の述べた**定型発達**における痕跡（φ）に，よりニュアンスにとんだ定義を与えることができるでしょう。視線触発を生み出す**まなざし**や声は，(1)充溢した世界を突如として切り裂くような何かとしてあらわれるけれども，それは(2)堅固な物体としてあらわれるのではなく，むしろあらわれたことに気づかれるや否や消え去ってしまうものであり，(3)自己にとって重大な「何か」となるような痕跡を残し，それが自己の中心として作用する，という点において，ラカン派の精神分析で言うところのファルスおよび**対象a**のアマルガムだと考えることができます。たとえば，誰かから呼びかけられたり，誰かからみつめられたりしたような気がして，その声やまなざしの方向を振り向いても，そこには何もない，といった体験をしたことはないでしょうか。このように，声やまなざしは，一瞬だけあらわれてすぐに消え去ってしまうのですが，それでもきわめて重大な「何か」としてあらわれ，こちらを触発してくるものです。そのような対象は，特に「まなざし」「声」「糞便」「乳房」として

あらわれることから，ラカンはそれらを**対象a**と総称しています。

　自閉症の子どもたちがパニックに陥るのは，**まなざし**や**声**が彼らを触発し，世界の中に何らかの**不在**があらわれるときです。そのとき，彼らの世界には穴が空き，壊れてしまうのです。ところが，**定型発達**の人々にとっては，視線触発を生み出すまなざしや声（対象a）はそこまでのパニックを生じさせません。それは，定型発達の人々は，不在によって世界が壊れてしまうことはなく，むしろその不在を「な̇い̇と̇い̇う̇こ̇と̇が̇あ̇る̇」という形で**象徴的な欠如**manque symboliqueとして取り扱うことができるからです。

　他方，**自閉症**において問題になっている**不在**は，何も不在がないことが前提とされている世界の中に突如として穴があらわれることです。その穴は，**タスティン**によって**ブラックホール**と表現されたのと同じものであり，それは何̇も̇欠̇け̇る̇こ̇と̇が̇な̇い̇は̇ず̇の̇現̇実̇界̇に̇お̇け̇る̇否̇定̇性̇であると考えられます。この意味で，ルフォール夫人は，症例ロベールにあらわれる穴を，「−φの，現実界における対応物」であると述べています（なお，ラカンは現前と不在の対立の中にある象徴的な不在を「欠如manque」と呼び，ブラックホールのような現実的な不在そのものを「穴trou」と呼んで区別しています）。

■ 11.4.3 閉じることによって，開かれる

　では，自閉症スペクトラムの人々は，どのように世の中に棲まうようになるのでしょうか。ふたたび**ドナ・ウィリアムス**の手記を参照してみましょう。

【症例94(1)】　ウィリーとキャロルというキャラクターは，生存のためのテクニックを身につけていた。だからわたしは，外からの命令と，自分が表さなければならない行動とが結びつけられなかったり理解できなかったりした時には，事態を二人にまかせ，物陰に隠れて待っていた。

(Williams, 1992/2000, p. 45)

教職課程のドラマの授業で，わたしは指人形を作った。ふわふわの黒猫で，モギンという名にした。…手を入れて動かすと，本物の猫のように動いた。そうして，わたしが顔を合わせていたくない人と一緒だと，わたしの方はその人に向かい合い続けていても，モギンは顔を隠した。逆に，わたしの好きな人たちとは，触れ合ったり挨拶をしたりした。それはまだ，わたし自身にはできないことだったのだが。…こうしてモギンは，触れることや近しさや親しさと，わたし自身と

第11章　自閉症スペクトラム（自閉スペクトラム症）　*251*

の間の，架け橋となったのだ。　　　　　　　　　　　　　　（Williams, 1994/2001, p. 294）

　ドナ・ウィリアムスは，自分が主体として行為することができないときに，空想上のキャラクターに自分の主体性をアウトソーシングしています。自分ではできない社交やコミュニケーションを，**イマジナリー・コンパニオン／想像上の同伴者**imaginary companion に任せるわけです（彼らを補助してくれるこのような装置は，**ラカン派では分身**double と呼ばれています）。そして，このような手段でコミュニケーションを行っていくうちに，彼女は徐々に他者との間主観的なやりとりに慣れていくことができたわけです。

　このような空想的（想像的）な存在との関係のあり方は，精神病（統合失調症）と**自閉症**では大きく異なっています。精神病における他者（**大文字の他者**）は，主体を迫害する（盗聴したり，監視したりする）他者です。精神病における他者への関係は，**双数的＝決闘的**duel な鏡像関係に支配された，悪意に満ちたものです。反対に，自閉症における空想的（想像的）他者は，むしろ彼らをサポートするような他者であり，それを**補助的自我**auxiliary ego と呼ぶこともできるでしょう。

　村上靖彦もまた，**自閉症**の子どもたちが言表行為の主体となることの困難を抱えていることを指摘しています。たとえば，自閉症の子どもは，何らかの対象（おもちゃなど）を手に取ろうとするときに，自分の手を使って対象をつかむのではなく，他者の手をクレーンのように動かして対象をつかませようとすることがあります。**クレーン現象**crane phenomenon と呼ばれるこの行動もまた，言表行為の主体の不在を補塡する試みとして捉えることができるでしょう。近代的な主体は，他者からの**まなざし**や声（呼びかけ）において初めて立ち上がるものですが，そのような主体を自閉症の子どもたちはうまく使うことができないのです。

　次の箇所も非常に啓発的です。

【症例94⑵】　　電話帳を読むのは好きだった。その上，ある日道の角にあった電話ボックスで，フリーダイヤルのかけ方を知ったものだから，ますます電話帳を系統的に使ってみたくてたまらなくなった。そこでアルファベットごとに，一番最初と最後に載っている名前の人全員に，電話をかけ始めたのだ。…そしてこの実験を通して，わたしの興味はいつの間にか，物から人へのコミュニケーションへと移っていったのである。　　（Williams, 1992/2000, pp. 115-116）

こういった類の体系性は，**自閉症スペクトラム**に広く認められるものですが，特に高機能の事例ではおどろくべきほどの知的・芸術的能力として結実する場合があります。また，この事例のように，本人がもつ自閉的な特性そのものを伸ばし，利用することによって，代償的な仕方で他者とのコミュニケーションがとれるようになることもあるのです。**ラカン派**では，自閉症の人々がもつこのような**能力を島状に点在する能力** ilot de compétence と呼んでいます。このような能力は，ときに不適応の原因になることもありますが，むしろこの能力を発展させていくことによって，独特なコミュニケーションの仕方を本人が「発明」できたとき，彼らはより上手に世の中に棲まうことができるようになるのです。

　今日において，**自閉症スペクトラム**の人々は，**定型発達**と呼ばれている「正常」な人々がもつ自己や主体の概念に対するオルタナティヴとして機能しているのかもしれません。それは，過去→現在→未来へと進む線的な時間の中で自己を投企していくようなあり方（症例88，89）や，「感性」「悟性」「理性」という3つ組によって「正常」に機能する自己のシステム（症例90），他者から触発されることによって立ち上がる自己（症例91～93），**分身**ではなく主体を必ず用いなければならないという**強迫観念**（症例94）とは別の仕方で，私たちが世の中に棲まうことを可能にしてくれるのかもしれません。このような棲まい方を疎外的に取り扱うのではなく，真の意味で共生することを可能にするための知こそ，これからの精神病理学——新しい「人間」のための精神病理学——に求められている当のものなのです。

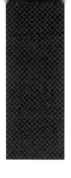

文　献

Asperger, H. (1944). Die "Autistischen Psychopathen" im Kindesalter. *Archiv für Psychiatrie und Nervenkrankheiten* **117**, 132-135. 冨田真紀（訳）(1996). 子供の『自閉的精神病質』. 自閉症とアスペルガー症候群. 東京書籍.

綾屋紗月・熊谷晋一郎（2008）. 発達障害当事者研究——ゆっくりていねいにつながりたい. 医学書院.

Binswanger, L.（1957）. *Schizophrenie.* Pfullingen: Naske. 新海安彦・宮本忠雄・木村敏（訳）(1982). 精神分裂病1. みすず書房.

Binswanger, L.（1960）. *Melancholie und Manie: Phänomenologische Studien. Pfullingen: Naske.* 山本巌夫・宇野昌人・森山公夫（訳）(1972). うつ病と躁病. みすず書房.

Blankenburg, L.（1971）. *Der Verlust der natürlichen Selbstverständlichkeit: Ein Beitrag zur psychopathologie symptomarmer Schizophrenien.* Stuttgart: Enke. 木村敏・岡本進・島弘嗣（訳）(1978). 自明性の喪失——分裂病の現象学. みすず書房.

Byrne, S., Birchwood, M., Trower, P., & Meaden, A.（2006）. *A casebook of cognitive behaviour therapy for command hallucinations: A social rank theory approach.* London & New York: Routledge. 菊池安希子（監訳）(2010). 命令幻聴の認知行動療法. 星和書店.

Conrad, K.（1958）. *Die beginnende Schizophrenie: Versuch einer Gestaltsanalyse des Wahns.* Stuttgart: Thieme. 山口直彦・安克昌・中井久夫（訳）(1994). 分裂病のはじまり——妄想のゲシュタルト分析の試み. 岩崎学術出版社.

Cotard, J.（1880）. Du délire hypochondriaque dans une forme grave de la mélancholie anxieuse. *Annales médico-psychologiques,* **IV**, 168-174.

Eisler, M. J.（1921）. A man's unconscious phantasy of pregnancy in the guise of traumatic hysteria. *The International Journal of Psychoanalysis,* **2**, 255-286.

Freud, S.（1895）. Studien über Hysterie. In *Gesammelte Werke. Bd. I.* Frankfurt am Main: Fischer Verlag. 芝伸太郎（訳）(2008). フロイト全集〈2〉1895年——ヒステリー研究. 岩波書店.

Freud, S.（1909）. Bemerkungen über einen Fall von Zwangsneurose. In *Gesammelte Werke. Bd. VII.* Frankfurt am Main: Fischer Verlag. 総田純次・福田覚（訳）(2008). フロイト全集〈10〉1909年——症例「ハンス」・症例「鼠男」. 岩波書店.

Freud, S.（1985）. *The complete letters of Sigmund Freud to Wilhelm Fliess 1887-1904.*（ed. Masson, J.）. Cambridge: Belknap Press. 河田晃（訳）(2001). フロイト フリースへの手紙：1887-1904. 誠信書房.

船山道隆（2006）. 高齢者の嫉妬妄想. 老年精神医学雑誌, **17**, 1062-1066.

Ganser, S. J. M.（1898）. Ueber einen eigenartigen hysterischen Dämmerzustand. *Archiv für*

255

Psychiatrie und Nervenkrankheiten, **30**, 633-640. 中田修（訳）(2010). 特異なヒステリー性もうろう状態について. 松下正明・影山任佐（編）. 現代精神医学の礎〈4〉. 時空出版.

濱田秀伯 (2017). 精神病理学臨床講義 第2版. 弘文堂.

橋本禎穂 (1981). 非定型精神病 症状（臨床類型と診断・経過）. 懸田克躬・島薗安雄・大熊輝雄・高橋良・保崎秀夫（責任編集）. 現代精神医学大系12. 中山書店.

東田直樹 (2016a). 自閉症の僕が跳びはねる理由. 角川書店.

東田直樹 (2016b). 自閉症の僕が跳びはねる理由 (2). 角川書店.

Huber, G & Gross, G.（1977）. *Wahn: Eine deskriptiv-phänomenologische Untersuchung schizophrenen Wahns*. Stuttgart: Enke. 木村定・池村義明（訳）(1983). 妄想——分裂病妄想の記述現象学的研究. 金剛出版.

市橋秀夫 (2012). 躁うつ病の典型例. 精神科治療学, **27**, 873-877.

稲永和豊 (1978). 旅行・留学. 懸田克躬・島薗安雄・大熊輝雄・高橋良・保崎秀夫（責任編集）. 現代精神医学大系6B. 中山書店.

岩田誠 (2009). 臨床医が語る認知症の脳科学. 日本評論社.

Jacobson, E.（1971）. *Depression: Comparative studies of normal, neurotic, and psychotic conditions*. Madison: International Universities Press. 牛島定信（訳）(1983). うつ病の精神分析. 岩崎学術出版社.

Jaspers, K. (1913). *Allgemeine Psychopathologie*. Berlin: Springer. 内村祐之・西丸四方・島崎敏樹・岡田敬蔵（訳）(1953). 精神病理学総論（上）. 岩波書店.

Kanner, L. (1943). Autistic Disturbances of Affective Contact. *Nervous Child*, **2**, 217-250. 牧田清志（訳）(2010). 情緒的接触の自閉的障害. 松下正明・影山任佐（編）. 現代精神医学の礎〈4〉. 時空出版.

笠原嘉 (1984). 精神病と神経症. みすず書房.

木村敏 (1982). 時間と自己. 中央公論新社.

木村敏 (2012). 新版 分裂病の現象学. 筑摩書房.

Klein, M.（1946）. Notes on some schizoid mechanisms. In *The writings of Melanie Klein. Vol. 3.: Envy and gratitude and other works*. 狩野力八郎・渡辺明子・相田信男（訳）(1985). 分裂的機制についての覚書. 小此木啓吾・岩崎徹也（責任編訳）. メラニー・クライン著作集〈4〉——妄想的・分裂的世界. 誠信書房.

小林聡幸 (2013). 躁うつ病の妄想. 鹿島晴雄・古城慶子・古茶大樹・針間博彦・前田貴記（編）. 妄想の臨床. 新興医学出版社.

Kraus, A.（1977）. *Sozialverhalten und Psychose Manisch-Depressiver: Eine existenz- und rollen-analytische Untersuchung*. Stuttgart: Enke. 岡本進（訳）(2001). 躁うつ病と対人行動——実存分析と役割分析. みすず書房.

Kraepelin, E.（1977a）. *Psychiatrie: Ein Lehrbuch für Studierende und Ärzte*. Bd. 2. Tokyo: Kimura Buchhandlung. 西丸四方・西丸甫夫（訳）(1986). 躁うつ病とてんかん. みすず書房.

Kraepelin, E.（1977b）. *Psychiatrie: Ein Lehrbuch für Studierende und Ärzte*. Bd. 4. Tokyo: Kimura Buchhandlung. 遠藤みどり（訳）(1987). 心因性疾患とヒステリー. みすず書房.

Kretschmer, E.（1966）. *Der sensitive Beziehungswahn: Ein Beitrag zur Paranoiafrage und zur psychiatrischen Charakterlehre*. Berlin: Springer. 切替辰哉（訳）(1979). 新敏感関係妄想——パラノイア問題と精神医学的性格研究への寄与. 星和書店.

黒木宣夫（1988）．家族背景が影響し，種々の行動障害を伴う摂食障害の1症例．精神科治療学，**2**，529-535．

Lacan, J.（1978）．*Le moi dans la théorie de Freud et dans la technique de la psychanalyse: Séminaire 1954-1955*．Paris: Seuil　小出浩之・鈴木国文・小川豊昭・南淳三（訳）（1998）．フロイト理論と精神分析技法における自我（下）．岩波書店．

Lacan, J.（1981）．*Les psychoses, Séminaire 1955-1956*．Paris: Seuil．小出浩之・鈴木國文・川津芳照・笠原嘉（訳）（1987）．精神病（下）．岩波書店．

Lasègue, C. & Falret, J.（1877）．La folie à deux: ôù folie communiquée．*Annales Médico-Psychologiques*．**XVII**, 321-355．中山道規・柏瀬宏隆・川村智範（訳）（2009）．二人組精神病あるいは伝達精神病．松下正明・影山任佐（編）．現代精神医学の礎〈2〉．時空出版．

Little, M. I.（1993）．*Transference neurosis and transference psychosis*．Northvale, N. J.: J. Aronson．神田橋條治・溝口純二（訳）（1998）．原初なる一を求めて——転移神経症と転移精神病．岩崎学術出版社．

松本卓也（2012）．症状精神病における錯乱と夢——フロイトのメタサイコロジー再考．臨床精神病理，**33**，189-203．

松本卓也（2014）．フロイト＝ラカンと非定型精神病．精神医学史研究，**18**，58-64．

松本卓也（2015）．人はみな妄想する——ジャック・ラカンと鑑別診断の思想．青土社．

松本卓也・加藤敏（2012）．統合失調症（妄想型）の典型例．精神科治療学，**2**，891-896．

松本卓也・松本健二・坂元伸吾・嶋崎晴雄・小林聡幸・加藤敏（2011）．一級症状（K. Schneider）を呈した抗NMDA受容体脳炎の一例．精神科治療学，**26**，1035-1043．

Maurer, K. & Maurer, U.（1998）．*Alzheimer: Das Leben eines Arztes und die Karriere einer Krankheit*．München: Piper．新井公人（監訳）（2004）．アルツハイマー——その生涯とアルツハイマー病発見の軌跡．保健同人社．

Minkowski, E.（1927）．*La schizophrénie: Psychopathologie des schizoides et des schizophrènes*．Paris: Payot．村上仁（訳）（1988）．精神分裂病——分裂性性格者及び精神分裂病者の精神病理学．みすず書房．

Minkowski, E.（1933）．*Le temps vécu: Études phénoménologiques et psychopathologiques*．Paris: D'Artrey．中江育生・清水誠・大橋博司（訳）（1973）．生きられる時間〈2〉——現象学的・精神病理学的研究．みすず書房．

宮本忠雄（1977）．精神分裂病の世界．紀伊國屋書店．

宮本忠雄（1982）．妄想研究とその周辺．弘文堂．

森山公夫（1965）．躁とうつの内的連関について．精神神経学雑誌，**67**，1163-1186．

村上靖彦（2008）．自閉症の現象学．勁草書房．

中井久夫（2004）．徴候・記憶・外傷．みすず書房．

中井久夫（2017）．世に棲む患者．中井久夫集1——働く患者1964-1983．みすず書房．

中安信夫（2002）．分裂病症候学　増補改訂——記述現象学的記載から神経心理学的理解へ．星和書店．

成田善弘（1998）．強迫症の臨床研究．金剛出版．

西丸四方（1971）．臨床精神医学研究．みすず書房．

西丸四方・西丸甫夫（2008）．やさしい精神医学．南山堂．

野原博・前田貴記・鹿島晴雄（2014）．接触欠損パラノイド．老年精神医学雑誌，**25**，

1091-1098.

岡南（2010）．天才と発達障害．講談社.

Schneider, K.（2007）. *Klinische Psychopathologie.* Stuttgart/New York: Thieme. 針間博彦（訳）（2007）．新版 臨床精神病理学．文光堂.

Schreber, D. P.（1903）. *Denkwürdigkeiten eines Nervenkranken: Nebst Nachträgen.* Leipzig: Mutze. 尾川浩・金関猛（訳）(2002)．シュレーバー回想録——ある神経病者の手記．平凡社.

柴山雅俊（2010）．解離の構造——私の変容と〈むすび〉の治療論．岩崎学術出版社.

島崎敏樹（1976）．人格の病．みすず書房.

清水光恵（2014）．自閉スペクトラム症の患者はなぜ人の顔と名前を覚えるのが苦手なのか．臨床精神病理, **35**, 127-143.

杉山登志郎（2011）．杉山登志郎著作集〈1〉——自閉症の精神病理と治療．日本評論社.

諏訪望（1983）．一級症状（Schneider, K.）に関する覚え書——中山道規氏らの論説に因んで．精神神経学雑誌, **85**, 112-116.

樽味伸（2004）．受療者の〈物語〉と，治療者の〈診断行為〉——「外傷後ストレス障害」を呈した症例から．臨床精神病理, **25**, 87-97.

Tausk, V.（1919）. Über die Entstehung des Beinflussungsapparates in der Schizophrenie. *Zeitschrift für ärztliche Psychoanalyse,* **5**, 1-33. 安藤泰至（訳）(1992)．精神分裂病における「影響装置」の発生について．イマーゴ, **3**(7), 192-214.

Tellenbach, H.（1976）. *Melancholie: Problemgeschichte, Endogenität, Typologie, Pathogenese, Klinik.* Berlin/New York: Springer-Verlag. 木村敏（訳）(1985)．メランコリー 改訂増補版．みすず書房.

Trillat, E.（1986）. *Histoire de l'hystérie. Paris: Seghers.* 安田一郎・横倉れい（訳）(1998)．ヒステリーの歴史．青土社.

浦島誠司（1965）．強迫現象．井村恒郎・懸田克躬・島崎敏樹・村上仁（編）．異常心理学講座 第10巻．みすず書房.

Williams, D.（1992）. *Nobody nowhere: The extraordinary autobiography of an autistic.* New York: Times Book. 河野万里子（訳）(2000)．自閉症だったわたしへ．新潮社.

Williams, D.（1994）. *Somebody somewhere: Breaking free from the world of autism.* New York: Times Book. 河野万里子（訳）(2001)．自閉症だったわたしへ〈2〉．新潮社.

山下格（1989）．若年周期精神病．金剛出版.

安永浩（1992）．安永浩著作集〈2〉——ファントム空間論の発展．金剛出版.

吉野雅博（1978）．感応精神病と祈祷精神病．懸田克躬・島薗安雄・大熊輝雄・高橋良・保崎秀夫（責任編集）．現代精神医学大系6B．中山書店.

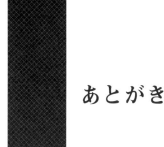

あとがき

　医学部の学生だった頃から精神科に進もうとは思っていたものの，当時はむしろ現代思想やジャック・ラカンの精神分析のほうに興味をもっており，学生時代にはまったくと言ってよいほど精神病理学に触れることはなかった。医学部教育の中でも，精神病理学に関しては「了解」と「説明」のほんのさわり程度しか教わらなかったように記憶している。今日の医学部教育における精神病理学の扱いは，それよりもさらに後退しているかもしれない。

　筆者が精神病理学を学んだのは，自治医科大学の精神医学講座（以下，自治医大精神科）である。初代教授・宮本忠雄に始まり，加藤敏，花村誠一といった多数の精神病理学の大家を，そして十川幸司のような精神分析家を輩出してきたこの医局では，毎週，一風変わったケースカンファレンス（通称「CC」）が行われていた（もちろん現在でも行われている）。筆者が精神病理学を学んだのは，まさにこのCCにおいてである。

　ふつうのケースカンファレンス――つまり，医局に所属する医師やスタッフが一同に会し，ある症例について議論し，治療方針を決定していく会議――なら，どこの大学病院でも，どこの病院でも行われていることだろう。ところが，自治医大精神科のCCには，おそらく現在の日本ではほとんど見られない一風変わった特徴があった。そこでは，検討される患者さん自身が招かれ，カンファレンスの中で診察が行われるのである。

　精神病理学の初学者であった筆者にとって，CCにおいて提示される個々の患者さんの表出や言動と，それに対する診察者の側の応答の仕方を実地で学ぶことは大変有益であった。さらには，その患者さんについて書かれた詳細な病歴要約――それだけでひとつの精神病理学的な症例報告となりうるような手の込んだものも多かったと記憶している――に登場する難解な専門用語をそのつど調べていくことが，精神病理学への導きの糸となった。

　本書は，精神病理学をそのように――可能なかぎりそれに近い形で――学ぶ機

会を，精神科研修医，公認心理師，臨床心理士，精神保健福祉士，精神科看護師，およびそれらの専門職をめざす学生，あるいは一般読者などの広範な読者に提供するためにつくったものである。もちろん，自治医大精神科のCCのように，実際に患者さんを呼んできて公開診察を行うことなど望むべくもない。だが，本書で行ったように，個々の症例を詳しく読み，専門用語の解説を交えながらその体験世界を吟味していくことによって，「難解」で「臨床の役には立たない」と評されることもある精神病理学が，実際には個々の患者さんが「世に棲む」作法を理解し，それについて話し合い，さらには支援していくために必要不可欠なツールであることがおわかりいただけるのではないかと思う。平易に，かつ実用的に理解できるよう工夫をこらしたつもりである。

　現代，すなわち公認心理師という国家資格が誕生し，社会のいたるところに「心理的支援」が行きわたることが是とされるようになった時代には，（「治療」に関しては言うまでもなく）「支援」がときにソフトな，しかしソフトである分だけ強力な「管理」になりうるような権力性を孕んでいることを常に念頭に置かなければならないだろう。かと言って，一切の権力性を完全になくすことは，ドラスティックな転覆を伴わないかぎり，「支援」それ自体も不可能にしてしまう。そのようなパラドックスがいたるところにあるのが臨床である（たとえば，診察室や面接室は，多少なりとも非対称的な権力性によって支えられることなしには機能しないであろう）。その点で，中井久夫が述べた「世に棲む患者」という視点，つまりは彼らの「探索行動の邪魔をするものを除く手伝い」を主とするけれども，「断崖にのぞめばそっと転導する」程度の最小限の，いわば「おせっかい」程度の弱毒化された非対称性をそっと差し入れる余地をもつ，という考えは今後ますます重要になってくるはずである。本書の全体には，そのための学としての精神病理学の未来をどのように考えるのかについて，筆者なりの意見を各章にちりばめたつもりである。各界からのご批判・ご叱正を乞う次第である。

　本書は，筆者が京都大学で行っている精神病理学の講義に基づいている（第3章前半と第8章については，自治医科大学精神医学講座の主任教授・須田史朗先生の采配のおかげで行った自治医大での講義に基づいている）。構成に協力してくださった図書新聞の須藤巧さん，そして本書の草稿に数多くの貴重なコメントをくださった自治医科大学精神医学講座の小林聡幸先生，京都大学医学部附属病院精神科神経科の諏訪太朗先生，京都大学大学院医学研究科脳病態生理学講座精神医学教室の

大学院生である三嶋亮先生と中神由香子先生，京都大学環境安全保健機構健康管理部門附属健康科学センターの上床輝久先生，大阪精神医療センターの川岸久也先生，京都府立洛南病院の植野仙経先生，京都大学医学部の清水健信さん，京都大学非常勤講師の藤井あゆみさんにも感謝申し上げる。

　また，木村敏先生からは推薦文をお寄せいただいた。身に余る光栄であるとともに，来るべき精神病理学への思いを再確認させていただいた。

　編集を担当してくれたのは，誠信書房の曽我翔太さんである。原稿の完成が少々遅れてしまい，ご迷惑をおかけしたが，読みやすい形で仕上げてくださった。これに懲りず（というのは，精神病理学に関しては書き足りないことがまだ山ほどあるのだ），続編も検討してもらいたいところである。

　2018年3月末日

松本卓也

人名索引

ア行

アイズラー,ミシェル=ヨーゼフ（Eisler, M.-J.） *156*
アキスカル,ハゴップ（Akiskal, H.） *134*
アスペルガー,ハンス（Asperger, H.） *216, 225, 227, 228*
阿部隆明　*113*
綾屋紗月　*241-244*
アルチュセール,ルイ（Althusser, L.） *247*
アルツハイマー,アロイス（Alzheimer, A.） *193-195*
アンドリアセン,ナンシー（Andreasen, N.） *13*
岩井圭司　*187*
岩田誠　*199*
ヴァイツゼカー,ヴィクトーア・フォン（Weizsäcker, V. von）*218*
ヴァン・デア・コルク,ベセル（Van der Kolk, B.） *185*
ヴィーク,ハンス・ハインリッヒ（Wieck, H. H.） *204*
ウィトゲンシュタイン,ルートヴィヒ（Wittgenstein, L.） *2, 244*
ウィリアムス,ドナ（Williams, D.） *241, 247, 251, 252*
ウィング,ローナ（Wing, L.） *216, 217*
ウェストファル,カール（Westphal, K.） *164*
ウォーコップ,オズワルド・ステュワート（Wauchope, O. S.） *171*
内海健　*217, 246, 250*

カ行

エスキロール,ジャン＝エティエンヌ・ドミニク（Esquirol, J.-E.） *114, 164, 204*
エリクセン,ジョン・エリック（Erichsen, J.-E.） *186*
大前晋　*114*
岡田幸夫　*218*
岡野憲一郎　*161*
岡南　*237-239*
小此木啓吾　*160*
小澤勲　*195*

カ行

ガウプ,ロベルト（Gaupp, R.） *103, 106, 107*
笠原嘉　*59-62, 113, 128*
カーディナー,エイブラハム（Kardiner, A.） *186*
加藤敏　*9, 128*
カナー,レオ（Kanner, L.） *216, 218, 220, 222-224, 226, 227, 233, 234, 239, 244*
カールバウム,カール・ルートヴィヒ（Kahlbaum, K. L.） *19*
ガンゼル,ジグベルト・ヨゼフ・マリア（Ganser, S. J. M.） *99*
カント,イマヌエル（Kant, I.） *243, 244, 247*
カーンバーグ,オットー（Kernberg, O.） *92*
木村敏　*7, 8, 68, 76-79, 113, 122, 126, 140*
キャロル,ルイス（Carrol, L.） *237*
クライン,ドナルド（Klein, D.） *180*
クライン,メラニー（Klein, M.） *90-92, 94, 146*

クラウス，アルフレート（Kraus, A.） *143*

クラフト＝エビング，リヒャルト・フォン
（Krafft-Ebing, R. von） *164*

グランディン，テンプル（Grandin, T.）
233, 234, 241

グリージンガー，ヴィルヘルム（Griesinger,
W.） *102*

クリプキ，ソール（Kripke, S.） *233*

グルーレ，ハンス・ヴァルター（Gruhle,
H. W.） *6*

クレッチマー，エルンスト（Kretschmer, E.）
103, 107, 108, 138, 183

クレペリン，エミール（Kraepelin, E.）
*18-20, 66, 97, 102, 103, 110, 113-115, 132,
134, 136, 193*

クレランボー，ガエタン＝ガシアン・ドゥ
（Clérambault, G.-G. de） *44*

グロス，ギーゼラ（Gross, G.） *6*

ゲープザッテル，ヴィクトール・エミー
ル・フォン（Gebsattel, W. E. von） *122,
164, 168, 170*

小出浩之 *9*

小阪憲司 *192*

コタール，ジュール（Cotard, J.） *119, 120*

古茶大樹 *113*

小林聡幸 *193*

ゴールドシュタイン，クルト（Goldstein,
K.） *218*

コンラート，クラウス（Conrad, K.） *31,
32, 218*

サ行

サリヴァン，ハリー＝スタック（Sullivan,
H.-S.） *86*

サルトル，ジャン＝ポール（Sartre, J.-P.） *25*

ジェイコブソン，イーディス（Jacobson, E.）
131

シェーラー，マックス（Scheler, M.） *118*

柴山雅俊 *161, 162*

島崎敏樹 *45, 47*

清水光恵 *126, 217, 233, 234*

下田光造 *126*

シャスラン，フィリップ（Chaslin, P.） *204,
207*

ジャネ，ピエール（Janet, P.） *160, 180*

シャルコー，ジャン＝マルタン（Charcot,
J.-M.） *149-155*

シュトラウス，エルヴィン（Straus, E.）
168-170

シュナイダー，カール（Schneider, C.） *229*

シュナイダー，クルト（Schneider, K.） *6,
11, 12, 20, 27-29, 40, 43, 49, 97, 114, 117,
118, 196, 206*

シュルテ，ヴァルター（Schulte, W.） *115*

シュレーバー，ダニエル・パウル
（Schereber, D.-P.） *38, 39, 80-84, 94, 95*

新宮一成 *9*

菅原誠一 *126*

杉山登志郎 *234, 236, 237, 240, 241*

鈴木國文 *9*

スネル，ルートヴィヒ（Snell, L.） *102*

セグラ，ジュール（Seglas, J.） *117, 119*

セリエ，ハンス（Selye, H.） *186*

ソレール，コレット（Soler, C.） *246*

タ行

タウスク，ヴィクトール（Tausk, V.）
86-88

タスティン，フランセス（Tustin, F.） *247,
249, 251*

樽味伸 *113, 189*

ツット，ユルク（Zutt, J.） *36*

ディルタイ，ヴィルヘルム（Dilthey, W.） *4*

テレンバッハ，フーベルトゥス（Tellenbach,
H.） *8, 12, 59, 122, 125-128, 143*

ドゥラシオーヴ，ルイ（Delasiauve, L.） *204*

ドゥルーズ，ジル（Deleuze, G.） *119, 238,*
239, 243, 244
鳥山明 *124*

ナ行

中井久夫 *58, 180, 186, 189, 190, 201*
長井真理 *68*
中安信夫 *44, 48-51, 217*
成田善弘 *167*
ニザン，ポール（Nizan, P.） *25*
西田幾多郎 *77*
西丸四方 *44, 45, 48, 49*
西山詮 *99*
野間俊一 *79, 161*

ハ行

ハイデガー，マルティン（Heidegger, M.） *7,*
8, 51, 52, 59, 61, 74, 77, 168
バイヤルジェ，ジュール（Baillarger, J.） *114*
パスカル，ブレーズ（Pascal, B.） *65*
濱田秀伯 *40*
ハーマン，ジュディス（Herman, J.） *185*
原田憲一 *203, 205*
パルメニデス（Parmenides） *248*
ビアード，ジョージ・ミラー（Beard,
G. M.） *179*
東田直樹 *236-238*
人見一彦 *218*
ピネル，フィリップ（Pinel, P.） *3, 4, 114*
ヒポクラテス（Hippocrates） *113, 149*
広瀬徹也 *113*
ビンスワンガー，ルートウィヒ
（Binswanger, L.） *8, 51, 52, 55-57, 59-62,*
66, 79, 83, 140, 142, 145, 168
ファルレ，ジャン＝ピエール（Falret, J.-P.）
104, 114
ファルレ，ジュール（Falret, J.） *104*
福本修 *244*

フッサール，エトムント（Husserl, E.） *4,*
6, 59, 74, 241
フーバー，ゲルト（Huber, G.） *6, 28, 41,*
43, 117, 135, 202, 208
ブランケンブルク，ヴォルフガング
（Blankenburg, W.） *v, 2, 8, 59, 66, 71,*
73-77, 85
ブリケ，ピエール（Briquet, P.） *149*
フリス，ウタ（Frith, U.） *233*
ブロイアー，ヨーゼフ（Breuer, J.） *153,*
154, 155
フロイト，ジークムント（Freud, S.） *8, 9,*
52, 80, 82, 84-90, 93-95, 120, 130, 131,
146, 150, 153, 155, 156, 160, 164, 171-177,
180-182, 186, 209, 210, 213, 247
ブロイラー，オイゲン（Bleuler, E.） *19, 20,*
216, 241
フロム＝ライヒマン，フリーダ（Fromm-
Reichmann, F.） *86*
ヘッカー，エヴァルト（Hecker, E.） *19*
ベッテルハイム，ブルーノ（Bettelheim, B.）
217
ボス，メダルト（Boss, M.） *59*
ボネファー，カール（Bonhoeffer, K.） *114,*
204, 205, 207
ホルムズ，エミリー（Holmes, E.） *162*

マ行

マイヤー，アドルフ（Meyer, A.） *8*
マイヤー＝グロス，ヴィルヘルム（Mayer-
Gross, W.） *6, 114*
マークス，アイザック（Marks, I.） *181*
松木邦裕 *94*
松浪克文 *113*
松本雅彦 *1*
マトゥセック，パウル（Matussek, P.） *27*
宮本忠雄 *8, 29, 30, 124, 125, 142*
ミンコフスキー，ウジェーヌ（Minkowski,

E.) *8, 62, 64-66, 141, 197, 198*
村上靖彦（現象学者）　*76, 217, 239,*
244-246, 252
村上靖彦（精神病理学者）　*181*
本宮ひろ志　*138*
森山公夫　*141, 142*
モレル，ベネディクト＝オギュスタン
（Morel, B.-A.）　*19*

ヤ行

安永浩　*77, 170, 171*
ヤスパース，カール（Jaspers, K.）　*4, 6-8,*
20, 25, 26, 28-31, 34, 36, 96, 101, 117, 152
山下格　*183, 211*
ヤンツァーリク，ヴェルナー（Janzarik, W.）
6, 105, 116, 135

ラ行

ラカン，ジャック（Lacan, J.）　*9, 10, 86, 93,*
94, 131, 146, 156, 158, 210, 249, 251
ラセーグ，シャルル（Lasègue, C.）　*104*
ラッセル，バートランド（Russel, B.）　*233*
リッツ，セオドーア（Lidz, T.）　*86*
リトル，マーガレット（Little, M.）　*88-90*
リーボヴィッツ，マイケル（Liebowitz, M.）
180
リムランド，バーナード（Rimland, B.）
223
リュムケ，ヘンリクス・コルネリウス
（Rümke, H. C.）　*7, 8*
リンネ，カール・フォン（Linne, K. von）
4
ルディネスコ，エリザベート（Roudinesco,
E.）　*86*
ルフォール，ロジーヌ（Lefort, R.）　*249-*
251

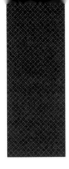

事項索引

ア行

あいだ　*7, 8, 73, 77, 221*
アカシジア　*23*
アクティング・アウト　*160*
悪魔と結託した徴候　*149*
亜昏迷　*60, 206, 207*
アスペルガー症候群　*14, 69, 214, 216, 217, 225, 229-231, 233, 241, 244*
アットリスク精神状態　*44*
アナストロフェ　*32*
アポフェニー　*32, 54*
アメンチア　*203, 204, 210*
アルツハイマー病　*11, 15, 192, 193*
アンダースザイン　*68, 69, 71*
アンテ・フェストゥム　*77, 79*
アンナ・O　*153, 155, 156, 171*
アンネ・ラウ　*v, 66-77, 88*
アンヘドニア　*112*
いきづまり　*56*
意識外の機構　*152*
意識混濁　*202-204, 206, 207, 211*
意識障害　*11, 151, 152, 194, 202-210, 212, 213*
意識変容　*99, 202, 203*
異常体験反応　*97*
一語文　*218, 219, 223, 224, 225, 226, 250*
一次症状　*20*
一次性感情障害　*102*
一次性妄想体験　*30, 31, 34, 117*
一次妄想　*32, 34, 96, 117*
一級症状　*20, 29, 39-41, 118, 206*

イマジナリー・コンパニオン　*252*
意味妄想　*25-27, 30*
イルゼ　*52, 54, 55, 57-59, 67, 126*
インクルデンツ　*125, 127-129, 138*
陰性症状　*17, 18, 101*
イントラ・フェストゥム　*79, 140*
隠蔽　*57*
うち　*169*
美しき無関心　*149*
うつ病　*iii, 3, 12, 14, 59, 79, 92, 111-129, 131, 134, 142, 143, 168, 170, 193, 197-199*
　——（DSM-5）　*111, 112, 115, 133, 136, 191*
　——-認知症移行領域　*193*
運動主体感　*47, 48*
影響機械　*86-88*
易刺激性　*180, 181*
A-Tスプリット　*160*
エディプスコンプレクス　*94*
エンドン　*12*
大文字の他者　*156, 252*
思い上がり　*52, 55-58, 60, 61, 79*

カ行

外因性　*11, 12, 14, 16*
　——精神障害　*14, 29, 35, 202, 204, 205, 209, 213*
　——精神病　*204*
外因反応型　*204, 205, 207*
下意識　*160*
解釈　*90, 91, 156, 210, 212*
外傷性神経症　*183*

267

外傷性ヒステリー　*150, 155, 157*
解体型　*18, 23*
外的体験反応　*97*
回避　*181, 184, 187*
解離　*58, 147-149, 160-163, 185*
　　——症　*15, 35, 79, 161, 162*
　　——性健忘　*148, 160*
　　——性障害　*15, 35, 79, 162*
　　——性同一症　*14, 147, 148*
　　——性同一性障害　*14, 148*
加害恐怖　*166*
過覚醒　*184, 187*
鍵体験　*97*
覚せい剤　*11*
確認強迫　*166*
笠原・木村分類　*113*
過食症　*149*
仮性幻覚　*188*
仮性認知症　*193*
家族療法　*159*
カタトニア　*18, 122, 204, 207*
カタレプシー　*18, 206*
合体　*62*
葛藤　*147, 148, 163, 174, 175*
　　——反応型うつ病　*113*
過程　*6, 34*
軽い意識混濁　*203, 204, 206, 207, 211*
カルボニルストレス　*20*
感覚過敏　*234*
関係念慮　*22*
関係妄想　*31, 33, 53, 54, 57, 97, 100, 107,*
　　108, 183
感情移入　*5, 6, 124*
感情鈍麻　*19, 20*
環世界　*74*
観念奔逸　*133, 137, 140, 168*
感応精神病　*97*
器官なき身体　*119*

器質性精神障害（症候性を含む）　*11*
器質性精神病　*11, 202, 204*
記述精神病理学　*3-9, 20, 28, 35, 49, 51, 77,*
　　79, 115, 134, 150, 160, 165, 194, 205, 218
偽循環病性統合失調症　*113*
基体近接的　*43*
吃音恐怖　*169*
基底症状　*43, 208*
祈祷精神病　*99*
機能幻覚　*38-40*
気分安定薬　*139*
気分高揚　*135*
気分障害　*134, 138, 142, 143*
気分沈滞　*135*
気分の非反応性　*113, 114*
基本障害　*62, 64, 66*
基本症状　*19*
記銘力障害　*194, 195, 198*
逆向性健忘　*151*
急性一過性精神病性障害　*98*
急性ストレス障害　*185*
急性痴呆　*204*
境界性パーソナリティ構造　*92, 93*
境界性パーソナリティ障害　*93, 160*
強迫　*164, 165, 170, 176*
　　——観念　*163-167, 170, 172, 253*
　　——行為　*163, 164, 166, 167*
　　——症　*11, 14, 15, 101, 163-165*
　　——神経症　*11, 14, 15, 77, 147, 163, 165,*
　　166, 168-173, 175, 177, 180
　　——スペクトラム障害　*165*
　　——性障害　*11, 14, 15, 163, 164*
　　——的ためこみ　*166*
　　——表象　*163, 164, 166*
強力性性格　*138, 143*
拒絶症　*18*
巨大妄想　*120*
緊張型　*18, 19, 23, 206, 207*

緊張病　17-19, 102, 204, 207
区画化　160, 162
屈曲点　35, 42
クライン派　94, 146, 247
グルタミン酸仮説　208
クレーン現象　252
形式　49, 51, 165
軽躁エピソード　133
軽躁状態　81, 134, 142
系統的経過をとる慢性精神病　24
軽度認知障害　192
傾眠　203
ゲシュタルト　232
　　——分析　31, 32, 218
血管性認知症　192
気配体験　25
幻覚　11, 17, 19, 20, 29, 35, 37, 39, 42, 54,
　　61, 66, 77, 88, 90, 93, 112, 117, 154, 155,
　　204, 207, 209-211
限局性学習症　216
限局性学習障害　216
言語幻覚　36
言語新作　77, 82, 83
現実神経症　180, 182
現実との生ける接触の喪失　62, 64, 66
現象学　4, 6, 7, 58, 59, 74, 76, 217, 222, 239,
　　241, 245
　　——的精神病理学　3, 6-9, 49, 51, 61, 79,
　　120, 137, 168, 197, 241
幻声　36
現勢神経症　180
現存在　51, 56, 57, 74, 75
　　——分析　52, 54
　　——分析論　52
現代型うつ病　113
幻聴　17, 18, 21-24, 33, 36-41, 43-45, 48,
　　87, 94, 99, 189, 190
見当識　196, 198-200, 203, 241

　　——障害　196, 201, 204, 206
原発性精神錯乱　204, 207
原不安　117
行為言表性幻聴　38, 162
抗NMDA受容体脳炎　205, 207, 208
高次脳機能障害　193
抗精神病薬　21, 22, 44, 193, 201, 207
向精神薬　iii
考想化声　29, 41
構造化面接　13
考想察知　71
考想吹入　37, 48, 82
考想伝播　29, 37, 48, 88
好訴妄想　97, 109, 110
交代人格　161, 162
行動化　160
行動療法　167
荒廃　19-21, 23, 83
抗不安薬　149
交流精神病　97
国際疾病分類　13
誇大妄想　24, 83, 85, 106, 120
コタール症候群　118-120, 131
固着　84, 127, 176
子どもをつくること　82, 83, 158
この性　229, 233, 234, 240
このもの性　233
語表象　210, 212
コーピング　183, 190
ゴミ箱診断　185
固有名　233, 234
此性　233
子をなすこと　82
混合状態　136, 142, 143
混合性エピソード　136
混合性の特徴を伴う　136
昏睡　151, 203
コントラ・フェストゥム　79

事項索引　　269

昏迷　*18, 60, 116, 119, 206, 207*
昏蒙　*203*
困惑　*29, 44, 60, 75, 124, 198, 199, 203, 207,*
211

サ行

災害神経症　*97*
罪業妄想　*117*
罪責妄想　*117, 120*
再体験　*183, 184, 187*
催眠　*151-154, 156, 162*
作業神経症　*97*
錯乱　*102, 204, 207*
作話　*196, 199*
させられ体験　*19, 29, 37, 72*
三環系抗うつ薬　*122*
自慰　*107, 108, 182*
自我意識　*36, 37, 47, 48, 171*
自我違和的　*165, 169*
自我境界　*88, 90*
自我障害　*29, 36-38, 45-48, 72, 77, 88, 171*
自我親和的　*165*
志向性　*221, 222, 230, 231, 244-246, 249*
自己関係づけ　*22, 28, 32*
自己完結型　*167, 168*
自己臭恐怖　*181*
自己の個別化の原理の危機　*77*
思春期妄想症　*181*
指示連関　*75, 85*
システム論的アプローチ　*159*
ジストニア　*23*
自生記憶想起　*236, 241*
自生思考　*36, 38, 43, 44, 48, 70-72*
視線　*169, 214, 221, 227, 245-247*
　　——恐怖　*169*
　　——触発　*244-246, 250, 251*
自然な経験の一貫性の解体　*56, 57, 60, 62,*
66

自体愛　*84*
自体性愛　*84*
疾患分類学　*4, 119*
実体的意識性　*29, 30, 161*
嫉妬妄想　*85, 103, 104, 195*
疾病恐怖　*166*
自閉　*17-19, 216, 241*
　　——症　*14, 76, 165, 216-218, 220, 221,*
223-225, 227-229, 233-237, 239, 240,
243-249, 251-253
　　——症スペクトラム　*14, 16, 65-67, 69,*
76, 214, 215, 217, 218, 227, 229-234, 237,
241, 243, 246, 247, 251, 253
　　——症スペクトラム障害　*214, 217*
　　——スペクトラム症　*214-217*
　　——性障害　*217*
　　——的精神病質　*216, 227, 228*
島状に点在する能力　*253*
自明性　*66, 71, 73-75*
若年周期精神病　*211*
弱力性性格　*138*
社交恐怖　*180, 181*
社交状況の恐怖症　*180*
社交不安症　*179, 182, 183*
社交不安障害　*179*
周囲世界　*74*
周期性精神病　*132*
醜形恐怖　*165, 181*
　　——症　*101, 181*
修正型電気けいれん療法　*123, 207*
執着性格　*113, 126*
自由連想　*174*
術後せん妄　*203*
出立　*61, 62, 206*
シューブ　*24, 60, 113*
循環気質　*113, 138*
循環性うつ病　*113*
循環性精神病　*132*

循環病　*114, 118*

常軌逸脱　*55*

症候性精神病　*11*

症状精神病　*11, 202, 204, 205, 207-210*

小精神療法　*128*

焦燥　*81, 83, 112, 117, 118, 133, 143, 186*
　──型うつ病　*119, 124*

象徴的な欠如　*251*

常同運動　*18, 215, 225*

常同言語　*18, 225*

情動障害　*20*

消耗　*57*

初期統合失調症　*44, 217*

職場のメランコリー親和型化　*128*

心因性　*10-12, 14, 16, 21, 111, 147*
　──精神障害　*97, 110, 147*
　──非てんかん性発作　*147*

心因反応　*14, 96-101, 147*

人格　*6, 19, 21, 45, 46*
　──水準の低下　*140*
　──の先鋭化　*196, 197, 200*
　──の発展　*101, 110*

新規抗うつ薬　*122*

心気妄想　*82, 83, 116, 117*

神経症　*14, 89, 97, 147, 150, 157, 163-165, 177, 180, 186*

神経衰弱　*114, 179, 180, 182*

神経性食欲不振症　*149, 158, 159*

神経認知障害群　*14, 15, 191*

神経発達障害　*15, 16, 208, 216*
　──仮説　*208*
　──群　*15, 216*

神経発達症群　*15, 216*

真性幻覚　*188*

真性妄想（真正妄想）　*96, 117*

身体型　*181*

身体醜形障害　*181*

身体症状症　*15, 148*

身体的基盤が明らかな精神病　*11, 14, 16*

身体的基盤が不明の精神病　*12, 43*

身体表現性解離症状　*161, 162*

心的外傷後ストレス障害　*183, 184, 188, 241*

心的衰弱状態　*102*

心的体験　*4-8, 16, 30-32, 96, 117*

侵入　*183, 199, 236, 240*

心理教育　*140*

心理的視覚喪失　*120*

心理療法　*9*
　──家　*160*

錐体外路症状　*22*

ストレス　*iii, iv, 139, 180, 183, 185, 186, 209, 246*
　──反応　*147, 177, 183, 184, 186*

性格（状況）反応型うつ病　*113*

生活史上の屈曲点　*35*

生活世界　*74, 77*

生気感情の高揚　*134, 135*

生気的悲哀　*117, 118, 135*

制止　*81, 112, 115, 116, 118, 124, 129*
　──型うつ病　*118*

精神運動制止　*116-118, 120, 121, 143*

精神錯乱　*204, 207*

精神自動症　*44*

精神症候学　*4*

精神神経症　*180*

精神表現性解離症状　*161*

精神病後抑うつ　*113*

精神病質　*216*

精神病性うつ病　*94, 112*

精神分析　*3, 8-10, 52, 79, 80, 86, 88-93, 129, 131, 144, 147, 150, 156, 157, 164, 171, 174, 180, 209, 213, 222, 247, 249, 250*

精神療法　*9, 86, 100, 128, 160, 166, 168, 189, 229*
　──医　*160*

生成停止　*120, 122, 125, 170, 198, 239*

事項索引　　271

静態的了解　*5*
性暴力　*183, 185, 186*
世界内存在　*v, 51, 74*
世界破局　*84*
世界没落　*84*
　　——体験　*85*
責任能力なし　*107*
責任無能力　*107*
接触欠損パラノイド　*105*
摂食障害　*15, 149, 158-160, 165*
セロトニン再取り込み阻害薬　*122, 166*
セロトニン・ノルアドレナリン再取り込み
　　阻害薬　*122*
先験的完了態　*75-77*
前向性健忘　*151*
洗浄強迫　*166*
戦争神経症　*186*
全体対象　*91, 92*
前頭側頭型認知症　*192*
全般性不安症　*177, 178, 180*
全般性不安障害　*177*
せん妄　*192, 203, 204*
　　——期　*152*
躁うつ病　*3, 12, 14, 15, 79, 94, 98, 113, 114,*
　　118, 124, 132, 134, 135, 137, 139-144, 210
早期精神病　*44*
双極Ⅰ型障害　*133*
双極スペクトラム　*134*
双極性障害　*12, 14, 132-134, 136, 202*
　　——および関連障害群　*15, 134*
双極Ⅱ型障害　*133, 134*
操作的診断　*12, 13*
　　——基準　*13, 98, 108, 136*
躁状態　*5, 18, 114, 116, 122, 132, 134-142,*
　　144-146, 204, 209
双数的＝決闘的　*252*
想像上の同伴者　*252*
躁的防衛　*146*

早発性痴呆　*7, 18, 19, 21, 23, 66, 102*
躁病エピソード　*15, 101, 133, 136, 202*
疎外　*68, 69*
そと　*169*
その他の外因性精神障害　*14, 202, 205, 209*

タ行

体因性　*11*
大うつ病性障害　*111, 112, 115, 133, 134, 136*
大運動発作期　*152*
体感幻覚　*35, 36, 99*
退却神経症　*113*
体験内在時間　*122*
退行　*80, 84, 85, 88, 210*
　　——期メランコリー　*113*
対象 a　*146, 250, 251*
　　——の無機能　*146*
対象愛　*84, 89*
対象関係論　*90*
対象なき知覚　*35*
対人恐怖　*169, 170, 179-183, 196*
大他者　*156*
第二状態　*152, 155*
大発作　*151, 152*
タイムスリップ現象　*234-236, 239-241, 243*
対話性幻聴　*39-41, 162*
ダ・コスタ症候群　*186*
脱抑制　*149, 192*
他の医学的疾患による精神障害　*14, 202*
他律体験　*47, 48*
単一精神病論　*102*
短期精神病性障害　*96, 98*
短期反応精神病　*98*
単極性うつ病　*133, 134*
単純躁病　*132*
知覚連関の弛緩　*27*
父コンプレクス　*82, 84, 93, 95*
〈父の名〉の排除　*93, 94*

遅発性ジスキネジア　*23*

注意欠如・多動症　*216*

注意欠如・多動性障害　*216*

注察妄想　*36, 54, 206*

中絶性交　*182*

中毒性精神病　*11*

超自我　*146, 247*

超性格的　*97, 100*

通過症候群　*204*

常にすでに　*75, 76*

定型ヴェザニア　*19*

定型発達　*218-221, 224, 225, 232, 233, 236, 239, 240, 242, 243, 246, 248, 250, 251, 253*

定言命法　*247*

抵抗　*173, 174*

呈示可能性への顧慮　*210, 212, 213*

ディスチミア親和型　*113*

適応障害　*15, 180, 183-185*

適所連関　*75, 85*

鉄道脊椎症候群　*186*

T4作戦　*228, 229*

テュービンゲン学派　*107*

転移　*89, 92, 212*

転換　*155, 161, 172*

　――症　*165*

　――性障害　*11, 14, 147, 148*

　――ヒステリー　*147*

電気けいれん療法　*122, 207*

伝統的診断　*14, 24*

同一性危機　*144*

同一性保持　*223, 229*

投影　*80, 85-89, 92, 93, 104, 106, 107, 195*

統合失調感情障害　*18*

統合失調症　*3, 5-7, 12, 14, 15, 17-25, 27-45, 47-49, 54-59, 61-66, 72, 74-82, 84-90, 92-94, 96, 98, 99, 101, 102, 105, 106, 113, 116, 117, 125, 140, 170, 171, 181, 188-190, 195, 206-208, 210, 216, 217, 228, 241, 244, 252*

　――（群）　*19*

　――反応　*98*

　――様障害　*98*

当事者研究　*241-244*

投射　*85*

導出性　*107*

同性愛　*85, 86, 94, 157*

逃避型抑うつ　*113*

逗留　*56*

ドナルド　*218-224, 226, 229, 230, 233, 239, 244*

ドパミン仮説　*208*

ドラ　*156*

鈍化　*19*

遁走　*160, 162*

鈍麻　*184*

ナ行

内因性　*11, 12, 14, 16, 62, 111, 142, 143*

　――うつ病　*12, 62, 111, 113, 114, 116, 118, 122, 124, 125, 127, 129, 141, 143, 198, 239*

　――精神病　*98, 202, 204*

内言語　*48, 49, 188*

内的葛藤反応　*97*

内的原因　*103*

治りうる認知症　*193*

ナルシシズム　*80, 84, 85, 89*

二級症状　*29*

二次障害　*231*

二次症状　*20*

二次妄想　*117*

二者択一　*56, 57, 61*

二節性　*27, 28, 49, 206*

二相性狂気　*114*

日内変動　*113, 142, 192*

人間学的均衡　*55, 56, 58*

人間学的精神病理学　*8, 58, 83, 122, 137*

事項索引　　273

認知行動療法　*167*
認知症　*11, 14, 15, 191-203*
　　──（DSM-5）　*191, 192*
　　──の行動・心理症状　*201*
鼠男　*172, 174-176*
熱情的態度期　*152*
脳炎　*166, 206*

ハ行

ハイデルベルク学派　*6*
配転　*172*
破瓜型　*18, 19, 23*
破瓜病　*19, 102*
パーキンソニズム　*23, 192, 193, 201*
迫害妄想　*24, 30, 34, 78, 82, 83, 85, 97, 100, 104, 116*
暴露反応妨害　*167*
長谷川式認知症スケール　*203*
パーソナリティ障害　*92, 216*
パターン逆転　*77, 170, 171*
発生的了解　*5, 6, 21, 30, 34*
発病危険状態　*44*
話しかけと応答の形の幻聴　*29, 40*
パニック　*180, 189, 220, 244-247, 250, 251*
　　──症　*177, 180, 181*
　　──障害　*177, 178, 180*
パラノイア　*33, 80, 96, 101-103, 106, 110, 125, 170, 210*
パラフレニー　*102, 210*
反精神医学　*141*
悲哀反応　*113*
悲哀不能　*115*
被愛妄想　*22, 23, 54, 57, 85*
被影響体験　*29, 72*
被影響妄想　*86*
被害恐怖　*166*
微細脳障害　*218*
微細脳損傷　*218*

微小妄想　*117, 130, 143*
ヒステリー　*11, 14, 147-153, 155, 156, 158, 161, 163, 171, 177, 180, 186*
　　──弓　*152*
　　──球　*151*
　　──の問い　*158*
被注察感　*36, 44*
ピック病　*192*
PTSD　*183, 185, 186, 187, 189*
非定型抗精神病薬　*22, 23, 139*
非定型精神病　*94, 98, 202, 210, 212, 213*
否定妄想　*119, 120, 131*
被毒妄想　*109, 197*
BPSD（behavioral and psychological symptoms of dementia）　*201*
庇覆　*57*
100-7連続課題　*203*
病原的中間体　*205*
表出　*4*
病前適応　*21*
病的過程　*6, 34, 35, 101*
病的幾何学主義　*64, 65, 69, 73*
病的合理主義　*64, 65*
病棟管理医　*160*
広場恐怖　*179, 180*
　　──症　*179*
敏感関係妄想　*97, 107, 108, 183*
貧困妄想　*116, 124*
不安　*21, 30, 33, 94, 118, 124, 145, 148, 159, 163-167, 172, 177, 179-181, 183, 186, 195, 211*
　　──障害　*15, 165*
　　──障害群　*15, 179*
　　──障害群，心的外傷およびストレス因関連障害群　*14*
　　──症群　*14, 15, 177, 179*
　　──神経症　*147, 177, 180-182*
フェンサイクリジン　*208*

複合型 PTSD　*185*
複雑性 PTSD　*185*
副次症状　*19*
不潔恐怖　*161, 166, 167*
不在　*247-249, 251*
不死妄想　*120*
二人組精神病　*104*
復権妄想病　*109*
不定愁訴　*180*
部分対象　*91*
ブラックホール　*46, 247, 249, 251*
フラッシュバック　*161, 188-190, 198, 199, 241*
プレコックス感　*7*
分身　*252, 253*
分裂　*19, 20, 92, 93, 148*
閉回路現象　*223*
変換症　*11, 14, 147, 148*
偏執狂　*102*
ベンゾジアゼピン　*149*
防衛　*146, 159, 164, 165, 170-173, 175*
傍腫瘍性脳炎　*205*
補助的自我　*252*
ポスト・フェストゥム　*79, 120, 122*
保続　*194*
ボディ・イメージの障害　*159*
本質属性の突出　*27*

マ行

巻き込み型　*167, 168*
的外し応答　*98, 99*
まなざし　*169, 170, 245-247, 250-252*
見事な無関心　*149*
未熟型うつ病　*113*
無意識　*8, 79, 80, 85, 156-158, 160, 175, 210*
夢幻様状態　*190, 203, 206, 207*
無律体験　*47, 48*
明識困難状態　*203*

命令幻聴　*41*
メランコリー　*62, 114, 115, 119, 120, 124, 125, 128, 130-132, 134, 142, 143, 146*
　——型　*113*
　——親和型　*113, 126-128, 138*
メランコリア　*114*
　——の特徴を伴う　*112, 115*
喪　*130*
　——の作業　*115, 160*
妄想　*17-20, 22, 23, 25, 27, 29-35, 43, 49, 57, 60, 61, 66, 82, 83, 85, 88, 94, 96, 98-109, 112, 116, 117, 119, 120, 123-125, 204, 206, 207, 209-212*
　——加工　*34*
　——型　*18, 20, 21, 23, 24, 83, 102, 125*
　——気分　*24-30, 85*
　——性うつ病　*112*
　——性障害　*14, 15, 96, 101, 102, 165, 181*
　——性痴呆　*19*
　——体系　*34, 82, 83, 102*
　——知覚　*27-30, 33, 45, 49, 206*
　——着想　*29*
　——反応　*32-34, 96, 99, 100*
　——分裂ポジション　*90-92, 94*
　——様観念　*117*
もうろう状態　*46, 203, 204*
物盗られ妄想　*195, 200*
物表象　*210*

ヤ行

夜間せん妄　*203*
夜驚　*107, 181*
役割同一性　*127, 143, 144, 146*
ユマニチュード　*201*
夢作業　*209-213*
幼児自閉症　*216, 227*
陽性症状　*17*
要素現象　*29, 31*

事項索引　　275

予期不安　*180, 181*

抑圧　*147, 155, 156, 171, 180*

抑うつエピソード　*101, 112, 133, 136*

抑うつ気分　*29, 81, 111, 135, 179*

抑うつ障害群　*15, 134*

抑うつ状態　*10, 11, 18, 81, 82, 91, 92, 102, 113, 114, 118, 123, 129, 130, 132, 134-136, 142, 144-146, 197, 209*

抑うつ性同一視機制　*131*

抑うつポジション　*90-92, 146*

抑肝散　*201*

抑制　*115*

欲動　*8, 97, 135, 153, 173, 176*

予定体験　*47, 48*

弱い中枢性統合　*233*

4A　*20*

四環系抗うつ薬　*122*

ラ行

ラカン派　*93, 246, 249, 250, 252, 253, 262*

離隔　*160, 162*

力動精神医学　*3, 8, 9, 13, 20, 51, 79, 80, 86, 98, 129, 144, 152, 165, 169, 171, 209, 247*

力動的　*79, 91, 123, 160, 166*

力動の拡張　*116, 135*

力動の収縮　*116, 135*

力動の不安定化　*116*

離人感・現実感消失症　*148*

離人感・現実感消失障害　*148*

離人症　*63, 161*

リビード　*84*

リビドー　*84, 85, 87, 130, 131*

リペマニー　*114*

了解　*4-7, 32-34, 117, 123*
　　——的関連　*96, 99*
　　——人間学　*36*
　　——不能　*5, 34*
　　——連関　*96, 99*

両価性　*19, 175*

類催眠状態　*153, 155, 156, 160*

類てんかん期　*152*

類パラノイア反応　*33, 96*

レビー小体型認知症　*192, 193*

レマネンツ　*125, 127-129, 138*

レム睡眠行動障害　*193*

恋愛妄想　*22, 53, 57*

連合弛緩　*18, 20*

連合障害　*20*

ワ行

ワーグナー　*106, 107*

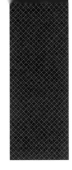

重要欧語一覧

A

A-T split → A-Tスプリット
Ableitkeit → 導出性
abnorme Erlebnisreaktion → 異常体験反応
absence → 不在
acting-out → 行動化／アクティング・アウト
acute and transient psychotic disorders → 急性一過性精神病性障害
acute stress disorder → 急性ストレス障害
adjustment disorder → 適応障害
administrative doctor → 病棟管理医
adolescent paranoia → 思春期妄想症
affection of contact → 視線触発
Affektabstumpfung → 感情鈍麻
Affektstörung → 情動障害
agitated depression → 焦燥型うつ病
agitation → 焦燥
agoraphobia → 広場恐怖症
Agoraphobie → 広場恐怖
Akathisie → アカシジア
Aktion T4 → T4作戦
Aktualneurose → 現実神経症／現勢神経症
akzessorische Symptome → 副次症状
Alternative → 二者択一
alternierende Persönlichkeit → 交代人格
Alzheimer's disease → アルツハイマー病
Ambivalenz → 両価性
Amentia → アメンチア
amnésie antérograde → 前向性健忘
amnésie rétrograde → 逆行性健忘

Anastrophé → アナストロフェ
Anderssein → アンダースザイン
Angst → 不安
Angstneurose → 不安神経症
anhedonie → アンヘドニア
Anmutungserlebnis → 気配体験
Anna O → アンナ・O
Anne Rau → アンネ・ラウ
Anom-Erlebnis → 無律体験
anorexia nervosa → 神経性食欲不振症
ante festum → アンテ・フェストゥム
anthropological psychopathology → 人間学的精神病理学
anthropologische Proportion → 人間学的均衡
Anthropophobie → 対人恐怖
anti-NMDA receptor encephalitis → 抗NMDA受容体脳炎
anticipatory anxiety → 予期不安
antipsychiatry → 反精神医学
antipsychotics → 抗精神病薬
anxiety disorders → 不安障害，不安症群／不安障害群
anxiolytics → 抗不安薬
Apophänie → アポフェニー
apriorisches Perfekt → 先験的完了態
arc-de-cercle → ヒステリー弓
Asperger syndrome → アスペルガー症候群
Asperger's disorder → アスペルガー障害
Assoziationslockerung → 連合弛緩
Assoziationsstörung → 連合障害
asthenischer Charakter → 弱力性性格
at risk mental state → アットリスク精神状態

277

／発病危険状態

ätiologische Zwischenglieder→病原的中間体

attention-deficit/hyperactivity disorder→注意
欠如・多動症／注意欠如・多動性障害

atypical antipsychotics→非定型抗精神病薬

atypische Psychose→非定型精神病

auditory hallucination→幻聴

Aufenthalt→逗留

Aufgeriebenwerden→消耗

Ausdruck→表出

Auseinanderbrechen der Konsequenz der
natür-lichen Erfahrung→自然な経験の一
貫性の解体

außerbewusste Mechanismen→意識外の機構

äußere Erlebnisreaktion→外的体験反応

Ausweglosigkeit→いきづまり

autism→自閉症

autism spectrum disorder→自閉スペクトラム
症／自閉症スペクトラム障害

Autismus→自閉

autistic disorder→自閉性障害

autistic spectrum→自閉症スペクトラム

autistische Psychopathie→自閉的精神病質

autochthones Denken→自生思考

autochthonous recollection→自生記憶想起

Autoerotismus→自体愛／自体性愛

automatisme mental→精神自動症

auxiliary ego→補助的自我

avoidance→回避

B

Basissymptom→基底症状

Bedeutungswahn→意味妄想

Beeinflussungsapparat→影響機械

Beeinflussungserlebnis→被影響体験

Beeinflussungswahn→被影響妄想

behavioral and psychological symptoms of
dementia→認知症の行動・心理症状

behavioral therapy→行動療法

Beobachtungsgefühl→被注察感

Beobachtungswahn→注察妄想

Bewandtniszusammenhang→適所連関

Bewegungsstereotypie→常同運動

Bewusstseinsstörung→意識障害

Bewusstseinstrübung→意識混濁

Bewusstseinsveränderung→意識変容

Beziehungsidee→関係念慮

Beziehungswahn→関係妄想

bipolar and related disorders→双極性障害お
よび関連障害群

bipolar disorder→双極性障害

bipolar I disorder→双極 I 型障害

bipolar II disorder→双極 II 型障害

bipolar spectrum→双極スペクトラム

black hole→ブラックホール

blaptophobia→加害恐怖

body dysmorphic disorder→醜形恐怖症／身
体醜形障害

body image disturbance→ボディ・イメージ
の障害

borderline personality disorder→境界性パーソ
ナリティ障害

borderline personality organization→境界性
パーソナリティ構造

brief psychotic disorder→短期精神病性障害

brief reactive psychosis→短期反応精神病

bulimia→過食症

C

carbonyl stress→カルボニルストレス

catalepsy→カタレプシー

catatonia→カタトニア

closed-loop phenomenon→閉回路現象

cognitive-behavioral therapy→認知行動療法

coitus interruptus→中絶性交

coma→昏睡

combined-type posttraumatic stress disorder → 複合型 PTSD

commentary hallucination → 行為言表性幻聴

compartmentalization → 区画化

complex posttraumatic stress disorder → 複雑性 PTSD

compulsive hoarding → 強迫的ためこみ

condition seconde → 第二状態

confusion mentale → 精神錯乱

confusion mentale primitive → 原発性精神錯乱

contra festum → コントラ・フェストゥム

conversion disorder → 変換症／転換性障害

conversion hysteria → 転換ヒステリー

coping → コーピング

corps sans organe → 器官なき身体

crane phenomenon → クレーン現象

D

Da Costa's syndrome → ダ・コスタ症候群

Dämmerzustand → もうろう状態

das Unbewusste → 無意識

Dasein → 現存在

Daseinsanalyse → 現存在分析

Daseinsanalytik → 現存在分析論

Deckung → 庇覆／隠蔽

Defense → 防衛

délire chronique à évolution systématique → 系統的経過をとる慢性精神病

délire d'énormité → 巨大妄想

délire d'immortalité → 不死妄想

délire de jalousie → 嫉妬妄想

délire de négation → 否定妄想

délire de revendication → 好訴妄想

Delirium → せん妄

delusion → 妄想

delusion of theft → 物盗られ妄想

delusional depression → 妄想性うつ病

delusional disorder → 妄想性障害

démence aiguë → 急性痴呆

démence précoce → 早発性痴呆

dementia → 認知症

dementia paranoides → 妄想性痴呆

dementia praecox → 早発性痴呆

dementia with Lewy bodies → レビー小体型認知症

Demenz → 認知症

Depersonalisation → 離人症

depersonalization → 離人感・現実感消失症／離人感・現実感消失障害

depression-dementia medius → うつ病-認知症移行領域

depressive disorders → 抑うつ障害群

depressive episode → 抑うつエピソード

depressive identification mechanism → 抑うつ性同一視機制

depressive mood → 抑うつ気分

depressive position → 抑うつポジション

depressiver Zustand → 抑うつ状態

derealization disorder → 離人感・現実感消失症／離人感・現実感消失障害

désagrégation → 解離

descriptive psychopathology → 記述精神病理学

detachment → 離隔

Deutung → 解釈

dialogische Stimmen → 対話性幻聴

die 4 großen A's → 4A

disinhibition → 脱抑制

disorientation → 見当識障害

dissociation → 解離

dissociative amnesia → 解離性健忘

dissociative disorder → 解離症／解離性障害

dissociative identity disorder → 解離性同一症

disturbance of memorization → 記銘力障害

Donald → ドナルド

dopamine hypothesis → ドパミン仮説

Dora → ドラ

重要欧語一覧　　279

double→分身

Draußen→そと

dreamy state→夢幻様状態

Drinnen→うち

DSM-5→精神障害の診断・統計マニュアル第5版

duel→双数的＝決闘的

Durchgangssyndrom→通過症候群

dynamic→力動的

dynamic psychiatry→力動精神医学

dynamische Expansion→力動の拡張

dynamische Restriktion→力動の収縮

dynamische Unstetigkeit→力動の不安定化

dysmorphophobia→醜形恐怖

dystonia→ジストニア

E

early infantile autism→幼児自閉症

early psychosis→早期精神病

early schizophrenia→初期統合失調症

eating disorders→摂食障害

echte Halluzination→真性幻覚

echter Wahn→真性妄想／真正妄想

ego-dystonic→自我違和的

ego-syntonic→自我親和的

Eifersuchtswahn→嫉妬妄想

Eigenbeziehung→自己関係づけ

einfacher Manie→単純躁病

Einfühlung→感情移入

electroconvulsive therapy→電気けいれん療法

elementares Phänomen→要素現象

encephalitis→脳炎

endogene Depression→内因性うつ病

endogene Psychose→内因性精神病

endogenic→内因性

Endon→エンドン

Entfremdung→疎外

Entwicklung der Persönlichkeit→人格の発展

erlebnisimmanente Zeit→体験内在時間

érotomanie→恋愛妄想／被愛妄想

exogene Reaktionstypen→外因反応型

exogenic→外因性

exposure and response prevention→暴露反応妨害

extrapyramidal symptoms→錐体外路症状

F

family therapy→家族療法

fear of emitting body odor→自己臭恐怖

first-rank symptoms→一級症状

Fixierung→固着

flashback→フラッシュバック

folie à deux→二人組精神病

folie à double forme→二相性狂気

folie circulaire→循環性狂気

folie endogène→内因性精神病

folie exogène→外因性精神病

forclusion du Nom-du-Père→〈父の名〉の排除

Form→形式

freie Assoziation→自由連想

frontotemporal dementia→前頭側頭型認知症

fugue→遁走

fuite des idées→観念奔逸

functional hallucination→機能幻覚

funktionelle Halluzination→機能幻覚

G

gaze→まなざし／視線

Gedankenausbreitung→考想伝播

Gedankeneingebung→考想吹入

Gedankenlautwerden→考想化声

Gedankenverstandenwerden→考想察知

Gehobenheit der Vitalgefühle→生気感情の高揚

Gehörhalluzination→幻聴

gemachtes Erlebnis→させられ体験

generalized anxiety disorder→全般性不安症／全般性不安障害

genetisches Verstehen→発生的了解

géométrisme morbide→病的幾何学主義

Gestalt→ゲシュタルト

Gestaltanalyse→ゲシュタルト分析

globus hystericus→ヒステリー球

glutamate hypothesis→グルタミン酸仮説

grand attaque→大発作

Größenwahn→誇大妄想

Grundstörung→基本障害

Grundsymptom→基本症状

Gruppe der Schizophrenien→早発性痴呆を統合失調症（群）

H

Halluzination→幻覚

hebephrenic type→破瓜型

Hebephrenie→破瓜病

heccéité→この性

Heidelberg school of psychiatry→ハイデルベルク学派

Hemmung→制止／抑制

Hervortreten von Wesenseigenschaften→本質属性の突出

Heteronom-Erlebnis→他律体験

higher brain dysfunction→高次脳機能障害

holophrasis→一語文

homosexuality→同性愛

Hören von Stimmen in der Form von Rede und Gegenrede→話しかけと応答の形の幻聴

humanitude→ユマニチュード

hyperarousal→過覚醒

Hyperthymie→気分高揚

hypnoider Zustand→類催眠状態

Hypnose→催眠

hypochondrischer Wahn→心気妄想

hypomanic episode→軽躁エピソード

hypomanischer Zustand→軽躁状態

Hypothymie→気分沈滞

Hysterie→ヒステリー

hystérie traumatique→外傷性ヒステリー

I

Ichbewusstsein→自我意識

Ichgrenze→自我境界

Ichstörung→自我障害

idea of reference→関係念慮

Ideenflucht→観念奔逸

Identitätskrise→同一性危機

illness phobia→疾病恐怖

îlot de compétence→島状に点在する能力

Ilse→イルゼ

imaginary companion→イマジナリー・コンパニオン／想像上の同伴者

immer schon→つねにすでに

immodithymer Charakter→執着性格

imperative Stimmen→命令幻聴

In-der-Welt-sein→世界内存在

indefinite complaint→不定愁訴

induzierte Psychose→感応精神病

Inkludenz→インクルデンツ

innere Konfliktreaktion→内的葛藤反応

innere Sprache→内言語

innere Ursachen→内的原因

intentionality→志向性

International Classification of Diseases→国際疾病分類

intra festum→イントラ・フェストゥム

intrusion→侵入

Involutionsmelancholie→退行期メランコリー

irritability→易刺激性

K

Katatonie→緊張病

kategorischer Imperativ→定言命法

Kleinheitswahn→微小妄想

kleinian→クライン派

Knick→屈曲点

Knick in der Lebensgeschichte→生活史上の屈曲点

Konfabulation→作話

Konflikt→葛藤

Kontaktmangelparanoid→接触欠損パラノイド

Kontrollzwang→確認強迫

Konversion→転換

Körperhalluzination→体感幻覚

körperlich bergründbare Psychose→身体的基盤が明らかな精神病

körperlich nicht begründbare Psychose→身体的基盤が不明の精神病

L

l'Autre→大文字の他者／大他者

la belle indifférence→美しき無関心／見事な無関心

lacanien→ラカン派

Lebenswelt→生活世界

leibhaftige Bewusstheit→実体的意識性

Libido→リビドー／リビード

Lockerung des Wahrnehmungszusammenhanges→知覚連関の弛緩

lypémanie→リペマニー

M

maintenance of sameness→同一性保持

major cognitive disorder→認知症（DSM-5）

major depressive disorder→うつ病（DSM-5）／大うつ病性障害

manic defense→躁的防衛

manic episode→躁病エピソード

manisch-depressives Irresein→躁うつ病

manischer Zustand→躁状態

manque symbolique→象徴的な欠如

melancholia→メランコリア

Melancholie→メランコリー

mélancolie→メランコリー

mild neurocognitive disorder→軽度認知障害

minimal brain damage→微細脳損傷

minimal brain dysfunction→微細脳障害

Mischzustand→混合状態

mixed episode→混合性エピソード

modified electroconvulsive therapy→修正型電気けいれん療法

monopolar depression→単極性うつ病

mood disorders→気分障害

mood stabilizers→気分安定薬

mood unreactivity→気分の非反応性

mourning work→喪の作業

mysophobia→不潔恐怖

N

Narzissmus→ナルシシズム

negative symptom→陰性症状

Negativismus→拒絶症

néologisme→言語新作

Neurasthenie→神経衰弱

neurocognitive disorders→神経認知障害群

neurodevelopmental disorder→神経発達障害

neurodevelopmental disorders→神経発達症群／神経発達障害群

neurodevelopmental hypothesis→神経発達障害仮説

Neurose→神経症

neurotypical→定型発達

new-generation antidepressants→新規抗うつ薬

Nichttraurigseinkönnen→悲哀不能

night delirium→夜間せん妄

Niveausenkung der Persönlichkeit→人格水準の低下

non-fonction du *a*→対象aの無機能

nosologie→疾患分類学

nosophobia→疾病恐怖

numbness→鈍麻

O

object relations theory→対象関係論

Objektliebe→対象愛

objet petit *a*→対象a

obsessive-compulsive disorder→強迫症／強迫性障害

obsessive-compulsive spectrum disorder→強迫スペクトラム障害

Ödipuskomplex→エディプスコンプレクス

Onanie→自慰

operational diagnosis→操作的診断

operational diagnostic criteria→操作的診断基準

organic, including symptomatic, mental disorders→器質性精神障害（症候性を含む）

organisches Psychose→器質性精神病

orientation→見当識

P

panic disorder→パニック症／パニック障害

paraneoplastic encephalitis→傍腫瘍性脳炎

Paranoia→パラノイア

paranoid-schizoid position→妄想分裂ポジション

paranoide Reaktion→妄想反応／類パラノイア反応

Paraphrenie→パラフレニー

parkinsonism→パーキンソニズム

partial object→部分対象

pathophobia→疾病恐怖

pattern reversal→パターン逆転

pavor nocturnus→夜驚

perception sans objet→対象なき知覚

période de délire→せん妄期

période des «attitudes passionnelles»→熱情的態度期

période des grands mouvements→大運動発作期

période épileptoïde→類てんかん期

periodic psychosis of adolescence→若年周期精神病

periodische Irresein→周期性精神病

perseveration→保続

personality disorder→パーソナリティ障害

Persönlichkeit→人格

perte de contact vital avec la réalité→現実との生ける接触の喪失

perte de la vision mentale→心理的視覚喪失

Phänomenologie→現象学

phencyclidine→フェンサイクリジン

phenomenological psychopathology→現象学的精神病理学

phobie des situations sociales→社交状況の恐怖症

Pick's disease→ピック病

positive symptom→陽性症状

post festum→ポスト・フェストゥム

post-psychotic depression→精神病後抑うつ

postoperative delirium→術後せん妄

posttraumatic stress disorder→心的外傷後ストレス障害

Prädestiniert-Erlebnis→予定体験

Praecox-Gefühl→プレコックス感

premorbid adjustment→病前適応

primäre affektive Störungen→一次性感情障害

primärer Wahn→一次妄想

primäres Symptom→一次症状

primäres Wahnerlebnis→一次性妄想体験

procréation→子をなすこと／子どもをつくること

Projektion→投影／投射

proper name→固有名

Prozess→病的過程／過程

pseudodementia→仮性認知症

Pseudohalluzination→仮性幻覚

psychicher Schwächezustand→心的衰弱状態

Psychoanalyse→精神分析

psychoeducation→心理教育

psychoform dissociative symptoms→精神表現性解離症状

psychogene Erkrankungen→心因性精神障害

psychogene Reaktion→心因反応

psychogenic→心因性

psychogenic nonepileptic seizures→心因性非てんかん性発作

psychomotor retardation→精神運動制止

psychomotorische Hemmung→精神運動制止

Psychoneurose→精神神経症

Psychopathie→精神病質

psychotherapist→精神療法医／心理療法家

psychotherapy→精神療法／心理療法

psychotic depression→精神病性うつ病

psychotropics→向精神薬

Q

Querulantenwahn→好訴妄想

question hystérique→ヒステリーの問い

R

railroad spine syndrome→鉄道脊椎症候群

rationalisme morbide→病的合理主義

Ratlosigkeit→困惑

Rattenmann→鼠男

re-experiencing→再体験

regard→まなざし／視線

Regression→退行

Remanenz→レマネンツ

REM sleep behavior disorder→レム睡眠行動障害

retarded depression→制止型うつ病

revised Hasegawa's dementia scale→長谷川式認知症スケール

Rollenidentität→役割同一性

Rücksicht auf Darstellbarkeit→呈示可能性への顧慮

S

Sachvorstellung→物表象

schizoaffective disorder→統合失調感情障害

schizophrenia→統合失調症

schizophrenic reaction→統合失調症反応

Schizophrenie→統合失調症

schizophreniform disorder→統合失調症様障害

Schub→シューブ

Schuldunfähigkeit→責任無能力／責任能力なし

Schulüsselerlebnis→鍵体験

Schwerbesinnlichkeit→明識困難状態

secondary problems→二次障害

seelisches Erlebnis→心的体験

sekundäre Symptome→二次症状

sekundärer Wahn→二次妄想

Selbstverständlichkeit→自明性

selective serotonin reuptake inhibitors→選択的セロトニン再取り込み阻害薬

sémiologie psychiatrique→精神症候学

sense of agency→運動主体感

sensitiver Beziehungswahn→敏感関係妄想

sensory hypersensitivity→感覚過敏

serial seven subtraction test→100－7連続課題

serotonin & norepinephrine reuptake inhibitors
→セロトニン・ノルアドレナリン再取り
込み阻害薬

sexual violence→性暴力

social anxiety disorder→社交不安症／社交不
安障害

social phobia→社交恐怖

somatic symptom disorder→身体症状症

somatic type→身体型

somatoform dissociative symptoms→身体表現
性解離症状

somatogenic→体因性

somnolence→傾眠

Spaltung→分裂

specific learning disorder→限局性学習症／限
局性学習障害

Sprachstereotypie→常同言語

statisches Verstehen→静態的了解

sthenischer Charakter→強力性性格

stigmata diaboli→悪魔と結託した徴候

Stimmenhören→幻声

stimulant drugs→覚せい剤

stress→ストレス

stress reaction→ストレス反応

structured interview→構造化面接

Stupor→昏迷

substratnahe→基体近接的

Substupor→亜昏迷

Sündenwahn→罪責妄想／罪業妄想

symptomatic psychosis→症状精神病／症候性
精神病

Symptome ersten Ranges→一級症状

Symptome zweiten Ranges→二級症状

syndrome de Cotard→コタール症候群

systems theory approach→システム論的アプ
ローチ

T

Tagesschwankung→日内変動

tardive dyskinesia→遅発性ジスキネジア

Tätigkeitneurose→作業神経症

tetracyclic antidepressants→四環系抗うつ薬

Theorie der Einheitspsychose→単一精神病論

thisness→この性／このもの性／此性

time-slip phenomenon→タイムスリップ現象

toujours déjà→常にすでに

toxic psychosis→中毒性精神病

traditional diagnosis→伝統的診断

Transposition→配転

Trauer→喪

Trauerarbeit→喪の作業

Traumarbeit→夢作業

traumatic neurosis→外傷性神経症

treatable dementia→治りうる認知症

tricyclic antidepressants→三環系抗うつ薬

Trieb→欲動

trouble générateur→基本障害

Tübingen school of psychiatry→テュービンゲ
ン学派

Typus melancholicus→メランコリー親和型
／メランコリー型

U

Über-Ich→超自我

übercharakterlich→超性格的

Übertragung→転移

Umwelt→周囲世界／環世界

Unfallneurose→災害神経症

Unterbewusstsein→下意識

unverständlich→了解不能

Urängste→原不安

V

vascular dementia→血管性認知症

重要欧語一覧　　285

Vaterkomplex→父コンプレクス

Verarmungswahn→貧困妄想

verbal hallucination→言語幻覚

Verblödung→荒廃

Verdrängung→抑圧

Verfolgungswahn→迫害妄想

Vergiftungswahn→被毒妄想

Verkehrspsychose→交流精神病

Verrücktheit→偏執狂

verständlicher Zusammenhang→了解的関連／了解連関

Verstehen→了解

verstehende Anthropologie→了解人間学

Verstiegenheit→思い上がり／常軌逸脱

Versündigungswahn→罪業妄想／罪業妄想

Verweisungszusammenhang→指示連関

Verwirrtheit→錯乱

Vesania typica→定型ヴェザニア

vitale Traurigkeit→生気的悲哀

Vorbeireden→的外し応答

W

Wagner→ワーグナー

Wahn→妄想

Wahnarbeit→妄想加工

Wahneinfall→妄想着想

wahnhafte Idee→妄想様観念

Wahnstimmung→妄想気分

Wahnsystem→妄想体系

Wahnwahrnehmung→妄想知覚

war neurosis→戦争神経症

Waschzwang→洗浄強迫

wastebasket diagnosis→ゴミ箱診断

weak central coherence→弱い中枢性統合

Weltkatastrophe→世界破局

Weltuntergang→世界没落

Weltuntergangserlebnis→世界没落体験

Werdenshemmung→生成停止

whole-object→全体対象

Widerstand→抵抗

with melancholic features→メランコリアの特徴を伴う

with mixed features→混合性の特徴を伴う

Wortvorstellung→語表象

Z

zirkuläre Irresein→循環性精神病

Zuspitzung der Persönlichkeit→人格の先鋭化

Zwang→強迫

Zwangshandlung→強迫行為

Zwangsidee→強迫観念

Zwangsneurose→強迫神経症

Zwangsvorstellung→強迫表象

Zweigliedrigkeit→二節性

Zwischen→あいだ

Zyklothyme→循環気質

Zyklothymie→循環病

■ 著者紹介

松本卓也（まつもと　たくや）

1983年　高知県生まれ
2008年　高知大学医学部卒業
2015年　自治医科大学大学院医学研究科博士課程修了
現　在　京都大学大学院人間・環境学研究科准教授
著　書　『〈つながり〉の現代思想——社会的紐帯をめぐる哲学・政治・精神分析』明石書店 2018年（共編著），『享楽社会論——現代ラカン派の展開』人文書院 2018年，『人はみな妄想する——ジャック・ラカンと鑑別診断の思想』青土社 2015年（以上単著），『発達障害の時代とラカン派精神分析——"開かれ"としての自閉をめぐって』晃洋書房 2017年（分担執筆），他
訳　書　ヤニス・スタヴラカキス著『ラカニアン・レフト——ラカン派精神分析と政治理論』岩波書店 2017年（共訳）

しょうれい　　　　　　　　せいしんびょうりがく
症例でわかる精神病理学

2018年 7 月 5 日　第 1 刷発行
2025年 1 月20日　第 9 刷発行

著　者　松　本　卓　也
発行者　柴　田　敏　樹
印刷者　田　中　雅　博

発行所　株式
　　　　会社　誠　信　書　房
〒112-0012　東京都文京区大塚 3-20-6
電話　03-3946-5666
https://www.seishinshobo.co.jp/

©Takuya Matsumoto, 2018
検印省略　　落丁・乱丁本はお取り替えいたします
ISBN978-4-414-41644-2 C3047　　　Printed in Japan

印刷／製本　創栄図書印刷㈱

JCOPY 〈出版者著作権管理機構 委託出版物〉
本書の無断複製は著作権法上での例外を除き禁じられています。複製される場合は，そのつど事前に，出版者著作権管理機構（電話 03-5244-5088, FAX 03-5244-5089, e-mail:info@jcopy.or.jp）の許諾を得てください。

対人援助職のための精神医学講座
グループディスカッションで学ぶ

西園マーハ文 著

多職種による日常的な言葉を使ってのディスカッションを通し、多様な視点を取り入れつつ精神疾患についての基礎知識を学べる入門書。

主要目次
はじめに――なぜ対人援助職に精神医学が必要なのか
第1回　精神科の診断の仕組み
　　　　――「統合失調症でうつ病でパニック障害」はあり？
第2回　精神症候学
　　　　――意識,知覚,感情,思考などの「精神」の領域を確認する
第3回　統合失調症
　　　　――当事者はどのような体験をしているのか？
第4回　気分障害1：うつ病
　　　　――「心の風邪」なのか？/他
第15回　面接の方法を学ぶ
　　　　――傾聴だけではない積極的な面接法
最終回　精神疾患が町にあること
おわりに――社会の中でメンタルヘルスを支える方々へ

A5判並製　定価(本体2300円+税)

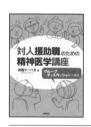

知っておきたい
精神医学の基礎知識
[第2版]
サイコロジストとメディカルスタッフのために

上島国利・上別府圭子・平島奈津子 編

疾患の症状や治療法などの実践的な知識を収め、処方薬、関連法なども網羅。第2版では認知行動療法とチーム医療の記述を強化した。

目次
第Ⅰ章　精神医学を理解するための基礎知識
第Ⅱ章　精神科診断学の基礎知識
第Ⅲ章　精神科症状学の基礎知識
第Ⅳ章　精神疾患の基礎知識
第Ⅴ章　精神科治療の基礎知識
第Ⅵ章　精神科関連の法と制度の基礎知識
第Ⅶ章　臨床心理学と精神医学との接点

A5判並製　定価(本体3900円+税)

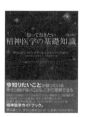

疾風怒濤精神分析入門
ジャック・ラカン的生き方のススメ

片岡一竹 著

精神分析の本質は病理的次元でなく倫理的な次元にある。難解であるという定説を覆し不幸な受け入れられ方をした日本のラカン理解に楔を打ち込む一冊。

主要目次
第Ⅰ部　精神分析とはどのような営みか
第一章　それでも、精神分析が必要な人のために——精神分析は何のためにあるのか
第二章　自分を救えるのは自分しかいない
　　　　——精神分析が目指すもの
第Ⅱ部　精神分析とはどのような理論か
第三章　国境を超えると世界が変わってしまうのはなぜか？
　　　　——想像界・象徴界・現実界について
第四章　私とはひとりの他者である
　　　　——鏡像段階からシニフィアンへ
第五章　父親はなぜ死んでいなければならないのか
　　　　——エディプス・コンプレクスについて
第六章　不可能なものに賭ければよいと思ったら大間違いである
　　　　——現実界について

A5判並製　定価(本体2300円+税)

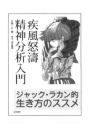

精神分析から見た成人の自閉スペクトラム
中核群から多様な拡がりへ

福本 修・平井正三 編著

本書は極めて現代的なテーマである自閉スペクトラムの解明と打開に精神分析がいかに貢献できるかという点から収録された臨床例である。

主要目次
第Ⅰ部　総説と展望
　第1章　自閉症中核群への精神分析的アプローチ／他
第Ⅱ部　児童期症例の理解
　第4章　発達障害を持つと考えられる子どもとその家族のアセスメント／他
第Ⅲ部　成人例での臨床試験
　第7章　「重ね着症候群」(衣笠)について
　第8章　パーソナリティ障害との異同は何か？
　第9章　ADHDのこころの発達／他
第Ⅳ部　症例の総合的研究
　第15章　自閉症児が内的空間を形成していく過程の素描／他
総括　　自閉スペクトラムの拡がりと今後の課題

A5判上製　定価(本体4800円+税)

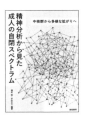

大人の発達障害の真実
診断、治療、そして認知機能リハビリテーションへ

傳田健三 著

大人の発達障害に悩む患者の実態と特徴、適切な診断と対応―心理教育、二次障害の治療、薬物・精神療法、リハビリテーション―の全て。

目　次
序　章　大人の発達障害が注目を集めている
第1章　発達障害とは何か？
第2章　自閉スペクトラム症（ASD）
第3章　注意欠如・多動症（ADHD）
第4章　大人の発達障害は子どもの発達障害と同じ疾患か？
第5章　「大人の発達障害外来」にはどんな人が訪れるか？
第6章　さまざまな「発達障害」の表れ方　　　　──診察室のケースから
第7章　どのような対応が必要か？
第8章　発達障害に対する認知機能リハビリテーションの可能性
第9章　発達障害とうつ病

A5判並製　定価(本体2400円＋税)

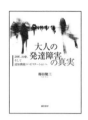

精神医学の近現代史
歴史の潮流を読み解く

小俣和一郎 著

戦争、安楽死、反精神医学、優生思想等、精神医学が長きに亘り関わってきたにも関わらず、真正面から語られなかったテーマに切り込む。

目　次
第1章　精神医学史の特徴
第2章　近代精神医学の成立――革命と精神医学
第3章　薬物療法と生物学的精神医学
第4章　精神療法と心理学的精神医学
第5章　精神医学と優生学
第6章　近代日本の精神医学
第7章　「安楽死」と精神医学
第8章　戦争と精神医学
第9章　反精神医学の歴史
終　章　歴史と精神医学
近現代精神医学史総年表（1500-2020）

四六判並製　定価(本体2400円＋税)

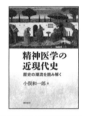